Sonntag

Kommunikation und Beratungskompetenz für Heilpraktiker

Thomas Schnura
Erik Müller-Schoppen

25 Abbildungen
53 Tabellen

Sonntag Verlag · Stuttgart

Bibliografische Information
der Deutschen Nationalbibliothek

Die Deutsche Nationalbibliothek verzeichnet diese Publikation in der Deutschen Nationalbibliografie; detaillierte bibliografische Daten sind im Internet über http://dnb.d-nb.de abrufbar.

Anschrift der Autoren:

Thomas Schnura
An der Apostelkirche 3
30161 Hannover

Erik Müller-Schoppen
Reit 1
85665 Mosach

Wichtiger Hinweis: Wie jede Wissenschaft ist die Medizin ständigen Entwicklungen unterworfen. Forschung und klinische Erfahrung erweitern unsere Erkenntnisse, insbesondere was Behandlung und medikamentöse Therapie anbelangt. Soweit in diesem Werk eine Dosierung oder eine Applikation erwähnt wird, darf der Leser zwar darauf vertrauen, dass Autoren, Herausgeber und Verlag große Sorgfalt darauf verwandt haben, dass diese Angabe **dem Wissensstand bei Fertigstellung des Werkes** entspricht.

Für Angaben über Dosierungsanweisungen und Applikationsformen kann vom Verlag jedoch keine Gewähr übernommen werden. **Jeder Benutzer ist angehalten**, durch sorgfältige Prüfung der Beipackzettel der verwendeten Präparate und gegebenenfalls nach Konsultation eines Spezialisten festzustellen, ob die dort gegebene Empfehlung für Dosierungen oder die Beachtung von Kontraindikationen gegenüber der Angabe in diesem Buch abweicht. Eine solche Prüfung ist besonders wichtig bei selten verwendeten Präparaten oder solchen, die neu auf den Markt gebracht worden sind. **Jede Dosierung oder Applikation erfolgt auf eigene Gefahr des Benutzers.** Autoren und Verlag appellieren an jeden Benutzer, ihm etwa auffallende Ungenauigkeiten dem Verlag mitzuteilen.

Unsere Homepage: www.sonntag-verlag.com

Printed in Germany

Zeichnungen: A. Brauner, Hohenpeißenberg
Umschlaggestaltung: Thieme Verlagsgruppe
Umschlagfotos: PhotoDisc, Thieme Verlagsgruppe
Satz: Druckerei Sommer, 91555 Feuchtwangen
Gesetzt in Arbortext APP-Desktop 9.1 Unicode M060
Druck: Grafisches Centrum Cuno, 39240 Calbe

ISBN 978-3-8304-9157-6　　1 2 3 4 5 6

Vorwort

Dieses Buch ist in erster Linie für Heilpraktiker, Heilpraktiker für Psychotherapie und Psychologische Berater geschrieben. Wie gelingt die Kommunikation zwischen Heilpraktiker und Patient bzw. Berater und Klient? Aktives Zuhören, zirkuläre Fragen, Feedback geben, Pacing, Leading, Körpersprache spiegeln, dramatisieren, Empathie und Kongruenz sind nur einige der Schlagworte, um die es gehen wird. Dabei versuchen wir Ihnen alle kommunikativen Techniken, die Sie benötigen, möglichst praxisnah und anschaulich darzulegen.

Neben diesem kommunikativen Rüstzeug beschäftigen wir uns ebenfalls mit typischen Gesprächssituationen, verschiedenen Anamneseformen, möglichen Behandlungsabläufen und -schwierigkeiten, unterschiedlichen Persönlichkeitstypen und Kommunikationsstilen, Rahmenbedingungen der praktischen Arbeit usw., sodass Sie mit diesem Buch eine umfassende Anleitung für eine erfolgreiche Therapie bzw. Beratung in den Händen halten.

Beim Schreiben des Buchs hatten wir eine ganzheitliche Arbeitsweise vor Augen, die den Patienten oder Klienten nicht nur auf ein Symptom reduziert, sondern menschlich wertschätzen und unterstützen will. Wir verwenden vielfach systemische Interventionsformen und patientenorientierte Herangehensweisen.

Sie finden verschiedene Übungen, die Ihnen dabei helfen, das Gelernte zu vertiefen und in Ihren Praxisalltag zu integrieren. (Wobei es grundsätzlich empfehlenswert ist, zunächst mit Freunden und Angehörigen zu üben und ihr Feedback abzuwarten, bevor Sie die neu erworbenen Kenntnisse in der Praxis einsetzen.) Beispiele aus unserer eigenen Arbeit dienen der Veranschaulichung. Die immer wieder eingestreuten Kästen „Zum Nachdenken" regen zu einer bewussten Auseinandersetzung mit dem Lesestoff an und unterstützen die Verknüpfung mit dem eigenen Erfahrungshintergrund.

Um den Lesefluss nicht zu stören und der Einfachheit halber, sprechen wir meist ganz allgemein von Therapeut, statt alle denkbaren Berufsbezeichnungen aufzuführen, und Patient (statt Klient, Kunde oder Ähnliches) und verwenden die männliche Form, es sei denn, ein Geschlechtsunterschied ist tatsächlich relevant. Außerdem möchten wir darauf hinweisen, dass es Kapitel gibt, die sich nur an Heilpraktiker richten, z. B. die Besprechung der Therapieoptionen bei körperlichen Erkrankungen.

Wir hoffen, dass Sie von diesem Fachbuch profitieren, egal ob Sie sich überwiegend mit körperlichen oder seelischen Störungen, Lebenskrisen oder Befindlichkeitsstörungen beschäftigen. Aus eigener Erfahrung wissen wir, dass eine verbesserte Kommunikationsfähigkeit den therapeutischen Erfolg steigert, aber sich auch positiv auf alle anderen sozialen Lebensbereiche auswirkt. Wir wünschen Ihnen nun beim Lesen und Erarbeiten des Stoffs viel Freude!

Hannover und Mosach, im August 2008

Thomas Schnura und Dr. Erik Müller-Schoppen

Inhalt

1 Grundlagen

2 Praxis

Anhang

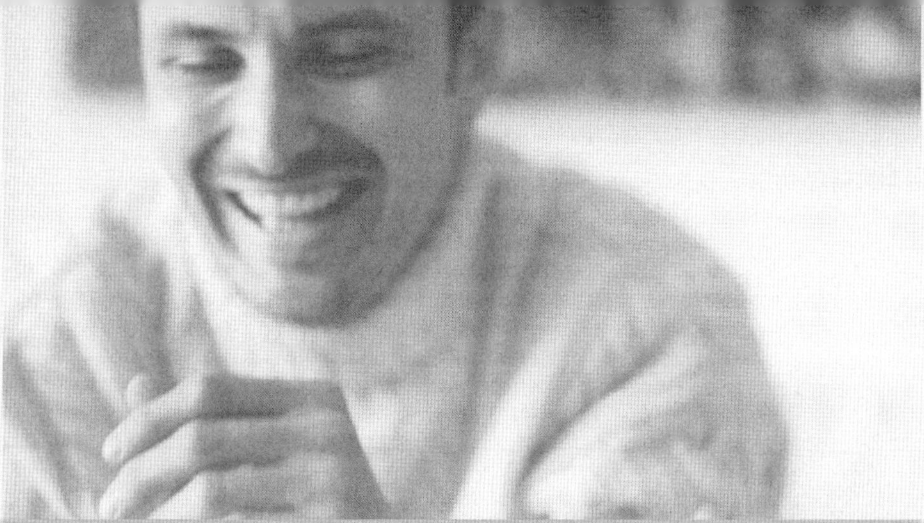

1 Grundlagen

1 Einführung

Die von Ihnen in einem therapeutischen Beruf geforderte Kompetenz lässt sich grob in berufliche und in persönliche Kompetenzen unterteilen. Sowohl die beruflichen als auch die persönlichen Kompetenzen sind beinahe beliebig erweiterbar, teilweise überschneiden sie sich. Am besten erlernt man all diese Fähigkeiten in der Praxis. Die Grundlagen lassen sich natürlich anlesen. Dennoch ist die Möglichkeit, bestimmte Vorgehensweisen, Reaktionen und Gesprächsverläufe einzuüben und auch einmal verschiedene Varianten auszuprobieren, während eines Praktikums oder in der eigenen Praxis um ein Vielfaches wichtiger. Berufliche Kompetenz erwerben Sie in Ihrer Ausbildung, in Praktika, aus Büchern, durch Fachfortbildungen, durch die Erfahrungen, die Sie bisher in Ihrem Leben gemacht haben, und natürlich durch die Arbeit in der Praxis. So sollten Sie über gute differenzialdiagnostische Kenntnisse verfügen, sich in einem oder mehreren therapeutischen Verfahren auskennen, und Sie müssen wissen, was in möglichen Notfällen zu tun ist.

Zu den persönlichen Kompetenzen zählen Dinge, die nicht ohne Weiteres erlernbar sind. So sollten Sie über

- ein sicheres Auftreten verfügen,
- ein guter Zuhörer sein und
- mit unterschiedlichen Menschentypen umgehen können.

Ganz wichtig sind die kommunikativen Fähigkeiten. Sie gehören zu den Soft Skills, den „weichen Fähigkeiten".

1.1 Einige grundsätzliche Klärungen

Das Gespräch ist die tragende Säule der heilpraktischen Behandlung. In diesem Buch geht es genau darum: Wie kann der Heilpraktiker mit seinem Patienten so kommunizieren, dass dieser sich angenommen fühlt, dass seine Selbstheilungskräfte und sein Selbstvertrauen gestärkt werden? Wie kann er ihn auf dem Weg zur Gesundheit kompetent begleiten und hilfreiche Impulse setzen? Wie lässt sich die Wirksamkeit der Kommunikation zwischen Heilpraktiker und Patient erhöhen?

Jeder Therapeut braucht eine erhöhte Sensibilität für Störungen in der Kommunikation, sowohl für die Störungen, die von ihm ausgehen, als auch für die seines Gegenübers. Sie sollten in der Lage sein, diese Störungen wahrzunehmen und kompetent auf sie zu reagieren.

> *„**Kommunikative Kompetenz** meint nicht das Erreichen irgendeiner Art von Perfektion, kommunikativ kompetent zu sein, bedeutet vielmehr, emotionale Fallen und Rückschläge vermeiden und Schaden, der nicht zu vermeiden war, wieder in Ordnung bringen zu können." (Ströbe et al. 1996)*

Kommunikative Kompetenz führt dazu, dass eine bestimmte Beziehung aufrechterhalten wird. Je kompetenter eine Person ist, desto besser und beständiger werden also in den meisten Fällen ihre sozialen Beziehungen und die Ergebnisse ihrer Arbeit sein.

1.1.1 Erfolgreich kommunizieren

Erfolgreiche Kommunikation basiert auf dem Training sozialer Intelligenz, auf der Fähigkeit, mit seinen Mitmenschen empathisch zu kommunizieren, sodass als Ergebnis der Kommunikation beide Seiten das Gefühl haben, ihrem Ziel näher gekommen zu sein.

Erfolgreiche Kommunikation ruht auf vier Säulen:

- **Einfachheit** in der sprachlichen Formulierung,
- **Ordnung** im Aufbau des Gesagten,
- **Prägnanz** im Umfang des Gesagten und
- **Stimulation** des Kommunikationspartners durch direkte Ansprache oder Metaphern aus der Erfahrungswelt des Angesprochenen.

Erfolgreiche Kommunikation ist die Basis einer guten Lebensqualität. Die Beziehungen zum Partner und zu der eigenen Familie, zu Freunden, zu den Kollegen am Arbeitsplatz und zu den Nachbarn werden durch Kommunikation gestaltet.

Aber die Kommunikation mit uns selbst ist die Basis: Wie kommunizieren wir mit uns selbst, wie gehen wir mit uns um? Hier entscheidet sich der Lebensweg.

Die Kommunikation, der Austausch mit der Umwelt beginnt im Mutterleib: Das ungeborene Kind reagiert auf verschiedene Aktivitäten der Mutter mit unterschiedlicher eigener Aktivität. Der erste Atemzug ist ein Einatmen, das Luftholen vor dem ersten Schrei, der letzte ein Ausatmen, dazwischen sprechen wir, lachen und weinen und geben bewusst und unbewusst Zeichen an unsere Mitmenschen und an unsere Umwelt. Dabei werden wir mehr oder weniger gut verstanden. Auch das ist Kommunikation.

1.1.2 Die Weltsicht des Patienten

Therapien und psychologische Beratungen, die auf die Kraft und Wirkung der Kommunikation bauen, basieren auf dem grundlegenden Axiom, dass Verhalten und Affekte des Menschen durch die Art und Weise seiner Weltsicht beeinflusst werden.

Wenn es gelingt, die Weltsicht des Patienten, seinen Bewusstseinsgrad in seinem Welterleben, seine Art die Welt zu strukturieren, seine Wahrnehmung der Welt zu verändern, verändert sich sein Verhalten und damit seine Affekte. Wenn es gelingt, diese Sicht zu beeinflussen, sodass sie transparenter, angemessener, effektiver im Interesse des Patienten wird, dann haben Sie ein gutes Therapiegespräch geführt. Stellen Sie sich vor, die Welt Ihres Patienten ist in Unordnung geraten und dadurch ist er krank geworden. Ihre Aufgabe ist es, eine vertraute oder gar verbesserte Ordnung wiederherzustellen.

1.1.3 Begriffsklärung

Bevor wir nun endgültig in die Materie einsteigen, wollen wir noch einige grundlegende Begriffe klären. **Schwierigkeiten** sind ein unvermeidlicher Bestandteil eines normalen Lebens. Sie sind grundsätzlich lösbar. **Probleme** sind gegenüber den Schwierigkeiten unlösbar geworden. Das geschieht vor allem dadurch, dass man versucht, eine Schwierigkeit mit einer nicht funktionierenden Lösungsstrategie zu lösen und bei diesem Lösungsversuch bleibt, obwohl er sich als nicht funktional erwiesen hat. Meist kommt es im Rahmen eines beibehaltenen Lösungsversuches zu einer Eskalation, die dann Bestandteil der Schwierigkeit wird und dazu beiträgt, dass ein Problem entsteht.

Die Begriffe **Kommunikation** und **Interaktion** verwenden wir in diesem Buch gleichbedeutend, obwohl es Unterschiede in der mitklingenden Bedeutung gibt. Der Begriff Kommunikation wird typischerweise umgangssprachlich auf den Schwerpunkt Sprache, die sogenannte digitale Kommunikation reduziert, eventuell noch die schriftliche Kommunikation. Das ist nicht angemessen, weil die Sprache den Tonfall, Mimik und Gestik und weitere Faktoren enthält, die einen mindestens ebenso großen Informationswert haben wie das gesprochene Wort.

Dagegen klingt im Begriff Interaktion mehr noch die Handlung, die Aktion mit, das, was in der Kommunikationstheorie als analoge oder nonverbale Kommunikation bezeichnet wird. Die Trennung und Gegenüberstellung von verbaler und nonverbaler Kommunikation ist allerdings nicht hilfreich bei der Betrachtung von Kommunikation. Beide bilden eine Einheit und tragen in unterschiedlichem Maße zum Charakter einer Botschaft bei. Daher sollte es günstiger sein, von Interaktion zu sprechen. Allerdings hat sich dieser Begriff nicht in dem wünschenswerten Maße durchgesetzt. Da es aber nicht unsere Aufgabe im Rahmen dieses Buches ist, grundlegende Sprachveränderungen einzuführen, bleiben wir überwiegend beim gängigeren Begriff Kommunikation.

Eine gelungene Kommunikation ist die Grundlage für eine erfolgreiche Intervention durch den Therapeuten. Daher gehört es zum Grundlagenwissen eines Therapeuten, wie Kommunikation funktioniert und wie sie gelingt.

> *Wir verstehen Kommunikation als einen Prozess des Informationsaustausches, der in drei Richtungen verläuft:*
> - *die Kommunikation mit uns selbst,*
> - *mit unseren Lebenspartnern und*
> - *mit unserer soziokulturellen Umwelt.*

In unserer Darstellung beziehen wir uns bei dem Begriff Kommunikation, einem Spiel mit beschreibbaren Regeln, auf die Darstellung aus Watzlawick, Beavin und Jackson, *Menschliche Kommunikation*. Die Forschungsgruppe um Gregory Bateson hatte sich zunächst mit den Störungen und Paradoxien misslingender Verständigung beschäftigt. Nun hat sich aber herausgestellt, dass sich die Kommunikationstheorien der Palo-Alto-Gruppe auf alle Arten zwischenmenschlicher Kommunikation anwenden lassen, nicht nur auf die gestörte Kommunikation.

1.2 Die Axiome der Kommunikation nach Watzlawick

Zunächst stellen wir Ihnen die Grundlagen der Kommunikation vor, wie sie von Paul Watzlawick beschrieben wurden. Diese werden, auch wenn sie aus dem Jahre 1969 stammen, heute in der Kommunikationstheorie, aber auch in soziologischer, sozialwissenschaftlicher oder psychiatrischer und psychotherapeutischer Arbeit verwendet, vor allem in der systemischen Therapie.

Watzlawick entwickelte 1969 eine Kommunikationstheorie, die auf fünf Axiomen – also Grundsätzen – aufbaut (Watzlawick et al. 2000). Watzlawick (geboren 1921 in Villach/Kärnten, gestorben 2007 in Palo Alto, Kalifornien) war Kommunikationswissenschaftler, Psychotherapeut, Psychoanalytiker, Soziologe, Autor und Philosoph. Er arbeitete unter anderem am Mental Research Institute in Palo Alto, Kalifornien. Seine Arbeiten haben Einfluss auf die Familientherapie und allgemeine Psychotherapie.

Die Axiome beschreiben die Regeln für eine funktionierende Kommunikation: Jede Störung von Kommunikation kann auch als ein Handeln gegen diese Axiome verstanden werden, obwohl die Beteiligten einer Störung meist andere Zusammenhänge beschreiben, beispielsweise der Partner sei schuld.

- *In einer sozialen Situation kann man nicht nicht kommunizieren.*
- *Jede Kommunikation hat einen Inhalts- und einen Beziehungsaspekt, wobei der Beziehungsaspekt den Inhaltsaspekt bestimmt.*
- *Menschliche Kommunikation ist digital und analog.*
- *Zwischenmenschliche Kommunikationsabläufe sind entweder symmetrisch oder komplementär.*
- *Die Natur einer Beziehung ist durch die Interpunktionen der Kommunikationsabläufe seitens der Partner bedingt.*

Schauen wir uns diese fünf Axiome einmal etwas näher an, um sie zu verstehen.

1.2.1 Die Unmöglichkeit, nicht zu kommunizieren

Es ist unmöglich, nicht zu kommunizieren. Damit fällt die Kommunikation aus der fundamentalen Regel der allgemeinen Dualität heraus, die besagt, dass alles ein Gegenteil hat. Warum ist es unmöglich, nicht zu kommunizieren? Weil Kommunikation nicht nur aus Worten besteht, sondern auch aus Verhalten, und Verhalten hat kein Gegenteil. Also kann die Kommunikation auch darin bestehen, dass man die verbale Kommunikation, also das Sprechen verweigert. Das kann an der Körpersprache erkennbar sein. So verläuft die Kommunikation im Fahrstuhl eines Kaufhauses: Der Blick an die Decke oder auf den Boden erklärt, dass ich nicht angesprochen werden möchte, und im Allgemeinen wird das auch respektiert.

Wie reagieren wir auf Kommunikationsangebote? Es gibt vier Möglichkeiten:

- **Zustimmung**: „Ich sehe das auch so." Eingehen auf die Kommunikation, z. B.: „Es stimmt, Ihre gesundheitlichen Probleme müssen gelöst werden."
- **Ablehnung**: „Ich sehe das anders." Ablehnung des Angebots, z. B.: „Nein, wegen des Schnupfens brauchen Sie kein Antibiotikum zu nehmen. Das ist eine Virusinfektion, und dagegen helfen Antibiotika nicht."
- **Entwertung**: „Das ist doch Unfug." Den Partner herabsetzen z. B.: „Das haben Sie aber völlig falsch verstanden ..."
- **Symptombildung**: „Jetzt habe ich Kopfschmerzen bekommen."

1.2.2 Die Inhalts- und die Beziehungsebene

Kommunikation findet immer zugleich auf einer Inhalts- und einer Beziehungsebene statt. Die Beziehungsebene dominiert die Inhaltsebene. Der Inhalt einer Kommunikation meint die Informationen, die ausgetauscht werden: Worte, Daten, Informationen, das, was per Stenografie in einer Gesprächsmitschrift notiert werden kann. Die Beziehungsebene dagegen zeigt sich darin, was die vermittelte Information über die Beziehung der Kommunikationspartner zueinander aussagt.

Beispiel

Wenn Sie einem Anatomie-Professor sagen, dass die Leber circa zwei Kilogramm wiegt und in vier Lappen gegliedert ist, dann muss er annehmen, dass Sie sich für informierter halten als ihn, sodass der Inhalt (Organ, Gewicht) gegenüber der Beziehung an Bedeutung verliert. Wenn Sie dieselbe Information Ihrem Opa geben, wird er erfreut sein, wie viel Sie schon im Medizinstudium gelernt haben und denken, dass das eine Information ist, die ihn nicht sonderlich berührt. Geben Sie aber diese Information Ihrem alkoholabhängig kranken Patienten, dann wird er sich in seinem Krankheitsgeschehen kommentiert fühlen.

Friedemann Schulz von Thun hat den Inhalts- und Beziehungsaspekt um zwei weitere Aspekte erweitert: den Selbstoffenbarungsaspekt und den Appellaspekt (Schulz von Thun 2004a; **Abb. 1**). Gleichzeitig weist er darauf hin, dass diese vier Aspekte sowohl beim Sender als auch beim Empfänger einer Nachricht angeschaltet sein können.

Die vier Aspekte der Kommunikation

Insofern kann Kommunikation als multifunktionales Spiel betrachtet werden, wobei der Begriff Spiel nicht abwertend gemeint ist.

- **Inhaltsaspekt:** Worte, Daten, Informationen und der Sachverhalt. Welche Informationen werden mit meinen Worten und mit meinem Verhalten vermittelt?
- **Beziehungsaspekt:** die Beziehung zwischen den Kommunikationspartnern. Was sagen meine Worte und mein Verhalten über meine Beziehung zu dir aus?
- **Selbstoffenbarungsaspekt:** was die Kommunikation über den Sprecher sagt. Was sagen meine Worte und mein Verhalten über mich selbst aus?
- **Appellaspekt:** die Aufforderung, die in der Kommunikation enthalten ist. Was will ich mit meinen Worten und meinem Verhalten erreichen?

Den Möglichkeiten, die verschiedenen Anteile einer Information zu gewichten und bestimmte Aspekte in den Vordergrund zu stellen, entsprechen ebenso viele Möglichkeiten, diese Informationen zu verstehen. Das erklärt die Konfusion die bei zwischenmenschlicher Kommunikation häufig herrscht.

Bei den beiden Grundaspekten Inhalt und Beziehung können Anteile verwechselt oder verschleiert werden. Das stört die Kommunikation und es können sich Widersprüche oder Konfusionen ergeben:

- Auf der Inhaltsebene herrscht Uneinigkeit, auf der Beziehungsebene Einigkeit. Heilpraktiker: „Erfahrungsgemäß helfen diese Tropfen bei Ihren Beschwerden nicht." Die Autorität des Heilpraktikers ist gefragt und wird deutlich.
- Auf der Inhaltsebene herrscht Einigkeit, auf der Beziehungsebene Uneinigkeit. Patient: „Ich verwende immer dieses Mittel." Heilpraktiker: „Ja, das weiß ich schon, dass dieses Mittel gut ist." Die Autorität des Heilpraktikers ist infrage gestellt.
- Konfusion zwischen Inhalts- und Beziehungsebene. Heilpraktiker: „Nein, es ist nicht schlimm, dass Sie mir dieses Informationsmaterial mitgebracht haben." Der Patient befürchtet, wegen möglicherweise anmaßendem Verhalten auf Ablehnung zu stoßen.

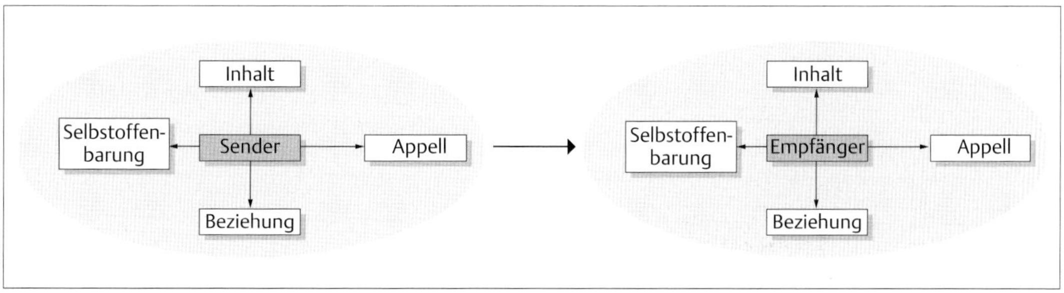

Abb. 1 Die vier Aspekte der Kommunikation beim Sender und Empfänger.

1.2.3 Digital und analog

Kommunikation hat einen digitalen und einen analogen Aspekt. Digital ist das gesprochene Wort, der Teil einer Unterhaltung, der als Mitschrift auf Papier gebracht werden kann. Der digitale Aspekt stellt die Inhaltsebene der Kommunikation dar, der vermittelt, welche Informationen ausgetauscht wurden.

Analog ist die nonverbale Kommunikation: Gestik, Mimik, Körpersprache. Diese entspricht eher der Beziehungsebene der Kommunikation. In Theaterstücken ist es die in Klammern stehende oder kursiv gesetzte Regieanweisung an den Schauspieler. Der analoge Aspekt kann in einer Videoaufzeichnung ohne Ton wiedergegeben werden.

Die Aussagen der digitalen und der analogen Kommunikation können einander widersprechen. Sie bilden eine Einheit, die in unterschiedlichem Maße den Charakter einer Botschaft bestimmt. **Störungen** entstehen häufig durch Fehlübersetzungen von der analogen in die digitale Kommunikation:

Der Heilpraktiker kann beispielsweise wegen eines Anrufes ein nachdenkliches Gesicht machen und in das Behandlungszimmer gehen, in dem ein Patient auf ihn wartet. Der wird den Gesichtsausdruck leicht auf sich beziehen und eventuell Angst bekommen.

1.2.4 Symmetrie und Komplementarität

Zwischenmenschliche Kommunikationsabläufe sind entweder symmetrisch oder asymmetrisch bzw. komplementär, je nachdem, ob die momentane Kommunikation zwischen den Partnern auf Gleichheit oder Unterschiedlichkeit beruht (**Abb. 2**). Innerhalb einer Beziehung kann es nebeneinander beide Kommunikationen geben.

Bei symmetrischer Kommunikation sagen wir, die Kommunikationspartner sprechen auf Augenhöhe oder von Gleich zu Gleich. Es gibt kein Macht- oder Informationsgefälle.

Die komplementäre Kommunikation ist durch ein Machtgefälle oder durch einen Unterschied in den situativ notwendigen Kenntnissen gekennzeichnet. Chef und Untergebener befinden sich in einer asymmetrischen Situation bezüglich der Machtfülle. Taxifahrer und Fahrgast oder Trainer und Sportler allerdings auch, jedenfalls in Bezug auf den zu fahrenden Weg oder die durchzuführenden Übungen. Die Kommunikation zwischen Patient und Therapeut ist überwiegend komplementär oder sie wird so empfunden, weil der Patient sich unterlegen fühlt, auch wenn er in seinem Fach wie auch in seinem eigenen Leben ein Profi ist.

Störungen im Bereich von Symmetrie und Asymmetrie zeigen sich in unterschiedlichem Streitverhalten:

- Ein symmetrischer Streit wird typischerweise über eine Darlegung von Sachverhalten zu einer Klärung und Erweiterung der Sichtweisen der Kommunikationspartner führen.
- Ein asymmetrischer Streit führt zu einer Ablehnung oder Entwertung des Partners und endet meist in einem pathologischen Zustand: Entweder ein Kommunikationspartner ist gekränkt, üblicherweise ist das der Patient, da er sich in einer unterlegenen Position befindet, oder die Kommunikation ist auf lange Sicht verdorben. „Was reden Sie denn da für einen Unsinn?" ist ein Beispiel für die Asymmetrie, die in einer Kränkung des Patienten endet, „Ich glaube Ihnen kein Wort" eines für erschwerte Verständigung.

1.2.5 Interpunktionen der Kommunikationsabläufe

Die Natur einer Beziehung ist durch die Interpunktionen bedingt. Kommunikationsabläufe werden dabei von Sender und Empfänger unterschiedlich gegliedert und interpretiert. Interpunktion bedeutet in diesem Zusammenhang: Wer hat angefangen?

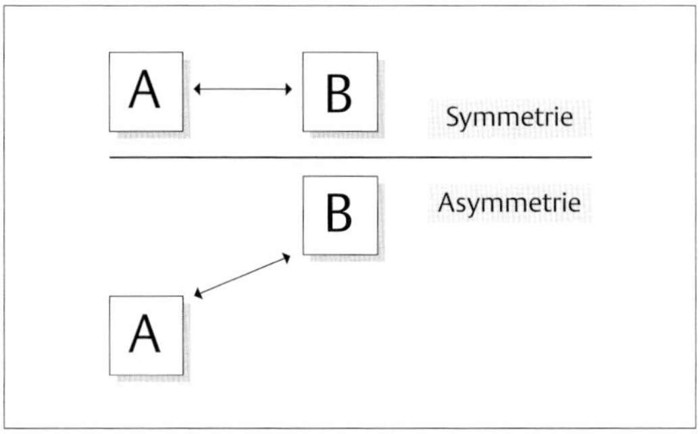

Abb. 2 Symmetrische und asymmetrische Kommunikation.

Lineare Interpretation

Üblicherweise beschreiben wir die Interpunktion in der Art, dass wir sagen: A sagt, daraufhin sagt B, dann wieder A und so weiter (**Abb. 3**, S. 8). Auf diese Weise versuchen beide Kommunikationsteilnehmer, die Verantwortung für missglückte oder missglückende Kommunikation dem diskriminierten anderen zuzuweisen. Diese sogenannte lineare Interpretation von Kommunikation finden wir in der Familie genauso wie zwischen Staaten: der eine begründet sein Verhalten mit dem Verhalten des anderen: „Ich mache das, weil du das gemacht hast."

Heilpraktiker: „Warum sind Sie denn jetzt so gekränkt! Sie haben mich gefragt, ob Ihre Situation hoffnungslos ist, und ich habe Ihnen einfach nur geantwortet."

Zirkuläre Interpretation

Tatsächlich ist Kommunikation zwischen Erwachsenen ein interaktives Spiel, das zwischen zwei gleichberechtigten Partnern abläuft: Einer spielt dem anderen in die Hände. Die jeweiligen Kommunikationsspielzüge bedingen sich gegenseitig. Es lässt sich nicht ermitteln, wer angefangen hat, und die so oft gestellte Frage nach der Schuld ist wenig hilfreich (**Abb. 4**, S. 8).

Heilpraktiker: „Immer wenn mich ein Patient fragt, ob seine Situation hoffnungslos ist, kläre ich mit ihm gemeinsam, was seine Hoffnung ist."

Viele **Störungen** der Kommunikation sind im Bereich der Interpunktion angelegt. Sie beruhen darauf, dass beide Kommunikationspartner eine unterschiedliche Sicht davon haben, wie ein Ereignis begonnen hat und abgelaufen ist. Da beide aus ihrer Sicht die Wahrheit sagen, also sagen, wie sie das Ereignis wahrgenommen haben, und da wir im Allgemeinen nicht annehmen, dass es zwei Wahrheiten nebeneinander gibt, bleiben uns zum Verständnis des Partners nur zwei Interpretationen: der andere ist entweder böswillig oder verrückt (bad or mad; Watzlawick et al. 1974). Und wer gemein oder verrückt ist, darf ruhig respektlos behandelt werden.

Übung

Sie können sich das Prinzip „Druck erzeugt Gegendruck" mit einem einfachen Versuch vor Augen führen: Bitten Sie einen Bekannten darum, seine geballte Faust am angewinkelten Arm auf Schulterhöhe vor sich zu halten. („Mach mal bitte eine Faust und halte sie auf ca. 40 cm vor deinen Körper.") Dann ballen Sie Ihre Faust und halten diese zunächst locker gegen die Faust Ihres Partners. Jetzt fangen Sie an, einen ganz leichten Druck auszuüben, den Sie langsam steigern. Sie werden feststellen, dass nahezu jeder Erwachsene von sich aus in dem Maße Gegendruck entwickelt, in dem Sie Ihren Druck erhöhen. Die Aufgabe aber war lediglich, die Faust hochzuhalten, nicht zu kämpfen.

Alternativ können Sie das Spiel auch mit angewinkelten Fingern und Zugkraft durchführen: Je mehr Sie ziehen, um so mehr wird Ihr Partner dagegen ziehen.

Interpretation

So können wir also beobachten: Je mehr ich drücke, desto mehr drückt mein Gegenüber; je mehr ich ziehe, desto mehr zieht mein Gegenüber. Nach einiger Zeit sind wir am Rande unsere Kraft angelangt, aber wir sind beide in einem Spiel aus Druck und Gegendruck, aus Zug und Gegenzug gefangen. Die Kraft wird verbraucht, aber es verändert sich nichts. Derjenige, der das Spiel begonnen hat, hat sein Gegenüber in ein unerwünschtes Verhalten hineinmanövriert, aus dem der andere nun nicht mehr ohne Weiteres herauskommt.

Die Deutung oder Interpretation dieser Verhaltensmetapher könnte so aussehen:

- Zwei erhobene Hände stehen für die Kommunikationspartner.
- Die Kommunikationspartner sind wir selbst, unsere Kinder, Partner, Eltern, Freunde, Kollegen, Nachbarn.
- Der Druck symbolisiert die Aussage: geh weg von mir, lass das, mach das anders, hör auf damit.
- Der Zug steht für: komm her zu mir, mach, was ich dir sage, fang jetzt damit an.
- Je mehr von dem gleichen Verhalten ausgeführt wird, umso weniger verändert sich. Beide Seiten vergeuden ihre Kraft in einem Kampf ohne Gewinner; beide Seiten verlieren.

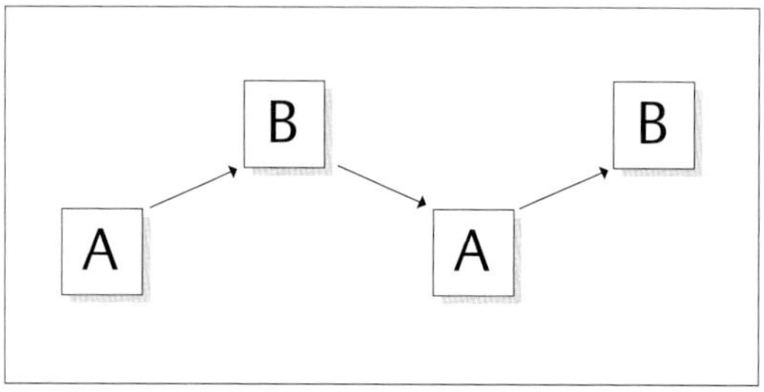

Abb. 3 Lineare Interpretation einer Kommunikation zwischen zwei Partnern: A sagt, daraufhin sagt B, dann wieder A und so weiter.

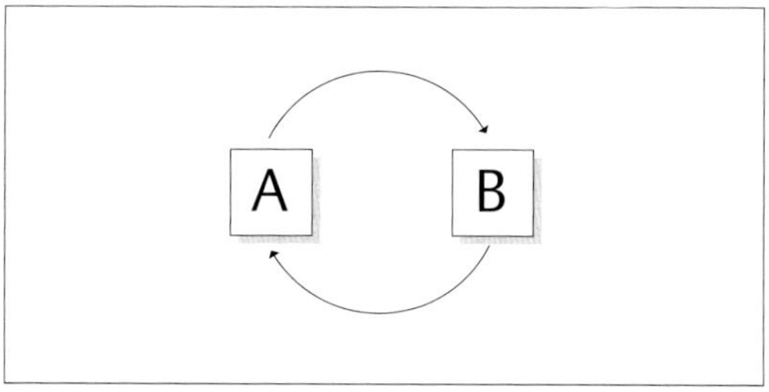

Abb. 4 Kreisförmige Interpretation einer Kommunikation zwischen zwei Partnern: Was A sagt, wirkt sich auf B aus und umgekehrt.

1.3 Das Johari-Fenster

Das Johari-Fenster beschreibt vier Bereiche oder Fenster des Wissens und Kennens in der Kommunikation (**Abb. 5**). Es stellt Bereiche bewusster und unbewusster Persönlichkeits- und Verhaltensmerkmale dar, die zwischen mir selbst und den anderen bzw. in einer Gruppe vorhanden sind. Es wurde 1955 von den amerikanischen Sozialpsychologen Joseph Luft und Harry Ingham entwickelt. Die Vornamen dieser beiden wurden für die Namensgebung herangezogen. Mit Hilfe der vier Fenster des ganzen Johari-Fensters kann unter anderem der sogenannte blinde Fleck im Selbstbild eines Menschen illustriert werden. Das ist der Bereich der Persönlichkeitsanteile, die vom Individuum selbst nicht wahrgenommen werden.

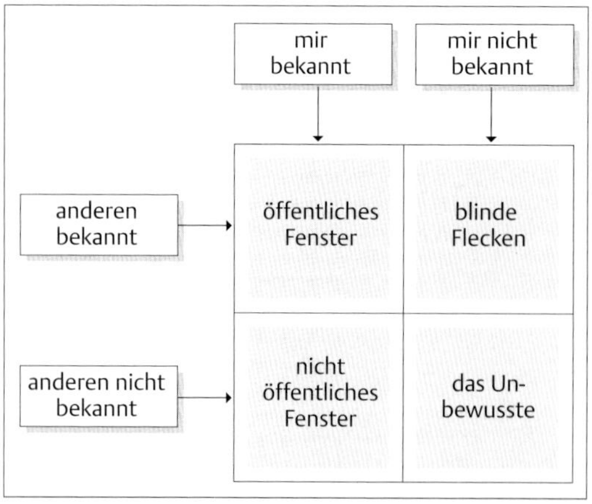

Abb. 5 Die vier Bereiche des Johari-Fensters.

1.3.1 Die vier Bereiche

- Das Johari-Fenster zeigt uns die Notwendigkeit von Feedback (**Tab. 1**). Denn schon das erste, **öffentliche Fenster** (links oben) zu unserer Seele, das wir bei der ersten Begegnung mit unseren Mitmenschen aufmachen, zeigt, dass wir uns nicht vollständig öffnen. Üblicherweise sagen wir: Aus gutem Grund, denn so gute Erfahrungen haben wir meist nicht gemacht. Wir zeigen unsere Schokoladenseite, die Dinge, die uns selbst suspekt sind, zeigen wir noch nicht.
  - Heilpraktiker: „Guten Tag, mein Name ist Meier, ich bin Heilpraktiker."
  - Patient: „Guten Tag, ich heiße Müller und habe Krebs." In beiden Fällen wird nur der offizielle Teil der Begegnung kommuniziert.
- Das zweite Fenster (links unten) zur Seele ist das **nicht öffentliche Fenster**. Hier verstecken wir wie hinter einer positiven Fassade scheinbar negative Erfahrungen oder Tatsachen, die wir noch nicht nennen wollen. Das ist der Bereich, über den nur wir selbst Bescheid wissen, der Bereich, der niemanden etwas angeht, nicht einmal den Partner, nicht einmal die Eltern.
  - Der Heilpraktiker denkt daran, dass sein Großvater elend an Krebs gestorben ist und er seitdem Angst vor der Krankheit hat.
  - Der Patient hofft, dass der Heilpraktiker irgendein Wundermittel kennt, obwohl er daran ja eigentlich nicht glaubt.
- Das dritte Fenster (rechts oben) ist der Bereich **der blinden Flecken.** Dieser Bereich ist für die anderen sichtbar, uns selbst aber nicht bewusst. An dieser Stelle ist die Notwendigkeit des Feedbacks am deutlichsten.

Tab. 1 Das Johari-Fenster.

	mir selbst bekannt	mir nicht bekannt
anderen bekannt	**öffentliches Fenster** Bereich der freien Aktivität und Motivation • wird größer durch interpersonales Lernen • erleichtert die Zusammenarbeit • je kleiner, desto schlechter die Kommunikation	**blinde Flecken** Bereich des blinden Flecks, z. B. über Vorurteile und unbewusste Eigenarten • erzwungenes Erkennen bzw. Bloßstellung unerwünscht und meist unwirksam • wird durch Sitten, Ängste oder Respekt geschützt
anderen nicht bekannt	**nicht öffentliches Fenster** Bereich des Vermeidens oder Verbergens, z. B. Geheimnisse oder Empfindlichkeiten • der Schutz erfordert Energie und dauerhafte Aufmerksamkeit • jeder spürt dies, ist neugierig darauf, will dahinterkommen • wird durch Sitten, Ängste, Respekt oder Unwissen geschützt	**das Unbewusste** Bereich der unbekannten Verhaltensweisen und Motive, z. B. kulturelle oder humane Eigenheiten, auch das spezifisch Menschliche gehört hierher, z. B. dass wir von Gesichtern erwarten, dass sie konvex sind, dass Licht von oben kommt oder dass wir eine Sprache erlernen und aus der Sprache jede Menge Grundannahmen ableiten. Abweichungen irritieren uns fundamental.

  - Der Heilpraktiker nimmt den hoffnungsvollen Blick des Patienten wahr und wird unruhig wegen des hohen Erwartungsdrucks.
  - Der Patient nimmt die erschrockene Miene des Heilpraktikers nach Ansicht der Untersuchungsergebnisse wahr und versteht sie nicht recht, da er die Diagnose noch nicht kennt.
- **Das vierte, unbewusste Fenster** (rechts unten) wird immer, unvermeidlich einen gewissen Raum einnehmen, da es immer einen gewissen Teil unseres Wesens geben wird, den wir einfach nicht wahrnehmen können, aber auch nicht der Gesprächspartner, da er der gleichen Kultur angehört. Über das vierte Fenster informiert uns die Linguistik, die Neurologie, die Psychologie oder die Anthropologie, deren Ergebnisse wir staunend registrieren. Sie bleiben uns manchmal gleichwohl seltsam fremd wie Informationen von einem anderen Stern.
  - Die Ansprüche an den Therapeuten werden oftmals so hoch sein, dass schon kleinste Äußerungen ein Gewicht in der Waage des seelischen Gleichgewichts des Patienten sind.
  - Die hoffnungslose Haltung des Patienten kann im Therapeuten Ärger und Unwillen erzeugen, auf die Befürchtungen einzugehen, weil er Hoffungslosigkeit für schwach hält.

1.3.2 Privates und öffentliches Selbstbild

Das Selbstbild des Menschen setzt sich aus zwei Komponenten zusammen. Es wird unterschieden zwischen dem privaten Selbst, auch Selbstbild genannt, und dem öffentlichen Selbst, auch Fremdbild genannt (**Abb. 6**).

- Das **private Selbstbild** ist der Bereich dessen, was wir über uns selbst wissen, wie wir uns kennen und welche Erfahrungen wir mit uns haben in den unterschiedlichen Situationen und Dimensionen des Lebens. Es bezieht sich auf unser Denken, Fühlen und Handeln und resultiert aus der Lebenserfahrung.
- Das **öffentliche Selbstbild** ist der Bereich des Feedbacks: Das, was ich von anderen über mich weiß, wie ich wirke und was ich bei anderen auslöse. Es bezieht sich auf die Wirkungen, die wir haben und die mehr oder weniger

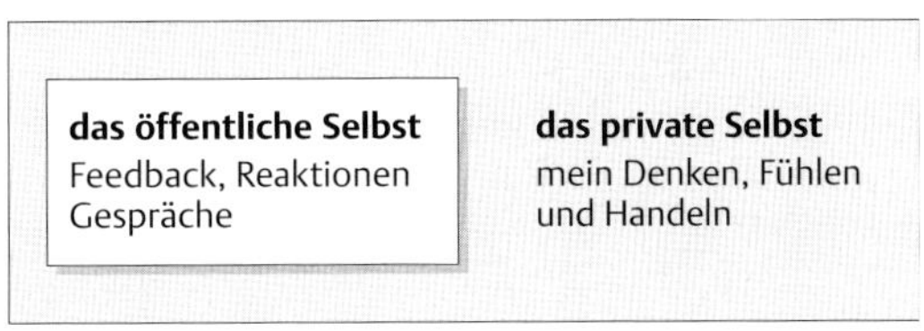

Abb. 6 Das öffentliche Selbstbild ist ein mehr oder weniger großer Bestandteil des privaten Selbstbilds.

beabsichtigt sind. Die Kenntnis des öffentlichen Selbstbilds kann Korrekturen zumindest im Handeln nach sich ziehen.

Privates und öffentliches Selbstbild haben im gesamten Selbstbild eines Menschen unterschiedlichen Platz. Es gibt Menschen, denen das öffentliche Selbstbild sehr wichtig ist (Was sollen die Leute denken? Hoffentlich sehen mich alle.) und solche, denen es sehr wenig bedeutet (Das ist mir doch egal, was die Leute denken.). Beide zusammen ergeben aber mit ihren unterschiedlichen Gewichtungen das bewusste Selbstbild.

Dimensionen des privaten Selbstbilds

Das private Selbstbild setzt sich aus vielen verschiedenen Dimensionen zusammen. **Tab. 2** gibt einen kurzen Überblick.

Im Allgemeinen gilt, dass jeder Mensch ein im Grunde stabiles und positiv kongruentes Selbstbild haben will und sollte, also eines, das mit seinen Wünschen, Vorstellungen und Möglichkeiten, wie er sie in sich vorfindet, übereinstimmt.

Das private Selbstbild (wir werden noch erläutern, warum wir von einem privaten Selbstbild sprechen) stellt sich bisweilen wie ein gespiegeltes Spiegelbild dar. Die verschiedenen möglichen Ebenen und Projektionen machen die Selbstbildforschung verwirrend und schwierig. Der britische Psychiater, Ronald D. Laing (geb. 1927 in Schottland; gestorben 1989 in Frankreich) hat das grundlegend beschrieben (Laing 1976). Einige Beispiele für die verschiedenen Ebenen der interpersonellen Wahrnehmung und die der eigenen Person sollen die Probleme verdeutlichen:

- Selbstbild: So sehe ich mich ...
- Selbstwunschbild: So wäre ich gern ...
- Projiziertes Selbstbild: Ich denke, du siehst mich so ...
- Projiziertes Selbstwunschbild: Ich denke, du möchtest, dass ich bin ...
- Selbstakzeptanzbild: Ich akzeptiere bei mir ...
- Reflexiv projiziertes Selbstbild: Du meinst, ich sehe mich so ...
- Und umgekehrt: So siehst du dich... Hier beginnt der Kreislauf der Annahmen und Interpretationen von vorn, diesmal unter umgekehrten Vorzeichen. Diese beiden Welten treffen in der Kommunikation aufeinander und werden in verschiedenem Ausmaß wahrgenommen oder verschleiert.

Das Johari-Fenster bietet die Möglichkeit, in jeder Dimension des Selbstbildes den Bereich des blinden Flecks zu beschreiben.

1.3.3 Kommunikation: Auswirkungen auf die Größe der Fenster

Innerhalb der vier Bereiche des Johari-Fensters ergibt sich durch fortschreitende Kommunikation und anhaltenden Umgang mit anderen eine Veränderung, eine Verschiebung der vier Bereiche mit einer Vergrößerung des öffentlichen Fensters und einer Verkleinerung bzw. Verschiebung der drei anderen. Zunächst ist mir mein Gegenüber nicht nur noch unbekannt, sondern aus Mangel an Feedback gibt es auch in der Selbstwahrnehmung eines Menschen selbst eine Reihe blinder Flecken. Das Fremdbild oder öffentliche Selbst entwickelt sich erst im Laufe der verschiedenen Begegnungen und Kommunikationen, an denen wir teilnehmen.

Am Anfang eines Kommunikationsprozesses sieht die Situation zwischen mir und dem anderen so aus, dass große Bereiche dessen, was wir wissen können, noch unbekannt sind (**Abb. 7**).

Zu Beginn eines Kommunikationsprozesses zwischen einem Heilpraktiker und seinem Patienten ist der Bereich des Unbekannten recht groß. Nach einer hinreichend langen Zeit funktionierender Kommunikation mit ausreichendem und verständlichem Feedback verschieben sich die Berei-

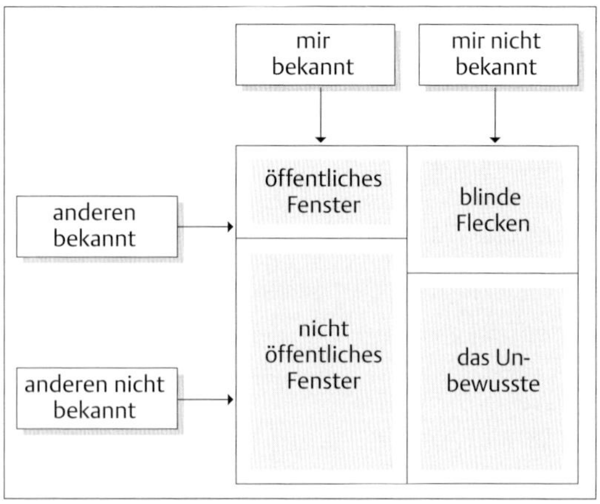

Abb. 7 Der Beginn eines Kommunikationsprozesses stellt sich im Johari-Fenster so dar, dass das öffentliche Fenster klein und das nicht öffentliche groß ist.

Tab. 2 Überblick über die verschiedenen Dimensionen des privaten Selbstbilds.

Dimension	Beschreibung
Identität	Was im Personalausweis über mich steht: Name, Alter, Geschlecht, Lebensort. Im Grunde ist die Identitätsfunktion rätselhaft, denn obwohl wir uns ständig ändern, neue Erfahrungen machen, älter werden, vergessen, dazu lernen, bleibt die Identität beim gesunden Menschen kontinuierlich und erhalten: Stets fühle ich mich als ein und derselbe identische Mensch. Die Identität ist für Gesunde so etwas wie eine psychologische Konstante über das ganze Leben hinweg. Das trifft für das Selbstbild ansonsten nicht zu, das zeitlich und situativ veränderbar ist.
Körper und äußere Erscheinung	Das ist mein Körper, der zu mir gehört und so sehe ich derzeit aus. Körper und äußere Erscheinung können zudem eine Bewertung hinsichtlich der Attraktivität, die man sich selbst zuordnet, erfahren. Hier gibt es also zwei ganz unterschiedliche Beurteilungen: die Wahrnehmung einerseits und die Bewertung dieser Wahrnehmung andererseits.
Anlage und Begabungen	Ich habe diese oder jene Anlagen und Begabungen für meine Selbstverwirklichung.
Fähigkeiten und Fertigkeiten	Ich habe diese oder jene Fähigkeiten und Fertigkeiten, das kann ich also gut, das andere kann ich schlecht.
Bildung, Ausbildung, Arbeit und Beruf	Sie gehören zum Selbstbild dazu, da sie den Unterschied zwischen einem Jäger und einem Sammler ausmachen können. Anhaltende Arbeitslosigkeit kann das Selbstwertgefühl dramatisch beeinträchtigen.
Vitalität und Vitalbedürfnisse	Ich brauche für mein Leben dieses und jenes, das ist sehr wichtig für mein Leben: Essen, Trinken, Schlaf, Atmen, Gefahrschutz, Abwechslung und Anregung, körperliche Nähe, Zärtlichkeit, Sex. Die Vitalbedürfnisse sind im Allgemeinen lebensnotwendig und unverzichtbar.
Wünsche, Interessen, Ziele, Träume	Ich würde gerne so und so leben, wäre gern dieser oder jener, würde gerne dieses oder jenes erleben und erfahren, möchte gerne dieses oder jenes tun.
Charakter und Werte	Ich orientiere mich an folgenden Grundwerten, z. B. Echtheit, Ehrlichkeit, Zuverlässigkeit, Leistungs- und Anstrengungsbereitschaft, Toleranz, Gerechtigkeit, Solidarität, Verantwortung.
Lebens- und Wohnformen	Verschiedene Lebensstile und Grundorientierungen. Lebensstilaspekte stehen oft im Bezug zu den Wünschen und Träumen sowie Sozialbeziehung, da sich die individuellen Lebensstilentwürfe nicht selten aus den kollektiven Idealen und Erfahrungen speisen, die sich aus Zugehörigkeiten zu gesellschaftlichen Gruppen ergeben.
Erfahrungen	Hierher gehört, was einer alles schon erfahren und erlebt hat. Es ist der wichtigste erworbene Teil einer erwachsenen Identität.
Geld und Besitz	Vermögen, Sach- und Geldwerte, Sparguthaben und Geld spielen oftmals für Menschen eine wichtigere Rolle, als sie sich eingestehen.
Sozialbeziehungen	Zu mir gehören auch meine zwischenmenschlichen und Sozialbeziehungen, das Milieu, in dem ich mich bewege und bewegen mag. Auch Konflikte, Feindschaften oder der Umgang mit Konflikten.
Entspannung, Erholung, Freizeit, Spiel, Sport, Kreativität, Muße, Vergnügen	Zum Selbstverständnis und zur Eigencharakteristik eines Menschen gehört auch, wie er diesen Lebensbereich gestaltet und lebt.

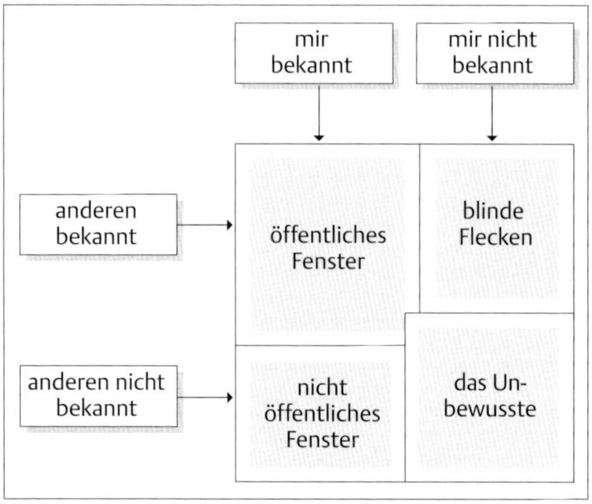

Abb. 8 Kommunikationsprozess im fortgeschrittenen Zustand: Die Bereiche im Johari-Fenster haben sich verschoben.

che oder Fenster (**Abb. 8**). Das öffentliche Fenster wird größer, und zwar nicht nur, weil der Patient dem Heilpraktiker Informationen über sich gibt, sondern weil er auch – durch das hilfreiche Feedback des Heilpraktikers – Dinge über sich erfährt, die ihm bisher noch nicht bekannt waren, das heißt, der blinde Fleck wird kleiner.

Diese Verschiebungen im Johari-Fenster zeigen sich auch in unserem lebenslangen Kommunikationsprozess, den wir mit uns selbst, unseren Mitmenschen und der Umwelt, wie wir sie vorfinden, haben. Die Identitätsfindung ist in dieser Hinsicht ein lebenslanger Prozess der Selbsterkenntnis und der Selbsterfahrung.

1.4 Systemische Sichtweise

Die systemische Sichtweise erklärt uns den Menschen in seinem System und macht uns verständlich, warum manche misslingende Kommunikation die Wurzel von Krankheit und Leid ist und warum gelingende Kommunikation in Klärung und Heilung hineinführen. Die Beziehung zwischen den Faktoren des Systems ist die Kommunikation, der Umgang miteinander. Vor allem um die zirkulären Fragen (siehe Kapitel 3.2.1) zu verstehen, die sich auf den Menschen in seiner Umgebung beziehen, ist es sinnvoll und hilfreich, einen kurzen Blick auf den Begriff „System" im Sinne und Verständnis der systemischen Theorie zu werfen (**Abb. 9**).

1.4.1 Ich und mein System

„Das System" meint die Gesamtheit der für mich erfahrbaren Welt, die mich umgibt. Das bin ich selbst, das sind meine Mitmenschen und es ist die Umwelt, mit der ich umgehe und innerhalb derer ich mich verhalte. Diesen Umgang mit dem System nennen wir Kommunikation oder Interaktion.

Jeder Einzelne von uns befindet sich in einem Netz von Kommunikationsprozessen oder Interaktionen, das sich in drei verschiedene Richtungen erstreckt: auf sich selbst, auf die Menschen, mit denen er lebt und auf die Welt, in der er lebt. Dieser Umgang besteht im weitesten Sinne aus Worten und Gedanken, nonverbaler Kommunikation wie Mimik und Gestik sowie Handlungen und Verhaltensweisen. Es gilt der erste Hauptsatz der Kommunikationsforschung: Es ist unmöglich, nicht zu kommunizieren, da Verhalten kein Gegenteil hat.

Schauen wir uns einmal die Faktoren des Systems und die mit ihnen verbundenen Kommunikationsvorgänge im Einzelnen an.

1.4.2 Das kommunizierende Ich

Es ist nicht leicht, das kommunizierende Ich (in der Mitte des systemischen Dreiecks in **Abb. 9**) in einer präzisen wissenschaftlichen Sprache zu beschreiben. Daher wollen wir annehmen, das sei ganz umgangssprachlich ich selbst, so wie ich mich jetzt, hier und heute vorfinde, mit meinen wie auch immer gearteten Stärken und Schwächen, mit den Vorzügen und Nachteilen an mir, die nicht zu ändern sind oder die ich gar nicht ändern will, weil sie mir gefallen. Mein „wahres Wesen" eben, im psychologischen, metaphysischen, politischen, sozialen und biologischen Sinne.

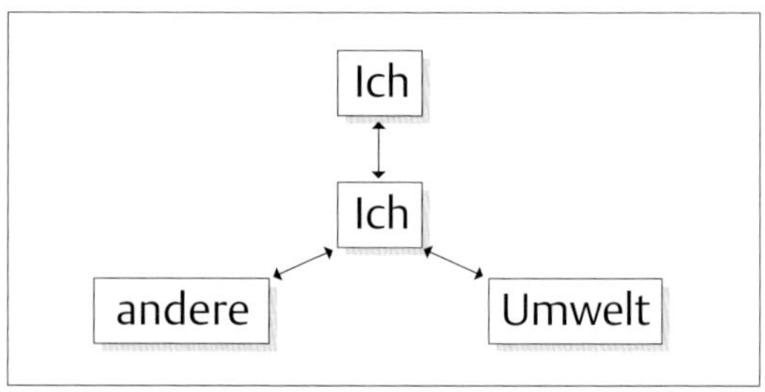

Abb. 9 Das systemische Dreieck: Zu meinem „System" gehört die Kommunikation mit mir selbst, mit anderen und mit der Umwelt.

Die Kommunikation mit mir selbst

Tatsächlich können wir sagen, dass wir uns in einem Kommunikationsprozess mit uns selbst befinden, auch wenn das auf den ersten Blick überraschend klingt.

Der Umgang mit uns selbst ist dadurch gekennzeichnet, dass wir Forderungen und Erwartungen an uns selbst und unser Leben stellen, uns Idealvorstellungen von uns selbst machen und uns ärgern, wenn wir ihnen nicht gerecht werden. Wir machen uns allerhand Utopien und scheitern an ihnen.

- Ich finde, ich sollte ... z. B. edel, hilfreich und gut sein. Ich sollte große Gefühle und Mitleid mit Patienten haben. Mein Leben sollte reich und tief sein, aber es ist anstrengend und banal.
- Ich finde, ich sollte mit allen Patienten ausgeglichen und souverän umgehen können, aber mit einigen habe ich wirklich meine Probleme. Ich sollte für die verschiedenen Krankheiten gleich eine Behandlung parat haben.

Die Kommunikation mit den anderen

Ganz offensichtlich kommunizieren wir mit anderen Menschen: unserer Familie, den Freunden, den Kollegen und Nachbarn; das ist nicht weiter überraschend.

Der Umgang mit anderen: hier verhält es sich ganz ähnlich wie beim Umgang mit uns selbst. Wir machen uns ein Bild vom anderen und zürnen, wenn er ihm nicht gerecht wird.

- Sei endlich so, wie ich dich haben will, z. B. fröhlicher, offener, immer ehrlich und aufrichtig. Und befolge meine gut gemeinten Ratschläge und nimm die Tabletten regelmäßig ein.
- Sei anders, als du bist, z. B. nicht so egoistisch, nicht so nachlässig, räum deine Sachen weg, tu was ich dir sage; tu immer, was man von dir erwartet. Und nimm die Tabletten regelmäßig ein.
- Gute Patienten sind z. B. immer kooperativ, zuverlässig, offen zuvorkommend! Und nehmen immer regelmäßig ihre Tabletten ein.

Die Kommunikation mit der Umwelt

Auch mit der Umwelt im weitesten Sinne befinden wir uns in permanentem Austausch. Mit dem Begriff Umwelt ist vor allem das kaum überschaubare Geflecht aus sozialen, ethischen und moralischen Erwartungen und Normen und soziokulturellen Ansprüchen gemeint, in dem wir uns wiederfinden, ohne es jemals ausgewählt zu haben.

Der Umgang mit der Welt, in der wir leben: Wir werden in eine Welt hineingeboren, die wir vorfinden, ohne an ihrer Konstituierung beteiligt gewesen zu sein. In ihr müssen wir uns zurechtfinden.

- Ich muss Ansprüche erfüllen, z. B. die meiner Patienten, Lehrer, der Gesellschaft, Gruppe oder Kultur, in der ich lebe, die Erwartungen erfüllen von Freunden oder von Menschen, die ich nicht einmal kenne, bis ich mich am Ende ferngesteuert fühle.
- So benimmt sich ein Therapeut nicht, z. B. er zeigt keine Schwäche, er ist nicht ratlos und weiß immer Bescheid, ist beherrscht und stark, er weiß immer Rat, kommt mit sich selbst klar.

Das systemische Dreieck

In diesem Spannungsfeld der drei Kommunikationen entsteht das, was wir dann später als Problem bezeichnen: Ein Mensch kommt mit sich selbst, den anderen oder mit seiner Umwelt nicht zurecht, fühlt sich nicht wohl in einer oder mehrerer dieser Beziehungen und leidet. Irgendetwas stellt er sich anders vor, so sollte es nicht sein, er oder die anderen oder die Welt nicht, es geschehen Dinge, die sich seiner Kontrolle entziehen und auf die er keinen Einfluss mehr bekommt, sie entgleiten ihm, sie entsprechen nicht seiner Idealvorstellung, und darum geht es ihm schlecht.

> ***Übung***
>
> Machen Sie sich bitte einmal bewusst, welches Ihre Kommunikationspartner sind und wie Sie die Kommunikation mit ihnen beschreiben würden. Welches ist der optimale, welches der schlechteste Fall an Kommunikation?
>
> - Wie gehen Sie mit sich selbst um? Wie fühlen Sie sich von sich selbst behandelt?
> - Wie gehen Sie mit den Menschen Ihrer Umgebung um? Wie gehen die Menschen mit Ihnen um?
> - Wie setzten Sie sich mit der Welt auseinander, die Sie umgibt? Auf welche Weise wirkt Ihre Umwelt auf Sie ein?

1.5 Patientenzentrierter Ansatz nach Rogers

Carl Ransom Rogers (1902–1987) war Psychologe, Psychotherapeut und hatte einen Lehrauftrag als Professor für Psychologie und Psychiatrie. Er war einer der großen Autoren und Praktiker der Gesprächspsychotherapie. Seine Arbeiten wirken in viele Bereiche der angewandten Psychologie, Soziologie, Pädagogik und andere Bereiche kommunikativer Arbeit hinein. Insbesondere geht auf ihn die Entwicklung der Gesprächstherapie zurück. Dieser von ihm geschaffene patientenzentrierte Ansatz ist heute u.a. sowohl fester Bestandteil der Gesprächsführung im Rahmen von Therapiegesprächen, als auch in der generellen Gesprächsführung der alltäglichen pädagogischen Arbeit mit Patienten und auch der professionellen Gesprächsführung im wirtschaftlichen Bereich. Sein letztes Lebensjahrzehnt widmete Rogers vielfältigen Aktivitäten zur Friedenssicherung.

1.5.1 Grundgedanken zum Rahmen des Psychotherapiegesprächs

Psychotherapie geht von einigen Grundgedanken aus, aus denen sich Forderungen an die Haltung des Therapeuten ergeben. Diese Grundgedanken von Rogers, die den Rahmen eines Therapiegespräches darstellen, innerhalb dessen die therapeutischen Prozesse ablaufen, basieren auf langjähriger Erfahrung mit der gesprächstherapeutischen Arbeit.

- Dem Menschen ist die Tendenz zu Eigen, die ihm innewohnenden Möglichkeiten zu entfalten, konstruktiv und sozial verbindend, sowohl in geistiger wie in körperlicher Hinsicht.
- Dem Menschen sind seine Erlebnisse grundsätzlich zugänglich. Seine Erinnerungen müssen nicht gedeutet oder interpretiert werden. Alles, was ihn ausmacht, ist hier und jetzt anwesend, es bedarf keiner darüber hinausgehender Annahmen, um ihn zu verstehen.
- Therapie findet im realen Zusammentreffen mit dem Therapeuten statt.
- Die Persönlichkeit des Therapeuten hat eine wichtige Funktion. Daraus ergibt sich die Forderung nach Echtheit des Therapeuten.
- Persönlichkeit des Patienten und Therapie befinden sich in einem Prozess. Es gibt nicht die eine, alles entscheidende Persönlichkeitsstruktur.
- Das Erleben des Therapieverlaufs hat eine heilende Wirkung. Daraus ergibt sich die Forderung nach Akzeptanz des Patienten.

Interessant ist nach Rogers das „Wie" von Veränderung, nicht das „Warum" von Problemen. Damit ist er auch an den Grundlagen der konstruktivistischen und systemischen Therapien beteiligt.

Nach Ansicht vieler psychotherapeutischer Richtungen von der Psychoanalyse bis zu den neuesten Zweigen der Verhaltenstherapie ist eine tragfähige therapeutische Beziehung die Grundlage eines Therapieerfolges. Hier herrscht weitgehende Einigkeit. Drei Begriffe kennzeichnen ein gutes Therapiegespräch: das Vorhandensein von Empathie, Akzeptanz und Kongruenz. Schauen wir uns diese drei Begriffe einmal etwas genauer an.

1.5.2 Empathie

Empathie, kommt aus dem Griechischen und bezeichnet die Fähigkeit eines Menschen, sich kognitiv in einen anderen Menschen hineinzuversetzen, dessen Gefühle nachzuvollziehen und sich damit über sein Denken und Handeln klar zu werden. Sie bezeichnet das Einfühlungsvermögen eines Menschen.

Empathie ist eine grundlegende Einstellung. Sie bedeutet, dass der Therapeut in der Welt des Patienten zu Hause ist. Er entwickelt ein Gespür für die innere Welt des Patienten. Das funktioniert am einfachsten, indem er lernt, seine Sprache zu sprechen, die Welt mit dessen Augen zu sehen. Damit bewirkt er eine Spiegelung der Emotionen des Patienten. Der kann das Verständnis und die Akzeptanz als ein bestärkendes Erlebnis wahrnehmen. Daraus wachsen Selbstvertrauen und Selbstbewusstsein.

1.5.3 Akzeptanz

Akzeptanz, stammt aus dem Lateinischen und bedeutet annehmen, übernehmen, billigen, gutheißen. Ein alternativer Begriff ist Wertschätzung. Im Therapiegespräch bedeutet Akzeptanz Zuwendung, die frei von Beurteilung und Bewertung der Gedanken, Gefühle und Handlungen des Patienten ist.

Der Therapeut hat keinen Argwohn, dass der Patient im Grunde ganz anders ist und sich verstellt. Dadurch gewinnt der Patient eine verbesserte Möglichkeit zur Selbstexploration. Sie wird unterstützt durch die unbedingte positive Wertschätzung des Patienten in seinem Entwicklungsprozess.

1.5.4 Kongruenz

Kongruenz, ebenfalls aus dem Lateinischen, steht für übereinstimmend, passend. Kongruenz bezeichnet die Übereinstimmung von Fühlen, Denken und Handeln. Ein alternativer Begriff ist die Echtheit. In der Geometrie werden zwei Flächen als kongruent bezeichnet, wenn sie zur Deckung gebracht werden können. Kongruenz ist die grundlegendste Einstellung und wichtigste Eigenschaft einer unterstützenden Kommunikation. Der Therapeut ist er selbst, ohne Fassade oder Maske. Er zeigt sich offen und ehrlich, ist sich dabei seines Erlebens und Empfindens gewahr. So wird die Begegnung von Patient und Therapeut eine direkte Begegnung von Mensch zu Mensch.

Dies sind einerseits Ansprüche von einem hohen moralischen, ethischen und menschlichen Niveau, andererseits aber auch Grundhaltungen, die einem therapeutisch arbeitenden Menschen abgefordert werden sollten.

Zum Nachdenken

- Können Sie sich an eine Erfahrung erinnern, in der Ihnen Empathie, Akzeptanz oder Kongruenz begegnet sind? Denken Sie beispielsweise an Ihre Großeltern.
- Was hat diese Begegnung in Ihnen ausgelöst? Was hat sie mit Ihnen gemacht?
- Woran können Sie sich noch erinnern? Wie haben Sie sich in diesem Moment gefühlt?

1.5.5 Zielsetzungen des Therapiegesprächs

Die Zielsetzung des Therapiegespräches ist die Entfaltung der Persönlichkeit des Patienten zur voll funktionsfähigen Persönlichkeit, die gekennzeichnet ist durch die Eigenschaften der

- Offenheit gegenüber Erfahrungen,
- Übereinstimmung von Selbstbild und Erfahrung,
- Wertschätzung des eigenen Selbst,
- unverzerrten Realitätswahrnehmung sowie
- reifer, befriedigender sozialer Interaktionen.

1.5.6 Die sieben Stufen der Persönlichkeitsentwicklung

Rogers beschreibt die Entwicklung der Persönlichkeit, sowohl innerhalb eines Therapiegespräches als auch innerhalb des eigenen Lebens, als in sieben Stufen ablaufend, die sich in der Kommunikation und auch dem Sprachgebrauch widerspiegeln (**Tab. 3**, S. 16). Er beschreibt sie als einen Prozess, der durch kongruentes Verhalten und kongruente Kommunikation gefördert wird, also durch ein Verhalten, das mit dem Individuum übereinstimmt und bei dem keine Notwendigkeit besteht, sich zu verstellen. Die Beschreibung der Stufengliederung ist hierarchisch und wertend, von der untersten zu höchsten Stufe verlaufend.

Diese Entwicklung ist wünschenswert im Sinne des Zugewinns von Lebensqualität, ist aber auch von mancherlei Unsicherheiten und Risiken begleitet. Sie wird durch unterstützende Kommunikation und unterstützendes Feedback von begleitenden Menschen gefördert. Die Veränderungen, die auf den jeweiligen Stufen möglich und nötig sind, werden in der rechten Spalte der **Tab. 3** beschrieben.

Bedenken Sie bitte, dass jede Veränderung einer Lebenssituation für den Betroffenen eine Krise bedeutet, mit der Chance auf einen positiven Ausgang, allerdings auch mit einer gefühlten und gefürchteten Chance auf einen Misserfolg. Die in dem Modell der Persönlichkeitsentwicklung erwähnten Veränderungen weisen kaum eine Chance auf einen Misserfolg auf, aber der Patient fürchtet den Misserfolg, und allein diese Tatsache bedeutet, dass er, wenn er sich wirklich auf den Weg des Wachstums begibt, mancherlei Unterstützung braucht.

Zum Nachdenken

- Erinnern Sie sich bitte an Kommunikationsprozesse mit Menschen in unterschiedlichen Entwicklungsstufen der Persönlichkeitsentwicklung.
- Machen Sie sich klar, welches Echo diese verschiedenen Kommunikationen in Ihnen hinterlassen haben.
- Mit welchem der Menschen, die Ihnen einst begegnet sind, würden Sie gerne noch einmal einen Abend lang unter vier Augen sprechen?
- Wo würden Sie diesen Menschen auf der Skala der Persönlichkeitsentwicklung einordnen?

Tab. 3 Persönlichkeitsentwicklung (nach Rogers 2000).

Stufe	Status quo	nötige Veränderungen
1	• Das Selbst- und Weltbild des Patienten ist rigide, von außen bestimmt und vom eigenen Erleben entfernt. „Was sollen die anderen denken?" • Der Wunsch nach Änderung ist nicht bewusst, Probleme werden nicht erkannt. „Uns geht's doch gut. Wir haben keine Probleme." • In diesem Stadium ist die Prognose auf einen Therapieerfolg schlecht.	Veränderungen im Bereich der Gefühle, die sich in der Selbstwahrnehmung von nicht zu sich selbst zugehörig bis hin zu einer differenzierteren Wahrnehmung entwickeln werden.
2	• Probleme werden abstrakt und phrasenhaft beschrieben: „Das Leben ist eben ...". • Die eigenen Gefühle sind dem Menschen fremd. „Das stört mich überhaupt nicht." • Es findet keine Unterscheidung zwischen Einstellungen und Tatsachen statt. „Wenn der Arzt das sagt, ist das so." • Die Sprache ist bestimmt von Begriffen wie „nie, immer, nur, ist einfach so ..."	Es sind Veränderungen im Erleben der Welt und der Mitmenschen erforderlich. Das Welterleben entwickelt sich von einer distanzierten hin zu einer unmittelbaren Form.
3	• Es tritt eine Lockerung, eine Befreiung ein. „Es könnte ja sein, ..." Änderungen treten ein. • Gefühle und ihre persönliche Bedeutung werden beschrieben. „So richtig wohl fühle ich mich damit nicht ..." • Die erkannte Rolle ist nicht etwas Feststehendes, sondern veränderbar. „Früher war das anders bei mir." • Selbst- und Weltbild bekommen Risse. Das Wachstum ist mit Krisen verbunden.	Diese Stufe ist gekennzeichnet durch Veränderungen in den persönlichen Konstrukten, die sich von starr und rigide hin zu fließend und beweglich entwickeln.
4	• Gefühle werden geäußert oder brechen im sogenannten Nervenzusammenbruch hervor. „Ich halte das einfach nicht mehr aus." • Das eigene Erleben wird aus geringer zeitlicher Distanz wahrgenommen. „Sofort kriege ich Herzklopfen." • Eine Lockerung der Konstruktionen tritt ein, sie werden durchschaut. „Der tut doch nur so." • Es kommt zu einem Bewusstwerden des eigenen Anteils an Problemen.	In dieser Stufe treten die Veränderungen bei den Selbstäußerungen ein: von der Abneigung, persönlich Stellung zu beziehen, bis hin zur unmittelbaren Äußerung.
5	• Ein Gewinn von Sicherheit in der Lebenssituation tritt ein. „Ich mag so etwas nicht." • Gefühle werden als unmittelbar und gegenwärtig geäußert. „Das lasse ich mir nicht mehr gefallen." • Empfindungen und persönliche Bedeutungen werden voll erlebt, bisweilen mit Angst, Misstrauen und Erstaunen. „Ich wundere mich, dass ich das so lange ertragen habe, aber jetzt ist Schluss damit." • Es entsteht der Wunsch nach Selbstkongruenz: ich will so sein (dürfen), wie ich bin. • Es stellt sich ein Verständnis dafür ein, dass man Teil eines Problems als auch Teil der Lösung sein kann. • Die Diskrepanz zwischen Selbstbild und Erleben wird erfahrbar: „Ich kann mich da nicht mehr selbst betrügen." Kopf und Herz werden gemeinsam erlebt.	Die fünfte Stufe weist Veränderungen in der Beziehung zu Problemen auf. Es beginnt mit nicht erkannten Beziehungen und reicht bis zu verantwortlichen Beziehungen zu Schwierigkeiten und Problemen.

Tab. 3 (Fortsetzung).

Stufe	Status quo	nötige Veränderungen
6	• Es tritt ein voll akzeptiertes, unmittelbares Erleben von Gefühlen ein, oft begleitet von psychosomatischen Reaktionen. „Da reagieren meine Fühler sofort, ich gehe sofort in Hab-acht-Stellung." • Die eigenen Konstrukte werden als solche erkannt. „Ich habe ja meinen Teil dazu beigetragen." • Oft tritt eine allgemeine Verunsicherung ein. „Ich weiß gar nicht, ob ich das nicht selbst verschuldet habe." • Der Patient befindet sich in einem beständigen Prozess der Veränderung bezüglich seines Selbst- und Weltbilds.	In der sechsten Stufe der Entwicklung zeigen sich Veränderungen in den zwischenmenschlichen Beziehungen, die von Vermeidung bis zur umfassenden Fähigkeit dazu reichen.
7	• Die eigenen Gefühle werden unmittelbar und nuancenreich erlebt. Der Patient weiß, was ihm gut tut und was nicht, und er handelt entsprechend. • Das Selbsterleben wird zum Bezugpunkt. Er richtet sich in seinen Entscheidungen und in Übereinstimmung mit seinen Werten nach seiner persönlichen Weltsicht. • Der Mensch entwickelt aufgrund seiner Erfahrungen ein beständiges Vertrauen in sich selbst. • Das Selbstbild und das Selbsterleben stimmen überein.	In der letzten Stufe kommt es zu einer Verbindung der bisher genannten Stränge zu einer einheitlichen Persönlichkeit.

1.6 Glaubenssätze

Das menschliche Verhalten ist durch viele im Lebenslauf gespeicherte Daten, Informationen, Erfahrungen, Erlebnisse und genetische, familiäre und soziale Faktoren beeinflusst. Die Eltern und weitere Umgebung eines Kindes geben ihre eigenen verarbeiteten, d.h. bewerteten, Erlebnisse mit ihren Gefühlen und Normen ihrer individuell erlebten Gesellschaft an ihre Kinder weiter, und diese Kinder waren damals wir. Da Kinder während ihrer Entwicklung klein, hilflos und voller Vertrauen sind, können und werden sie sich kaum gegen die Prägung durch die Umwelt wehren. Natürlich entwickelt sich das Kind zum Erwachsenen weiter, aber verloren sind die alten Erfahrungen nicht. Die Krux ist nur, dass diese Erfahrungen im Hier und Jetzt nicht mehr passen müssen.

Versuchen Sie, sich an einige dieser Informationen, die im damaligen Kontext nicht falsch gewesen sein müssen und heute auch in einem definierten Zusammenhang richtig sein können, zu erinnern. Beispiele sind Sätze wie:

- „Indianer weinen nicht."
- „Sei zu deinen Eltern und Lehrern respektvoll."
- „Grüße deine Nachbarn, sei schön höflich."
- „Gefühle zeigt man nicht."
- „Weinen tun nur Mädchen, Gefühle zeigen ist ein Zeichen von Schwäche."
- „Es gibt negative Gefühle, und Zorn, Neid, Trauer, Angst, Sehnsucht ... gehören dazu."
- „Du schaffst das ja doch nicht, du bist ein Versager."
- „Du machst nichts richtig."

Wie viele von diesen und ähnlichen Sätzen tragen Menschen wie ein ständig plapperndes Tonbandgerät mit sich herum; sie integrieren diese Sätze in ihren Alltag und ihr Erleben und werden feststellen, dass sie eine selbsterfüllende Prophezeiung in Gang gesetzt haben, denn sie werden entsprechende Ergebnisse erzielen.

1.6.1 Welche Glaubenssätze haben Sie?

Eine schöne Übung, eigene herauszufinden, stellen Moritz und Rimbach (2006) vor. Sie besteht darin, die folgenden Sätze zu beenden (**Tab. 4**, S. 18). Füllen Sie die leeren Felder und folgen dabei den eigenen Gedanken; oder sprechen Sie die Sätze mit Freunden oder Ihrem Team durch. Natürlich können Sie diese Liste auch Ihrem Patienten mitgeben, wenn Sie eventuell krankmachende Glaubenssätze erkunden wollen.

Tab. 4 Eigene Glaubenssätze erkennen (Moritz A, Rimbach F: Soft Skills für Young Professionals © 2006 GABAL Verlag GmbH, Offenbach, ISBN 978-3-89749-630-9).

Satzanfänge	Satzenden
Das Leben ist ...	
Sterben müssen heißt ...	
Menschen können ...	
Menschen sollten ...	
Die Welt braucht ...	
Das Wichtigste am Leben ist ...	
Unwichtig ist ...	
Vergangenheit ist ...	
Zukunft bedeutet ...	
Gegenwart heißt ...	
Zeit ist ...	
Liebe ist ...	
Freunde haben ist ...	
Glück ist ...	
Zufriedenheit bedeutet ...	
Gefühle sind ...	
Konflikte bedeuten ...	
Hoffnung ist ...	
Glauben können ist ...	
Träume sind ...	
Visionen sind ...	
Stagnation bedeutet ...	
Ich brauche ...	
Angst habe ich vor ...	
Mut bedeutet ...	
Das Schwerste ist ...	
Es ist so leicht ...	

Satzanfänge	Satzenden
Verlieren bedeutet ...	
Gewinnen heißt ...	
Perfekt sein bedeutet ...	
Versagen bedeutet ...	
Verlust ist ...	
Schmerz ist ...	
Arbeiten bedeutet ...	
Geld bedeutet ...	
Leistung ist ...	
Stärke ist ...	
Fantasie kann ...	
Kreativität ist ...	
	... kann ich nicht ertragen.
	... wünsche ich mir mehr als alles.
	... ist mir sehr wichtig.
	... will ich erreichen.
	... mag ich besonders.
	... hasse ich an mir.

Im Beratungsprozess soll der Patient unter anderem Zugang zu diesem Teil seiner Gefühle und zu den Erfahrungen seines Kindheits-Ich gewinnen, die bis heute wirksam sind, meist ohne dass er es ahnt. Für den Patienten ist es wichtig zu begreifen, dass seine Gedanken und Gefühle nicht wieder für gut oder böse gehalten werden, sondern in erster Linie ohne Wertung akzeptiert werden müssen. Diese Arbeit mit dem Patienten leisten zu können, ist eine Möglichkeit therapeutischen Vorgehens. Sie können für den Patienten den Glaubensätzen entsprechende Affirmationen erarbeiten und die Hausaufgabe geben (siehe Kapitel 5.4), er möge darauf achten, wann und wo in seinem Alltag Glaubenssätze eventuell eine destruktive Wirkung entfalten.

Der Patient lernt so seine bisherige Abhängigkeit von den Normen und Gefühlen seiner Vergangenheit kennen, wird sich seiner Abhängigkeit von den Normen und Gefühlen der Gegenwart bewusster. Nun aber soll er in die Lage versetzt werden, die Angemessenheit seiner Gedanken und Gefühle zu beurteilen. Maßstab sind seine aktuellen Kriterien und Bedürfnisse sowie die Kriterien und Bedürfnisse seiner Sozialpartner in der jeweiligen Gemeinschaft.

So, wie es interessant ist, sich selbst in seiner Gedankenwelt und seinen Glaubenssätzen zu ergründen, so ist es auch interessant, seine eigene Persönlichkeit auf ein handhabbares Maß beschrieben zu finden. Ziel ist immer der Versuch, mehr über uns selbst zu erfahren und damit das erste und zweite Fenster im Johari-Fenster zu vergrößern (siehe Kapitel 1.3). Mit den folgenden Persönlichkeitsmodellen erhalten Sie das Handwerkszeug zur Erhellung des seelischen Untergrunds Ihrer Patienten wie auch Ihrer Mitmenschen.

1.7 Persönlichkeitsmodelle

Die Persönlichkeit, also die unverwechselbare und so schwer beschreibbare Individualität sowohl des Therapeuten als auch die des Patienten spielt bei der Gesprächsführung und ihren Erfordernissen die alles entscheidende Rolle. Es gibt viele Klassifizierungskonzepte für den Menschen. Der Versuch, den Menschen irgendwie zu klassifizieren, resultiert aus der Einsicht, dass wir nicht trivial und im Grunde nicht überschaubar, nicht berechenbar sind. Der Mensch bekommt einen Reiz angeboten; was er daraus macht, hängt auf unabsehbare Weise von seiner unüberschaubaren und unbeschreiblichen Persönlichkeit ab, aber auch von seiner momentanen Stimmung und dem Schnupfen von vorgestern.

So gehen wir Tag für Tag mit der Welt unterschiedlich um und sind am Ende erleichtert, wenn wir sie irgendwie verstanden haben. Persönlichkeitsmodelle erleichtern dem Therapeuten beispielsweise zu verstehen, ob ein Patient seiner Persönlichkeit entsprechend lebt und sich ernährt, oder ob er gegen sein eigenes Wesen lebt und arbeitet und damit zum Scheitern verurteilt ist; aber auch, ob eine Therapie angemessen ist oder nicht.

Wir machen Sie nun mit folgenden Persönlichkeitsmodellen vertraut, die sich in unserer eigenen Arbeit als hilfreich erwiesen haben.

- Die **vier Temperamente** (siehe Kapitel 1.7.1), einer der ältesten Versuche, Menschen zu charakterisieren. Dieses Modell ist bis heute im umgangssprachlichen Gebrauch und lässt Reaktionsweisen voraussagen.
- Das **Persönlichkeitsmodell** von Eric Berne (siehe Kapitel 1.7.2) ermöglicht es uns zu sehen, mit welchem Persönlichkeitsanteil (**Kindheits-, Erwachsenen- oder Eltern-Ich**) des Patienten der Therapeut kommuniziert und welches die angemessene Antwort ist.
- Das Modell der **Big Five** (siehe Kapitel 1.7.3) erlaubt es dem Therapeuten, einen Patienten anhand der Kriterien Extraversion, Verlässlichkeit, Gewissenhaftigkeit, Stabilität und Offenheit zu verstehen und seine Chancen und Risiken erkennen.
- Der **Persönlichkeitszirkel** (siehe Kapitel 1.7.4) fasst verschiedene Modelle zusammen.
- Das **DISG-Modell** (siehe Kapitel 1.7.5) unterscheidet den Menschen nach den Kriterien dominant, initiativ, stetig und gewissenhaft. Auch hier erhält der Therapeut die Möglichkeit, Stärken eines Patienten zu erkennen und nutzbar zu machen.

1.7.1 Die vier Temperamente

Eine der ältesten Klassifizierungen nach den Temperamenten geht auf Hippokrates (460 – 370 v. Chr.) von Kos zurück. Die Temperamente beschreiben die Art, wie ein Mensch handelt und reagiert und setzen sich aus emotionalen, motorischen, aufmerksamkeitsbezogenen Reaktionen

Tab. 5 Die Temperamente.

Temperament und Körpersaft	Charakter	Reaktion	Jahreszeit, Tageszeit und Element	Lebensalter
Sanguiniker, Blut	die Frohnatur	schnell	Frühling, Morgen, Luft	Jugend
Choleriker, gelbe Galle	der Zornige	schnell	Sommer, Mittag, Feuer	Erwachsenenalter
Phlegmatiker, Schleim	der Langsame	langsam	Herbst, Abend, Erde	hohes Lebensalter
Melancholiker, schwarze Galle	der Traurige	langsam	Winter, Nacht, Wasser	Greisenalter

und der Selbstregulierung zusammen. Das Temperament beschreibt relativ konstante und daher persönlichkeitstypische Merkmale des Verhaltens wie Ausdauer, Reizschwelle, Stimmung und Tempo einer Persönlichkeit. Es sind der Choleriker, der Melancholiker, der Phlegmatiker und der Sanguiniker. Wir gehen davon aus, dass sie weitgehend bekannt sind. Einige Gleichsetzungen und Entsprechungen der vier Temperamente sowie die Beziehung zu den vier Körpersäften, die Hippokrates formulierte, finden Sie in **Tab. 5**.

1.7.2 Drei Persönlichkeitsanteile: Kindheits-, Erwachsenen- und Eltern-Ich

Bei der Begegnung zwischen Menschen treffen immer mehrere Ebenen der Persönlichkeit mit ihren unterschiedlichen Ansprüchen aufeinander. Das betrifft auch die drei von Eric Berne beschriebenen Anteile der Persönlichkeit:

- das Kindheits-Ich,
- das Erwachsenen-Ich und
- das Eltern-Ich.

Sie sind immer vorhanden, in jedem Menschen und in unterschiedlichen Mischungsverhältnissen, jeweils lauter oder leiser im Chor der Stimmen, die sich in und durch uns im kontinuierlichen Gespräch mit der Welt befinden.

Ein Verständnis für die Persönlichkeitsanteile lässt sich gewinnen, wenn Sie sich fragen: „Wie würde ein typisches Kind, wie würde ein typischer Elternteil, wie würde ein typischer Erwachsener in dieser Situation reagieren?" Das spielen wir einmal an zwei beliebigen Alltagssituationen durch:

1. Es sollen in einem Hörsaal der Universität nacheinander drei verschiedene Zettel verteilt werden, die Seiten eins, zwei und drei eines Handouts.
2. Jemand sucht sein Portemonnaie.

Kindheits-Ich

Das Kindheits-Ich ist in erster Linie emotional, es wiederholt unhinterfragt Allgemeinplätze und Vorurteile, es gibt wieder, was man ihm gesagt hat oder es lehnt sich dagegen auf. Darüber hinaus will es eine schnelle Erfüllung seiner Wünsche. Es kann manipuliert werden und reagiert auf verlockende Angebote. Es sucht nach alsbaldiger Erlösung. Es ist unrealistisch, unkonkret, ängstlich, zornig, trotzig und oftmals quengelig.

1. Das Kind würde sich hilflos nach den Zetteln umsehen, vielleicht sogar einen vom Stapel mit der Seite eins nehmen und den Rest des Stapels oder die anderen Stapel ignorieren, ihn nicht weitergeben oder sogar fallen lassen.
2. Es würde das Portemonnaie einfach nicht finden oder sogar schlicht vergessen.

Die möglichen Dimensionen des Kindheits-Ich nennt **Tab. 6**, S. 22.

Eltern-Ich

Das Eltern-Ich weiß alles besser und kennt schon immer alle Lösungen, ob man sie nun hören will oder nicht und ob sie nun passen oder nicht. Es neigt zum Bevormunden und Besserwissen, es manipuliert mit unterschiedlichen Druckmitteln persönlicher oder sozialer Strafen, es urteilt und verurteilt, es kann streng und unbarmherzig sein und den Mitmenschen bei kleinen Fehlern zur Schnecke machen. Dabei lässt sich das Eltern-Ich nicht reinreden, es ist häufig beratungsresistent, da es sowieso am Besten weiß, was für die kleine Gemeinde das Beste ist. Ebenso kann es, auch ungefragt, behütend und hilfreich sein, was bis zur Aufdringlichkeit reichen kann.

Tab. 6 Dimensionen des Kindheits-Ich.

Dimension	Emotionen und Verhaltensweisen	Verhaltensweisen des Patienten
natürliches Kindheits-Ich	• sich freuen • ärgern • lieben • hassen • Angst haben • kreativ sein • fantasievoll sein	Vertraut dem Therapeuten im Rahmen der Behandlung.
angepasstes Kindheits-Ich	• lieb und artig sein • folgsam und höflich sein	Neigt zu vorauseilendem Gehorsam und fragloser Pflichterfüllung.
rebellisches Kindheits-Ich	• trotzen • aufstampfen • verweigern • ausspucken • nicht mitmachen, auch wenn es noch so verlockend ist • warten bis die anderen dreimal gefragt haben	Verweigert die Mitarbeit und kann z. B. Ernährungs- oder Verhaltensanweisungen nicht befolgen.

1. Eltern nehmen nicht nur für sich selbst die Zettel, sondern auch für alle, die in der Umgebung sitzen und informieren dann die anderen, dass sie ihnen schon einen Zettel reserviert und ihn an den Platz gelegt haben.
2. Danach machen sie sich auf, das Portemonnaie zu suchen oder ihres einzustecken.

Die möglichen Dimensionen des Eltern-Ich stellt **Tab. 7** dar.

Erwachsenen-Ich

Und das Erwachsenen-Ich? Mark Twain hat es so formuliert: Erwachsen sind wir dann, wenn wir Dinge tun, obwohl sie unsere Eltern uns empfohlen haben. Es ist sachlich und realitätsbezogen, der Teil der Persönlichkeit, der am ehesten kommunikationsfähig sein sollte, steht oft hilf- und ratlos zwischen den Stimmen seiner kindlichen Bedürfnisse und seiner idealen elterlichen Forderungen und versucht, auch einmal zu Wort zu kommen. Allerdings macht das Erwachsenen-Ich die frappierende Erfahrung, dass die Stimmen

Tab. 7 Dimensionen des Eltern-Ich.

Dimension	Verhaltensweisen	Verhaltensweisen des Patienten
fürsorgliches Eltern-Ich	• helfen • betreuen • bevormunden • bemuttern • bevatern • pflegen	Kommt dem Therapeuten in allen Bereichen zuvor und fragt, ob er helfen kann.
kritisches Eltern-Ich	• kritisieren • rügen • schimpfen • zwingen • nörgeln	Weiß alles besser und stellt alle Anweisungen des Therapeuten infrage.

Tab. 8 Dimensionen des Erwachsenen-Ich.

Dimension	Kognitionen und Verhaltensweisen	Verhaltensweisen des Patienten
rationales Ich	• überlegen • prüfen • analysieren • formulieren • logisch sein	Fragt den Therapeuten aktiv nach Anweisungen und Verhaltensvorschlägen.
intuitives Ich	• erfinden • kreativ sein • Zusammenhänge auftun • neue Lösungen suchen • verhandeln • in Analogien denken	Gibt zu erkennen, dass er Schwierigkeiten voraussieht oder befürchtet.

der Wünsche und Befehle, die jenseits jedes vernünftigen Diskurses argumentieren, weitaus lauter sind als die Stimme der Überlegung und der Reflexion.

1. Erwachsene nehmen sich einen Zettel und geben den Stapel weiter.
2. Sie wissen, wo ihr Geld ist.

Es dürfte Ihnen bewusst sein, wie selten wir mit diesen im Grunde unkomplizierten Zeitgenossen zu tun haben. Kinder und Eltern verbreiten dagegen eine erkennbare Menge von Aufwand und Wirbel um sich herum.

Die möglichen Dimensionen des Erwachsenen-Ich zeigt **Tab. 8**.

Kommunikation zwischen den drei Persönlichkeitsebenen

In der asymmetrischen Kommunikation (siehe Kapitel 1.2.4), die typisch ist für die Kommunikation zwischen Patient und Therapeut, sollte man ein Gespräch zwischen Eltern-Ich (Sender) und Kindheits-Ich (Empfänger) annehmen. Der scheinbar hilflose Patient kommt zum scheinbar wissenden Therapeuten und fragt ihn um Rat. Aber ist das so? Und ist das Eltern-Ich immer der beste Ratgeber?

Die Chancen, dass eine symmetrische Kommunikation zustande kommt, sind schlechter als die, dass es zu einer asymmetrischen Kommunikation kommt. Einige Kommunikationszusammenhänge sind von vornherein asymmetrisch, die Therapiesituation gehört dazu (**Abb. 10**).

Betrachten wir in einem tabellarischen Überblick Kommunikationsstile, Vorteile und Komplikationen der Kommunikation zwischen den verschiedenen Ebenen der Persönlichkeit (**Tab. 9**, S. 24). Es ist leichter nachzuvollziehen, wenn Sie sich den Persönlichkeitsanteil als jeweils vollständige Person vorstellen. Tatsächlich handelt es sich aber um Anteile, die auch noch innerhalb eines Gespräches hin- und herwechseln können oder in unterschiedlicher Gewichtung auftreten. Das macht die Verständigung zwischen Menschen manchmal so schwierig.

Wenn der Patient sich gerade auf der Ebene des **Kindheits-Ichs** befindet, könnte sich das so anhören:

Patient: „Mir ist ganz elend, ich weiß gar nicht warum. Und wenn ich dann diese Schmerztabletten nehme, kriege ich Sodbrennen und Durchfall und kann überhaupt nicht mehr richtig pinkeln. Hat das etwas zu bedeuten, soll ich die denn jetzt noch weiter nehmen?"

Wenn Ihnen bei dieser Ansprache nicht deutlich wird, dass Sie einen Patienten vor sich haben,

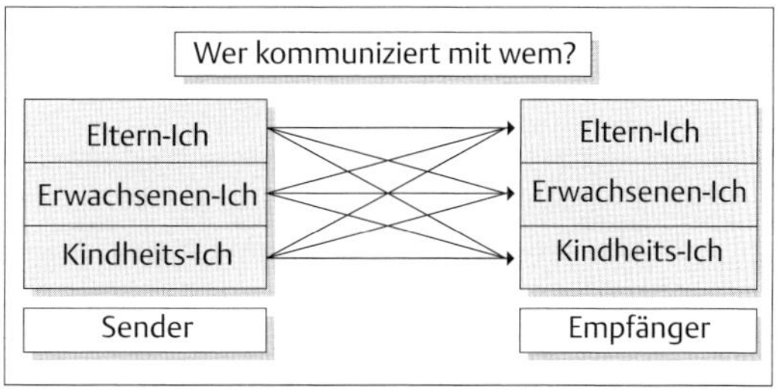

Abb. 10 In vielen Kommunikationssituationen befinden sich Sender und Empfänger nicht auf der gleichen Persönlichkeitsebene.

Tab. 9 Kommunikation zwischen verschiedenen Persönlichkeitsanteilen.

↗	**Empfänger: Eltern-Ich**	**Empfänger: Erwachsenen-Ich**	**Empfänger: Kindheits-Ich**
Sender: Eltern-Ich	Einigkeit oder Pikiertheit in symmetrischer Eskalation	Sorgt für Irritationen und Abwehrhaltung, wirft Fragen auf.	Bevormundung, Gängelei, Unterlegenheit, beidseitige Abhängigkeit
Sender: Erwachsenen-Ich	Versucht, die Kommunikationsebene zu wechseln und das Erwachsenen-Ich zu erreichen.	Einigkeit oder rationaler Diskurs in symmetrischer Eskalation	Konflikt zwischen den Ansprüchen des Kindes und dem Wissen des Erwachsenen
Sender: Kindheits-Ich	Anspruchshaltung, „Ich kann nicht, ich weiß nicht." „Du bist schuld."	Scham, Unbeholfenheit, Unterlegenheitsgefühle	Einigkeit oder Zankerei in symmetrischer, aber kindischer Eskalation mit verwirrten Ebenen

Die hellen Felder bedeuten symmetrische Kommunikation.
Die dunklen Felder bedeuten asymmetrische, komplementäre Kommunikation.

der genaue Anleitung braucht, kurze und klare Anweisungen mit Wenn-dann-Sätzen, dann lassen Sie ihn unter Umständen in sein persönliches Elend hineinschlittern. (Außerdem müssen Sie eine Niereninsuffizienz abklären.)

Das **Erwachsenen-Ich** tritt selbstbewusst auf und hat klare Vorstellungen:

Patient: „Ich habe Prostatakrebs, und ich möchte, dass Sie mir helfen, meine letzten Tage einigermaßen stabil über die Runden zu bringen. Ich will die Ärzte nicht an mir herumoperieren lassen."

Therapeut: „Haben Sie das mit Ihren Angehörigen besprochen?"

Ein solcher Patient wird sich nicht bevormunden lassen, jeder Versuch in dieser Richtung wird zu Widerstand und schließlich zum Verlust des Patienten führen.

Zum Nachdenken

Lassen Sie sich bei den folgenden Fragen bitte nicht von der irrigen Annahme leiten, dass ein Persönlichkeitsanteil besser, wertvoller oder wichtiger sei als die anderen.

- Welche Anteile der Persönlichkeit sind Ihnen mit welchen Spielzügen aus Ihrer eigenen Kommunikation bekannt?
- Zu welchen Reaktionen haben diese Persönlichkeitsanteile geführt?
- Mit welchen Persönlichkeitsanteilen hatten Sie welche Erfolge und welche Niederlagen oder Misserfolge?

1.7.3 Die Big Five

Ein anderes der Klassifizierungssysteme ist das der Big Five, das Fünf-Faktoren-Modell (Costa u. McCrae 1992). Die fünf Kriterien sind Extraversion, Verträglichkeit, Gewissenhaftigkeit, Stabilität und Offenheit sowie ihre jeweiligen Pendants (**Tab. 10**). Es ermöglicht Ihnen, Stärken und Schwächen eines Patienten zu erkennen und damit vorherzusehen, welche Schwierigkeiten in der therapeutischen Arbeit zu erwarten sind. Darüber hinaus lassen sich Prognosen erstellen, auf welche Art von Therapie ein Patient wie reagiert, wenn Ihnen Alternativen zu Verfügung stehen. Wird der Patient vielleicht auf ein Gesprächsangebot reagieren oder eher über mehrere Wochen hinweg die aufwendige Therapie mit den homöopathischen Einzelmitteln und der Beachtung der Verhaltensweisen akzeptieren? Braucht er klare Anweisungen oder kann er mit Verhaltensvariablen umgehen? Braucht er naturwissenschaftliche Erklärungen oder reicht ihm ein „es ist einfach so"?

Bei den Big Five werden aus sehr vielen möglichen Paaren fünf Paare von Eigenschaften einander gegenüber gestellt. Es handelt sich um fünf sehr stabile, unabhängige und weitgehend kulturstabile Faktoren, die der Persönlichkeit zugeordnet werden können. Der Standardtest zur Bestimmung der eigenen Position innerhalb der Big Five ist der Neo-FFI (NEO Fünf-Faktoren-Inventar), ein heute international gebräuchlicher Persönlichkeitstest für Jugendliche und Erwachsene. Bei dem Wort NEO handelt es sich um ein Akro-

Tab. 10 The Big Five (nach Costa u. McCrae 1992).

Kriterium	Persönlichkeitsmerkmal	Persönlichkeitsmerkmal	Kriterium
Extraversion Aktivität und zwischenmenschliche Dimension	• gesprächig • energiegeladen • bestimmt	• ruhig • reserviert • schüchtern	Introversion
Verlässlichkeit, Verträglichkeit zwischenmenschliche Dimension	• verlässlich • freundlich • zugewandt • mitfühlend	• kalt • streitsüchtig • unbarmherzig	Unberechenbarkeit
Gewissenhaftigkeit zwischenmenschliche und individuelle Dimension	• gut vorbereitet • gut organisiert • verantwortungsbewusst • umsichtig	• sorglos • verantwortungslos • leichtfertig • ohne Übersicht	Leichtfertigkeit
emotionale Stabilität individuelle Dimension	• stabil • in sich ruhend • zufrieden • freundlich • rücksichtsvoll • ausgeglichen • sorgenfrei	• labil • fremdbestimmt • launenhaft • unausgeglichen • aggressiv • antisozial	emotionale Labilität, Neurotizismus
Offenheit für Erfahrungen individuelle Dimension	• kreativ • fantasievoll • intellektuell • neugierig • abenteuerlustig • informiert • interessiert	• einfach • oberflächlich • konservativ • wenig informiert • kontrollierend • konventionell • wenig interessiert	Unbeweglichkeit

nym aus Neurotizismus (N), Extraversion (E) und Offenheit für Erfahrungen (O). Er besteht beispielsweise aus 48 Fragen, die mit jeweils fünf Antwortmöglichkeiten (+2, +1, 0, -1, -2) zwischen sehr unzutreffend und sehr zutreffend beantwortet werden. Der Test umfasst Aussagen, die Sie entweder stark ablehnen, ablehnen, denen Sie neutral gegenüberstehen, zustimmen oder stark zustimmen. Unter http://de.outofservice.com/bigfive/ (Stand: Juni 2008) finden Sie den Neo-FFI, den Sie kostenlos nutzen können. Wenn Sie die Möglichkeit haben, Ihren Patienten diesen Test durchführen zu lassen, erhalten Sie nützliche Informationen über ihn, seine Chancen und seine Risiken bei der therapeutischen Arbeit wie im täglichen Leben.

Einige von den Aussagen finden Sie hier:

- Ich bin nicht leicht beunruhigt.
- Ich habe gerne viele Leute um mich herum.
- Ich mag meine Zeit nicht mit Tagträumereien verschwenden.
- Ich versuche zu jedem, dem ich begegne, freundlich zu sein.
- Ich halte meine Sachen ordentlich und sauber.
- Ich fühle mich anderen oft unterlegen.
- Ich bin leicht zum Lachen zu bringen.
- Ich finde philosophische Diskussionen langweilig.
- Ich bekomme häufiger Streit mit meiner Familie und meinen Kollegen.
- Ich kann mir meine Zeit recht gut einteilen, sodass ich meine Angelegenheiten rechtzeitig beende.
- Wenn ich unter starkem Stress stehe, fühle ich mich manchmal, als ob ich zusammenbräche.
- Ich halte mich nicht für besonders fröhlich.
- Mich begeistern die Motive, die ich in der Kunst und in der Natur finde.

- Manche Leute halten mich für selbstsüchtig und selbstgefällig.
- Ich bin kein sehr systematisch vorgehender Mensch.
- Ich fühle mich selten einsam oder traurig.
- Ich unterhalte mich wirklich gerne mit anderen Menschen.
- Ich glaube, dass es Schüler oft nur verwirrt und irreführt, wenn man sie Rednern zuhören lässt, die kontroverse Standpunkte vertreten.
- Ich würde lieber mit anderen zusammenarbeiten, als mit ihnen zu wetteifern.
- Ich versuche, alle mir übertragenen Aufgaben sehr gewissenhaft zu erledigen.

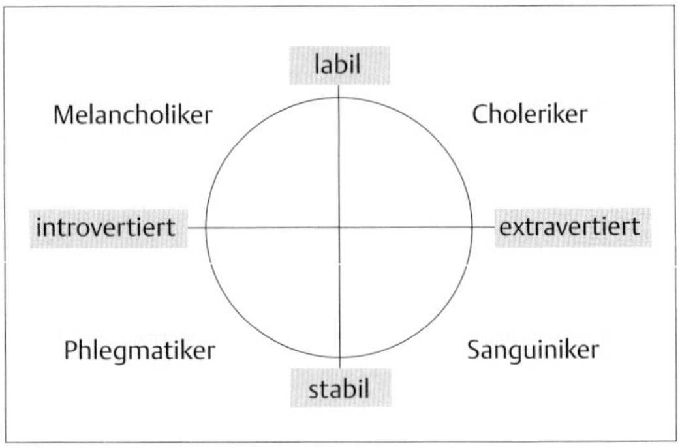

Abb. 11 Der Persönlichkeitszirkel und die Temperamente (nach Eysenck 1973).

1.7.4 Der Persönlichkeitszirkel

Ein ähnliches Koordinatensystem der Persönlichkeit bietet uns Hans Jürgen Eysenck (**Abb. 11** 1973). Er stellt die beiden polaren Persönlichkeitsparameter stabil – instabil und introvertiert – extravertiert gegenüber, die ein Koordinatensystem bilden, in das ein Mensch seinen gegenwärtigen, seinen momentanen Status eintragen kann. Hier überschneiden sich die Typenlehre von Hippokrates mit der von Eysenck: Der Phlegmatiker ist introvertiert und stabil, Melancholiker introvertiert und labil, der Sanguiniker extravertiert und stabil und der Choleriker extravertiert und labil.

1.7.5 Das DISG-Modell

Auch die vier Verhaltenstypen des DISG-Modells, basierend auf der Arbeit von William Moulton Marston (Emotions of Normal People) und Professor John Geier, weisen unterschiedliche Kommunikationsstrukturen auf. Es ist ein psychologisches Modell zur Erklärung menschlichen Verhaltens. William Moulton Marston, Doktor der Psychologe in Harvard (1893 – 1947), ist sowohl der Vater der Comicfigur Wonder Woman als auch der Begründer des Lügendetektors. Offensichtlich ein vielseitig interessierter Lehrer.

Dieses Modell orientiert sich am gesunden Menschen mit seinem individuellen Lebens-, Arbeits- und Kommunikationsstil, seinen Partnerschaften und seiner Weltanschauung, bei dem vier Typen oder Tendenzen vorzufinden sind (**Tab. 11**, **Abb. 12**). Im tabellarischen Überblick stellen wir Ihnen die Typen vor, ihre zentrale Lebensfrage, den Schwerpunkt ihrer Beziehungen im Leben und die Entsprechung zu den Grundtypen von C.G. Jung, der die Kriterien Denktypus – Fühltypus, extrovertiert – introvertiert und offensiv – defensiv gegenüberstellt. Das Modell findet vor allem in der Kommunikations- und Verhaltensschulung Anwendung, da es erlaubt, Persönlichkeit und Anforderungen aufeinander abzustimmen, was bei aufwendigeren Therapien sinnvoll ist.

D, der dominante Typus

Temperament: Choleriker. Diese Menschen sind selbstbewusst, willensstark, entschlossen, durchsetzungsfähig, konkurrierend, risikobereit, sach-

Tab. 11 Das DISG-Modell.

Typ	Bedeutung	Frage	Beziehung	C. G. Jung-Typus
D	dominant	was	sach- und aufgabenbezogen	offensiv, extrovertierter Denktypus
I	initiativ	wer	menschen- und beziehungsbezogen	offensiv, extrovertierter Fühltypus
S	stetig	wie	menschen- und beziehungsbezogen	defensiv, introvertierter Fühltypus
G	gewissenhaft	warum	sach- und aufgabenbezogen	defensiv, extrovertierter Denktypus

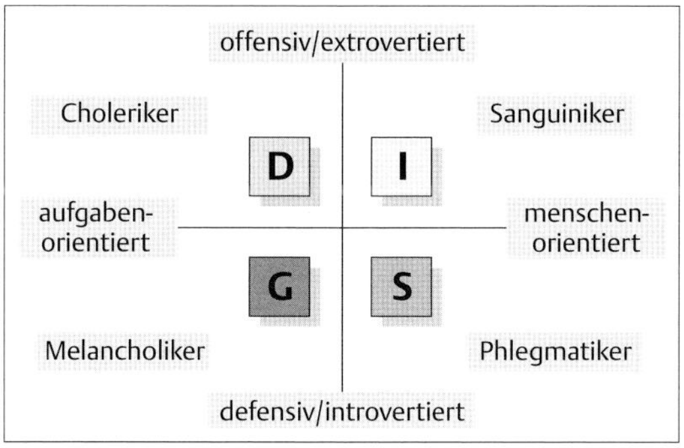

Abb. 12 DISG-Modell.

orientiert, handlungsfreudig, konsequent und direkt, aggressiv, intolerant und anmaßend.

Sie treten meist etwas autoritär auf und übernehmen gerne das Kommando.

I, der initiative Typus

Temperament: Sanguiniker. Diese Menschen sind enthusiastisch, positiv, teamfähig und kommunikativ, optimistisch, emotional, offen, anziehend, voreilig, extravagant, indiskret und ehrgeizig. Sie knüpfen gerne Kontakte und unterhalten andere Menschen.

Sie können andere mitreißen und begeistern und zeichnen sich durch Optimismus und Vielseitigkeit aus.

S, der stetige Typus

Temperament: Phlegmatiker. Diese Menschen sind entspannt, zuverlässig, bescheiden, beständig, ermutigend, geduldig, mitfühlend, unterstützend, zurückhaltend und zäh, sympathisch, hilfsbereit, loyal-konservativ, beständig und geduldig.

Sie entwickeln in der Regel ein spezielles Können und halten sich gerne an einmal festgelegte Arbeitsläufe.

G, der gewissenhafte Typus

Temperament: Melancholiker. Diese Menschen sind strukturorientiert, diszipliniert, besonnen, präzise, sorgfältig, kritisch, hinterfragend, formal, vorsichtig und steif. Sie sind qualitätsbewusst und streben nach Perfektion. Sie hinterfragen kritisch, analysieren und konzentrieren sich auf Fakten.

Sie nehmen gerne einmal definierte Arbeitsabläufe an, wenn diese qualitativ hochwertige Ergebnisse gewährleisten.

Test zum DISG-Modell

Der folgende Test erlaubt es Ihnen, Ihren persönlichen DISG-Typus zu bestimmen. Wenn Sie diesen Test von Ihrem Patienten durchführen lassen, können Sie seine Stärken, Schwächen, Notwendigkeiten und Bedürfnisse erkennen und ihnen entsprechend handeln.

- Schauen Sie sich in den folgenden zehn Gruppen (1 – 10) die jeweils vier genannten Eigenschaften an und bewerten Sie sie danach, wie sehr sie auf Sie zutreffen. Vergeben Sie Punkte. Die Punkte bedeuten:
  - 1 = am wenigsten, 2 = mehr, 3 = noch mehr, 4 = am meisten.
- Tragen Sie die Zahl in Spalte A von **Tab. 12** (S. 28) ein.
- Addieren Sie nun die Punkte aus der Spalte A nach Ihrer Zuordnung zu D, I, S oder G und tragen sie in **Tab. 13** (S. 28) ein: Zuerst addieren Sie alle Punkte für D, dann für I, danach für S und schließlich für G. So erfahren Sie die Gewichtung der einzelnen Persönlichkeitstypen in Ihrer Persönlichkeit.
- Sie werden mindestens 10 und maximal 40 Punkte in einer Wertung haben, die Summe der Punkte muss 100 ergeben. Jeder Typus ist in jedem Menschen in unterschiedlichem Ausmaß vertreten.

Das Ergebnis können Sie in das Selbsteinschätzungsfenster eintragen (**Abb. 13**). Schwerpunkte

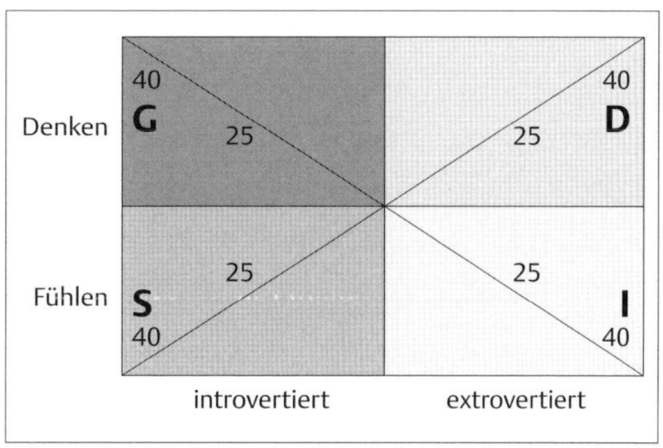

Abb. 13 Die Selbsteinschätzung nach dem DISG-Modell. Hier können Sie das Persönlichkeitsprofil grafisch sichtbar machen.
(Moritz A, Rimbach F: Soft Skills für Young Professionals © 2006 GABAL Verlag GmbH, Offenbach, ISBN 978-3-89749-630-9)

Tab. 12 Der Test zum DISG-Modell (Moritz A, Rimbach F: Soft Skills für Young Professionals © 2006 GABAL Verlag GmbH, Offenbach, ISBN 978-3-89749-630-9).

	Eigenschaft	A	B		Eigenschaft	A	B
1	konkurrierend		D	6	zielbewusst		D
	neutralisierend		S		rücksichtsvoll		G
	gesellig		I		anteilnehmend		S
	genau		G		verspielt		I
2	offen		D	7	verbindlich		S
	lustig		I		einsichtig		G
	diplomatisch		G		gesprächig		I
	antizipierend		S		fordernd		D
3	vorsichtig		G	8	freundlich		I
	nachgebend		S		hitzig		D
	kontaktfreudig		I		systematisch		G
	fordernd		D		locker		S
4	eifrig		I	9	abgeklärt		G
	entschlossen		D		angenehm		I
	ausdauernd		G		aufmerksam		S
	treu		S		unnachgiebig		D
5	reserviert		G	10	inspirierend		I
	anziehend		I		beständig		S
	gefällig		S		beharrlich		D
	rastlos		D		exakt		G

Tab. 13 Auswertung DISG-Test.

Typ	Bedeutung	Punktwert
D	dominant	
I	initiativ	
S	stetig	
G	gewissenhaft	
Summe		

werden deutlicher zu erkennen sein, indem das entstehende Viereck Schwerpunkte aufweist und sich den 40 Punkten nähert.

Da sich auch hier Persönlichkeitstypen darstellen, liegt die Frage nahe, welche gut und welche schlecht zusammenpassen. Es gibt darauf keine grundsätzliche Antwort, sowohl Ergänzungen als auch Konkurrenz können zum Tragen kommen. Der extrovertierte Typus, D (dominant) oder I (initiativ), braucht bei der Präsentation einer Diagnose oder eines Therapievorschlages meist niemanden neben sich und harmoniert da besser mit einem introvertierten Typus, G (gewissenhaft) oder S (stetig), der sich gerne und problemlos auf die Präsenz des anderen verlässt.

Übung

Von Descartes (1694 – 1778), Philosoph, Theaterdichter und einer der einflussreichsten Denker und Autoren der europäischen Aufklärung, stammt der Satz: „Wenn du ein gläubiger Mensch werden willst, dann fang damit an, dass du dich verhältst wie ein gläubiger Mensch." Nehmen Sie den Begriff der Gläubigkeit und ersetzen Sie ihn durch ein beliebiges Attribut aus Ihrem Wunschrepertoire. Nehmen Sie beispielsweise „erfolgreich". „Wenn du ein erfolgreicher Mensch werden willst, dann fang damit an, dass du dich verhältst wie ein erfolgreicher Mensch."

Stellen Sie sich die Frage: „Wie verhält sich ein erfolgreicher Mensch?" und verhalten Sie sich jeweils für einige Minuten so.

Stellen Sie sich die Frage: „Wie verhält sich ein gesunder Mensch?" und verhalten Sie sich so.

Führen Sie diese Übung für etwa eine Woche lang mehrmals täglich für einige Minuten durch und registrieren Sie den Unterschied in Ihrem Selbst- und Lebensgefühl. Sollten Sie Veränderungen in Ihrem Selbsterleben wahrnehmen, dann geben Sie diese Übung an einen Patienten pro Woche weiter.

2 Rahmenbedingungen des therapeutischen Gesprächs

In diesem Kapitel geht es um die Rahmenbedingungen, die den Verlauf der therapeutischen Beziehung entscheidend beeinflussen. Dazu gehören Stimme und Körpersprache, die Motivation des Patienten, seine Ängste, Rollenerwartungen und Zuschreibungen usw. Zunächst schauen wir uns genauer an, welchen Einfluss der erste Eindruck hat.

2.1 Der erste Eindruck

Der erste Eindruck bildet sich in wenigen Sekunden. In dieser Zeit fällt die Entscheidung über die Gestaltung der zukünftigen Beziehung. Der Moment des ersten Kontakts zu Ihrem Patienten erfordert Ihre vollständige Präsenz, und das Widersprüchliche daran ist, dass Ihr Patient Ihnen die volle Präsenz nicht anmerken soll, indem Sie etwa verkrampft sind oder auch nur so wirken. Sie sollen also perfekt sein, ohne es extra zu sein.

Das Gehirn braucht eine Zehntelsekunde, um das Gesicht des Gegenübers als sympathisch oder vertrauenswürdig einzuschätzen. Und nur wenige Sekunden bleiben dem Gegenüber, diesen ersten Eindruck mittels neuer Informationen zu revidieren – etwa durch einen angenehmen Geruch, kultiviertes Auftreten oder eine sympathische Stimme. Das haben übereinstimmend Studien an unterschiedlichen Universitäten ergeben.

2.1.1 Einschätzung während der ersten Begegnung

Persönlichkeitsdimensionen, die innerhalb von kürzester Zeit beurteilt werden, sind in absteigender Reihenfolge: Ist ein Mensch

- extrovertiert oder introvertiert,
- kultiviert oder grob,
- gesellig oder einzelgängerisch,
- risikobereit oder vorsichtig,
- sozial verträglich oder sozial unverträglich,
- genau oder ungenau,
- gesprächig oder schweigsam,
- gewissenhaft oder nachlässig,
- offen oder verschlossen sowie
- ruhig oder unruhig.

Ob das Urteil zutreffend oder falsch ist, ist zumeist von zweitrangiger Bedeutung, der erste Eindruck steht. Ihn zu revidieren, kostet enorm viel Aufwand.

Maßgebliche, äußerliche Merkmale

Die äußeren Reize, die Menschen ausstrahlen und mit denen sie Sympathie oder Antipathie erzeugen, auf jeden Fall aber eine Reaktion, sind:

- die Augen, der stechende oder wohlwollende Blick, die Intensität des Blickkontakts, die Augenfarbe oder die Brille;
- der Gesichtsausdruck, vor allem vermittelt über das Mittelgesicht von Augenbrauen bis zum Mund, das Lächeln, die Ohr- und Nasenform;
- die Figur sowie
- der Körpergeruch, der unüberwindliche Barrieren schaffen kann;
- das beeinflussbare Aussehen, bestehend aus Make-up, Schmuck, Frisur, Haarfarbe und -schnitt, sowie die Kleidung, die Gruppenzugehörigkeiten stärker veranschaulichen, als uns bewusst wird;
- die Haltung, der Gang und die Bewegungen und was sie verkörpern: Spannung oder Müdigkeit, Festigkeit oder Unsicherheit, Selbstbewusstsein oder Angst, Aufmerksamkeit oder Desinteresse;
- die Mimik, die Gestik und die Hände, ihre Harmonie oder Disharmonie, die Erfahrung oder Naivität, die sie zum Ausdruck bringen;
- die Sprechweise, bestehend aus der Lautstärke und Tonhöhe, der Verständlichkeit, der Redegeschwindigkeit und dem Dialekt.

Der erste Eindruck basiert auf Vorerfahrungen und Vorurteilen. Wir sind ihm sowohl als Subjekt als auch als Objekt, als Wahrnehmender wie auch als Wahrgenommener, ausgeliefert. Auch wenn wir das wissen, können wir nichts dagegen unternehmen, dass unser Gehirn für uns urteilt, bevor wir ihm den Befehl dafür gegeben haben.

Kaum zu vermeiden: stereotypgeleitete Generalisierungen

Stereotypisierungen dienen der psychischen Ökonomie, die es dem Menschen erlaubt, bei minimalem Zeit- und Energieaufwand eine Situation oder Begegnung einzuschätzen. Darüber nachdenken können wir noch hinterher. Typische Generalisierungen sind z. B.:

- Gesichter mit Falten in den Augenwinkeln werden als humorvoll, gütig und freundlich angesehen.
- Brillenträger sind gelehrig und fleißig (weil sie ihre Augen durch das vermeintliche viele Lesen im Studium überanstrengt haben).
- Umweltschützer tragen Strickpullis.
- Frauen mit vollen Lippen gelten als kommunikationsfreudig und sexy, Frauen mit schmalen Lippen als spröde.
- Menschen mit lauter, voller Stimme sind überzeugend.
- Blondinen sind dumm.

Zwar ist es nach der ersten Typisierung oft schon sehr schwierig, eine Revision durchzuführen, allerdings ist es auch in unterschiedlichem Maße notwendig, über diese Revisionsfähigkeit zu verfügen: Sie sollten sowohl in der Lage sein, einen Patienten und Menschen mit wenigen Begriffen zu charakterisieren, was einer Typisierung entspricht, als auch eben diesen Patienten aus der verkürzenden Beschreibung zu lösen und in ihm eine vollständige Person zu sehen. Überprüfen Sie Ihre Stereotypen und beschreiben Sie sich selbst, was dahinter steht.

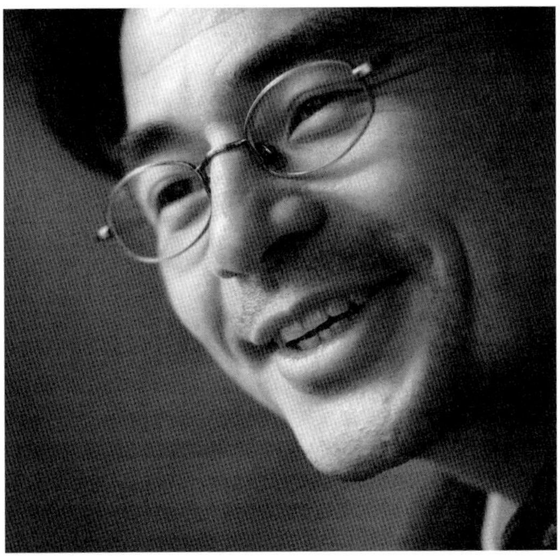

Abb. 14 Brillenträger wirken gebildeter (PhotoDisc).

2.1.2 Sympathie – Antipathie

Der erste Eindruck entsteht auf beiden Seiten: Der Heilpraktiker nimmt den Patienten, der Patient den Heilpraktiker erstmalig wahr in dem Augenblick, in dem sie aufeinander aufmerksam werden. Typischerweise weiß der Patient anfangs mehr vom Heilpraktiker als umgekehrt. In diesem Augenblick der ersten Wahrnehmung geschieht sehr viel, vor allem aber Unterschiedliches auf beiden Seiten.

Die Sichtweise des Patienten

Der Patient sieht den Menschen, dem er seine körperliche und seelische Gesundheit anvertrauen möchte, dem er aus seiner Biografie berichten wird. Vielleicht muss er ihm Geheimnisse, Niederlagen, seine Ängste und vielleicht sogar seine größte Schande anvertrauen, die außer ihm kein Mensch kennt. Sie werden demnächst von diesem Menschen Dinge hören, Sie werden ihn nach Dingen fragen, von denen der Patient bis vor kurzem noch keine Ahnung hatte. In einigen Fällen, gerade beim älteren Patienten, sind Heilpraktiker, Heilpraktiker für Psychotherapie und Psychologische Berater manchmal die letzten Vertrauten. Aber es wird immer wieder vorkommen, dass der Therapeut Dinge weiß, die nicht einmal der langjährige Lebenspartner des Patienten weiß. Es wird uns ohne große vorherige Prüfung Vertrauen entgegengebracht, und zwar im Grunde nur deshalb, weil wir die Zulassung zur Ausübung der Heilkunde erhalten haben. Die wenigsten Patienten bauen das Vertrauen auf der gesetzlichen Schweigepflicht auf, die meisten auf ihren eigenen Wünschen und Bedürfnissen.

Die Sichtweise des Heilpraktikers

Der Heilpraktiker ist in diesem Augenblick in einer komfortableren Lage, auch wenn seine Situation ambivalent ist. Aber zunächst einmal muss er nichts anvertrauen, nichts offenbaren, nicht in der Kiste ungeliebter Erinnerungen wühlen. Seine rationalen und kognitiven Fähigkeiten sind gefragt, auch die Fähigkeit, eine professionelle Distanz zu seinen eigenen momentanen Befindlichkeiten zu entwickeln. Die Beziehung ist von vornherein asymmetrisch dergestalt, dass der Heilpraktiker sich durch seine Kompetenz in der überlegenen Position befindet.

Sein Interesse ist anderer Art als das des Patienten. Er möchte die Krankheit des Patienten heilen. Er möchte seinen Beruf ausüben, für den er lange gelernt und gearbeitet hat. Er muss auch deshalb dieses Interesse verfolgen, weil seine wirtschaftliche Existenz davon abhängt. Er wird sich von seiner besten Seite zeigen. Für den Patienten sind die Schwierigkeiten und Probleme des Therapeuten nicht von Bedeutung. In dem Moment dieser sich anbahnenden Beziehung, beim ersten Eindruck zwischen Patient und Therapeut sollte sich der Therapeut einmal vorsätzlich problemfrei präsentieren. Stellen Sie Ihre Sorgen und Ängste in den Hintergrund.

Den ersten Eindruck bewusst machen

Der erste Eindruck – sympathisch oder unsympathisch – entsteht also, ohne dass Sie etwas dagegen tun könnten. Was Sie jedoch tun können und sollten, ist, sich diesen ersten Eindruck bewusst zu machen. Nehmen Sie bewusst wahr, ob Sie Ihr Gegenüber spontan eher sympathisch oder unsympathisch finden.

Sympathie

Ursprünglich aus der griechischen Sprache stammend, bedeutet Sympathie Mitleid. Allerdings greift diese Übersetzung zu kurz, bedeutet Sympathie doch ebenso Mitempfinden auch im Sinne von Mitfreuen sowie das gemeinsame Empfinden. In der heutigen Bedeutung ist Sympathie ein positives menschliches Gefühl. Die Wahrnehmung dieses Gefühls ist subjektiv und für Beobachter nicht unbedingt nachvollziehbar. Sympathie ist positiv wertend und bezeichnet in der Regel eine emotionale Beziehung zu einem Menschen, einem Tier oder auch zu einer Idee, niemals aber zu einem Gegenstand, der ja nicht empfindungsfähig ist.

Antipathie

Unter Antipathie versteht man eine Form der spontanen Abneigung, für die sich keine Erklärungen finden lassen. Biologische Untersuchungen finden eine gewisse Erklärung für Antipathie wie auch für Sympathie im Körpergeruch des Gegenübers, der unbewusst wahrgenommen wird und dessen Präsenz auch bei ausreichendem Waschen und Parfümieren nicht überwindlich ist. Der Geruch wird im sogenannten Rhinenzephalon, dem Riechhirn im Temporallappen wahrgenommen, einem der ältesten Abschnitte des menschlichen Großhirns.

Zur professionellen therapeutischen Haltung gehört, die eigenen Reaktionen, Gefühle und Gedanken, die der andere in Ihnen auslöst, bewusst wahrzunehmen. Es besteht allerdings keine Notwendigkeit, den Patienten nett oder sympathisch zu finden, um mit ihm zu arbeiten. Wenn Sie allerdings Aversionen gegen ihn haben, sollten Sie genauer hinschauen – bei sich selbst.

Aversion

Gegenüber einigen anderen Menschen empfinden wir Aversionen:
- Wir lehnen an anderen ab, was wir an uns selbst nicht mögen.
- Wir lehnen an anderen ab, was wir selbst gerne haben möchten, aber nicht haben.
- Der andere erinnert uns an schlechte Erfahrungen mit anderen Menschen.
- Wir lehnen den anderen ab, weil er vollkommen anders ist als wir.
- Wir fühlen uns von dem anderen abgelehnt.

Insofern ist Aversion ein Hinweis auf uns selbst. Wie Sie bei unüberwindbaren Aversionen reagieren sollten, lesen Sie in Kapitel 6.4.3.

2.2 Stimme und Körpersprache

Die Kommunikationstheorie unterscheidet analoge und digitale Kommunikation (siehe Kapitel 1.2.3). Die digitale Kommunikation bezeichnet den Bereich, der in einer niedergeschriebenen Gesprächsmitschrift wiedergegeben werden kann. Die analoge Kommunikation wird durch Mimik, Gestik, Stimme, Tonfall, Körperhaltung und ähnliche Faktoren bestimmt. Diesen Bereich der Kommunikation wollen wir uns nun einmal etwas genauer anschauen.

2.2.1 Mimik

Dass Ihre Mimik nicht nur Ihre eigenen Gefühle, sondern auch die Ihres Gegenübers beeinflusst, können Sie leicht nachvollziehen, indem Sie einmal versuchen, Ihre Stirn in sorgenvolle oder grimmige Falten zu legen und dann einem Gegenüber etwas Freundliches zu sagen. Sie werden feststellen, es wird Ihnen nicht oder nur unter Schwierigkeiten gelingen.

Um den Zusammenhang zwischen Mimik und Gefühlen zu untersuchen, unternahmen Forscher einen Versuch, bei dem sie die Probanden – unter dem Vorwand, psychomotorische Koordination untersuchen zu wollen – baten, einen Füller in den Mund zu nehmen und eine Weile so zu halten (Ströbe et al. 1996). Dabei sollte die eine Gruppe den Füller zwischen den gespitzten Lippen halten, während die andere Gruppe den Stift quer zwischen den Zähnen festhalten sollte.

Nach dem Experiment wurde die Stimmung der Teilnehmer anhand eines Fragebogens erfasst. Diejenigen, die den Stift zwischen den Zähnen gehalten hatten, waren eindeutig besserer Stimmung als die Probanden, die ihn zwischen den Lippen gehalten hatten. Durch die Aktivierung der für das Lachen zuständigen mimischen Gesichtsmuskulatur, während der Stift zwischen den Zähnen gehalten wird, lässt sich also die Stimmung positiv beeinflussen. Es findet eine Art mimisch-emotionaler Rückkopplung statt. Es stimmt also nicht nur: Ich lächle, weil ich fröhlich bin, sondern auch: Ich bin fröhlich, weil ich lächle; oder: Ich weine, weil ich traurig bin, sondern auch: Ich bin traurig, weil ich weine.

2.2.2 Gespiegelte Körpersprache – Rapport herstellen

Der Rapport bezeichnet einen Zustand verbaler und nonverbaler Bezogenheit von Menschen aufeinander. Er zeigt sich darin, dass Patient und Therapeut „die gleiche Sprache sprechen" im Sinne der Verwendung ähnlicher Worte oder Redewendungen sowie in einem „Verhaltensecho" im Sinne einer Anpassung von Gestik und Mimik in verschiedener Hinsicht wie parallele, fast gespiegelte Bewegungsabläufe oder Rhythmik der Atmung. Der Rapport ermöglicht den raschen Aufbau von effizienter Kommunikation und ist eine wertvolle Fähigkeit von Therapeuten. Der Rapport ist notwendig, um die Präsenz des Patienten in einer therapeutischen Maßnahme einschätzen zu können. Er gibt das Signal: „Ich bin noch geistig anwesend."

Um den Rapport herzustellen, können Sie sich einfühlsam und mit Respekt an die Körpersprache des Patienten anpassen, also seine Körpersprache spiegeln. Es ist kein Nachäffen – denn das wäre auffälliges, übertriebenes und wahlloses Kopieren der Bewegungen einer anderen Person und wird normalerweise als aggressiv oder als Angriff verstanden. Rapport wird durch **kleinere Gesten** hergestellt. Man kann sich an Armbewegungen durch kleine Handbewegungen anpassen, an Körperbewegungen durch kleinere Kopfbewegungen. Es ist ein zeitlich verschobenes Spiegeln, etwas wie ein langsam ablaufender Tanz zwischen zwei Menschen.

Das **Angleichen der Stimme** ist eine weitere Art, Rapport aufzunehmen. Dieses Angleichen kann sich auf die Tonart, die Geschwindigkeit, die Lautstärke und den Sprachrhythmus beziehen. Dies erfordert viel Übung und einen bewussten Umgang mit der eigenen Stimme.

Sich auf den **Atem des anderen einzustellen** ist eine sehr wirkungsvolle Weise, Rapport zu gewinnen, sozusagen die Königsdisziplin, da kaum ein Mensch dies bewusst bemerkt, es aber sehr wohl seine Wirkung tut. Es vermittelt dem Patienten den unerklärlichen Eindruck, sehr gut verstanden zu werden und einen sehr aufmerksamen Therapeuten zu haben.

Zugleich erfahren Sie mit dem Rapport etwas über Ihren Patienten und seine Art, in der Welt zu sein. Rapport könnte man auch als die Oberfläche der Empathie bezeichnen: Wenn Sie die Haltung, die Gestik, die Stimme und den Atem des Patienten (bewusst) wahrnehmen und gezielt übernehmen, können Sie sich viel leichter in ihn einfühlen. Einige Therapeuten spiegeln auch unbewusst.

2.2.3 Die Wirkung der Stimme in der Beratung

Die Stimme ist die unterschätzte Komponente der Rhetorik. Eine wohlklingende Stimme kann trainiert werden, es kostet etwas Zeit, Geduld und Geld, aber der Einsatz wird mehr als ausgeglichen. Stimme und Sprechweise sind Transportmittel unserer möglichen Wirkung und Ausstrahlung, haben Einfluss auf das Klima eines Beratungsgesprächs und entscheiden merklich über Effektivität und Effizienz einer Maßnahme.

Die Vokalisation wird im Gehirn im Bereich des primären motorischen Kortex gesteuert. Etwa ein Drittel dieser Region, die insgesamt für die Motorik des ganzen Körpers zuständig ist, ist nur damit beschäftigt, die Stimme zu steuern und zu regulieren. So ist der Mensch mit seiner

Stimme in der Lage, Delfine wie Wölfe zu imitieren, er kann den Tonfall einer Sprache nachahmen, die er nicht beherrscht (Charlie Chaplin in dem Film „Der große Diktator"), einen vorbeifahrenden Zug oder eine Kaffeemaschine im Unterschied zu einer Espressomaschine. Dass ein so großer Bereich der Hirnrinde nur mit der Stimmbildung im weitesten Sinne beschäftigt ist, macht deutlich, wie wichtig diese Funktion aus evolutionärer Sicht war. Die Modulationsmöglichkeiten sind nahezu unerschöpflich.

Monotone oder stereotype Floskeln, gelangweilter oder desinteressierter Tonfall transportieren dagegen die Botschaft „Ich habe kein besonderes Interesse an Ihnen", was Sie sicherlich vermeiden möchten.

Selbsttest: Wie wirkt meine Stimme?

Hier ist ein kleiner Test zur Selbsteinschätzung der Wirkung Ihrer Stimme und Ihres Sprech- und Sprachstils. Beobachten Sie sich auf verschiedene Kriterien hin und beurteilen Sie sich selbst (**Tab. 14**).

Sprechtempo, Modulation und Atmung

Achten Sie bewusst auf Ihr Sprechtempo, Ihre Modulation, Ihre Atmung und Ihre Körpersprache.

- Kontrollieren Sie Ihr Sprechtempo bewusst: Missverständnisse und Misstrauen werden durch zu schnelles Sprechen potenziert; zu langsames Sprechen wirkt langweilig und monoton; passen Sie Ihr Sprechtempo dem des Patienten an.
- Modulieren Sie Ihre Stimme: Monotones Sprechen und routiniertes Sprechen im Übermaß zeugen von wenig Interesse; sinnvolle Modulation, ein effizientes Anheben und Senken der Stimme setzt Akzente; setzen Sie diese Akzente bewusst ein, um die Aufmerksamkeit zu verstärken und damit den Beratungseffekt zu unterstützen.
- Atmen Sie möglichst entspannt und ruhig: Eine kurze oder laute Atmung vermittelt ein hektisches Gefühl, dass sich direkt auf den Patienten überträgt. Eine tiefe, ruhige Atmung wirkt dagegen entspannend und beruhigend.
- Achten Sie auf Ihre Körpersprache: Die Körpersprache lässt sich nicht auf die Schnelle ändern, sie ist kontextabhängig und nur in diesem interpretierbar, dennoch beeinflusst sie z. B. auch die Stimme und diese wiederum den Erfolg der Beratung. Lehnen wir uns entspannt zurück, öffnen den Resonanzraum wirkt unsere Stimme voller, entspannter, ruhiger und vertrauensvoller.

Tab. 14 Selbsttest Stimme und Wirkung.

Wenn ich mit einem Patienten spreche,	Ja	Nein
spreche ich deutlich und professionell		
spreche ich deutlich und fürsorglich		
spreche ich oft zu schnell		
spreche ich zu langsam		
benutze ich Verlegenheitslaute		
klingt meine Stimme warm		
mache ich bewusst Sprechpausen		
klingt meine Stimme monoton		
passieren mir Verlegenheitsversprecher		
klingt meine Stimme zu tief		

Übung

Achten Sie während einer Beratung einmal bewusst auf Ihre **Atmung** und Ihre **Körpersignale**:

- Ist meine Atmung
  - ruhig,
  - fließend,
  - entspannt oder
  - hektisch?
- Ist meine Körpersprache
  - offen,
  - verkrampft oder
  - gestikulierend?
- Ist mein Sprechtempo angepasst?
- Ist meine Lautstärke angemessen?
- Setze ich durch Pausen und Modulation Akzente?

Patientenverständliche Sprache

Verstecken Sie sich im Umgang mit Ihren Patienten nicht hinter einer medizinischen oder psychologischen Fachsprache, die lediglich der Verständigung zwischen Spezialisten dient. Sprechen Sie eine patientenverständliche Sprache, sprechen Sie die Sprache, die Ihr Patient auch versteht. Wenn Sie lernen, die Sprache eines Patienten zu sprechen, entwickeln Sie zugleich ein Gefühl für die Welt, in der er lebt, für die Welt hinter der sozialen Fassade.

2.3 Hinter die Fassade schauen

Patienten berichten oft, dass sie sich verändern wollen, dass sie ihr Leben in andere Bahnen lenken möchten. Tatsächlich wollen sie häufig damit unbewusst Situationen, Menschen oder Gefühle vermeiden.

Beispiele

- Ein Patient sagt zum Beispiel: „Den Alkoholkonsum habe ich schon im Griff", weil er sich die Abhängigkeit nicht eingestehen kann: Er würde seine Unfähigkeit zu kontrolliertem Konsum und die Angst vor einem rauschfreiem Umgang mit anderen Menschen dokumentieren.
- Oder ein Patient kann seine Angst oft selbst nicht erkennen, weil die positive Beantwortung „Ja, ich habe Angst, abgelehnt zu werden" beunruhigend, unangenehm, unerträglich wäre. Wir können ihn aber dazu veranlassen, mit sich eine experimentelle gefahrlose Haltung einzunehmen, indem wir ihm raten, sich zu beobachten.
- Der so auffällig immer freundliche Patient beschreibt sich als friedlichen Zeitgenossen, der keinem Menschen etwas zuleide tun könnte; jedoch ist das Vermeiden unangenehmer Gefühle schon zur zweiten Haut geworden. Sein freundliches Wesen erscheint uns unecht und aufgesetzt und ist zum Korsett geworden.

Welche Fassaden, welche Masken beobachten wir bei anderen Menschen, die fast schon Metaphern für ein unechtes und aufgesetztes Verhalten geworden sind, welches Angriff, Verletzung und Ablehnung vermeiden soll?

- der stets Selbstsichere
- der selbstlose Helfer
- der Scheue
- der distanziert Belehrende
- der fröhliche Spaßmacher
- der hochmütig Arrogante
- der arrogante Vielwisser
- der stets offen Zugewandte

Übung

Welches fassadenhafte Verhalten fällt Ihnen aus Ihrer Lebenserfahrung zusätzlich ein? Finden Sie bitte mindestens fünf Antworten.

____

____

____

____

____

Sie können sicher sein: Wenn Sie sich nur lange genug Zeit geben, dann werden Sie sich an mindestens zehn Verhaltensweisen erinnern, die fassadenhaft waren.

2.3.1 Unterstützende Haltung des Therapeuten

Sie helfen Ihrem Patienten, wenn Sie ihm im Gespräch ermöglichen, die Fassade abzubauen und die Maske abzunehmen. Das Ziel heißt für den Patienten, sich als einzigartiger Mensch zu erleben und dies zu ertragen. Der Patient lernt seine Verhaltensweisen, seine Gefühle, Gedanken, Körpergefühle wahrzunehmen und zu akzeptieren. Er lernt dann, sich produktiv im Rahmen der Gemeinschaften zu entwickeln. Allerdings muss er den Mut entwickeln, vielleicht in eigens erfundenen sozialen Experimenten, nicht immer so zu sein, wie andere sich das wünschen. Sehr wahrscheinlich ist jedoch, dass durch die frühkindlichen Erziehungsexperten vermittelt wurde, dass es besser sei, ein anderer Mensch zu sein. Dieser so behandelte Mensch entwickelt schnell Misstrauen, nicht geliebt, angenommen oder akzeptiert zu sein. Wenn er handelt, wie er sich fühlt, hat er Angst vor Ablehnung. Schmerzhafte Gefühle, die mit dieser Umweltreaktion verbunden sind, werden meist vermieden. Man legt eine Haltung an den Tag, die andere erwarten, man holt sich immer und immer wieder wie ein Süchtiger Bestätigung, es richtig gemacht zu haben, man will es allen beweisen, macht für andere Karriere, beobachtet dann aber auch eifersüchtig alle anderen Konkurrenten, die einem diesen anerkannten Platz streitig machen wollen und macht gerne andere Menschen abhängig von einem selbst.

In der Therapie- und Beratungssituation hat der Patient oft erstmals die Möglichkeit, sich unverstellt zu zeigen, und nicht – wie erwartet – abgelehnt, sondern in seinen Eigenarten akzeptiert zu werden. Dies kann ein erster heilsamer Schritt sein.

2.3.2 Der Patient lernt, Gefühle auszudrücken

A und O jeder Beratung ist, dass der Patient sich in seiner Beziehung zum Therapeuten freimütig äußern, Gefühle ausdrücken kann oder dass er dies lernt, wie auch Wünsche und Befürchtungen preiszugeben. Der Patient, der lernt, seine Gefühle ohne Bewertung zu akzeptieren, wirkt unmissverständlich, authentisch, integer. Tatsächlich sind viele Menschen dazu erzogen worden, ihre Gefühle zu unterdrücken oder zu verbergen, sich Gefühle zu verbieten, da andere sie nicht wünschen. So hat der Patient zu akzeptieren gelernt, nicht fröhlich, nicht ärgerlich, nicht zärtlich zu sein, wenn andere es nicht gestatten, wenn sie es sanktionieren oder mit Missfallen kommentieren. Der Patient muss bei der Beratung schon beispielhaft durch den Therapeuten lernen, Gefühle auszudrücken.

Die bewusste Wahrnehmung der Gefühle ist Voraussetzung dafür, ihren möglicherweise infantilen Charakter, den sie in der Prägung in früher Kindheit erhalten haben, zu wandeln und sie zugleich im Umgang mit Sozialkontakten erwachsen werden zu lassen.

Der Patient würde tatsächlich viel schneller die wohltuende Wirkung von Gefühlsäußerungen angehen, wenn er nicht Konsequenzen der offenen Gefühlsäußerungen fürchten müsste. Häufig erlebte ängstigende und hemmende Erfahrungen waren Lächerlichmachen, Häme, Verachtung, Peinlichkeiten, Beschimpfungen usw., oder Gefühle wurden rationalisiert, als unnötig, unberechtigt und falsch erklärt.

Hier muss der Patient lernen, die Gefühle wahrzunehmen und die Diskrepanz zu ihnen in der Kommunikation zu vermeiden.

- Ermutigen Sie ihn dazu: Geben Sie ihm Zeit und Raum, sich seiner Gefühle bewusst zu werden, lassen Sie ihn spüren, dass Sie an seiner emotionalen Lage interessiert sind, egal, wie die aussieht.
- Lassen Sie Ihren Patienten die Erfahrung machen, dass er seine Gefühle wahrnehmen und äußern darf, ohne dass dies negative Konsequenzen hat.
- Helfen Sie ihm, seine Gefühle zu ergründen.

Unerkannte Gefühle führen ein Eigenleben und beeinflussen das Gesamtverhalten des Patienten. Er muss seine Gefühle kennenlernen und erfahren, dass er sie ohne Verletzungsgefahr für sich selbst und seine Umwelt ausdrücken kann. Er soll erleben, dass er mit dem Ausdruck der Gefühle sogar positive Erfahrungen machen kann.

Wo liegen die Schwierigkeiten?

Der Therapeut sollte zunächst herausfinden, wo die Schwierigkeiten des Patienten liegen:

- Welche Gefühle sind leicht zu äußern?
- Wie verhält sich der Gesprächspartner, damit sie leichter zu äußern sind?
- Welche Gefühlsäußerungen fallen besonders schwer?
- Welche Gefühle kommen im Umgang mit anderen Menschen häufig vor? Beispielsweise:
  - Unwohlsein
  - Überforderung
  - Bedrückung
  - Wunsch nach Nähe
  - Wunsch nach Distanz
  - Gelassenheit
  - Nervosität und Wut
  - Neid, eventuell Missgunst
  - Sehnsucht
  - Mitleid
  - Verwirrung
  - Gier
  - Langeweile
  - Angst
  - Eifersucht
  - …
- Welche Gefühle kommen im Umgang mit anderen Menschen selten vor? Beispielsweise:
  - Engagement
  - Skepsis
  - Eifersucht
  - Teilnahmslosigkeit
  - Ablehnung
  - Dankbarkeit
  - Bewunderung
  - Hoffnung
  - …

Mit diesem Schatz an emotionaler Energie ist er ausgestattet. Machen Sie dem Patienten klar, dass dies ein Teil seines menschlichen Kapitals ist, das für oder gegen ihn arbeitet, je nach seinem Umgang mit seinen Gefühlen.

„Lassen Sie sich einmal Zeit, Ihre Gefühle jetzt und in dieser Situation ohne jede Bewertung wahrzunehmen. Nehmen Sie einfach nur wahr, was Sie jetzt fühlen."

Das Johari-Fenster übersetzt diese Situation mit Fassade und blinden Flecken, die einerseits ein aktives Feedback anderen gegenüber von uns verlangen, wie andererseits ein Feedback von den anderen Menschen uns gegenüber. Ihr Feedback ist die Akzeptanz.

2.3.3 Die Vermeidungsängste des Patienten ergründen

Ein indianisches Sprichwort sagt: Krankheit ist ein Vermeiden der Wahrheit. Es ist nun nicht von einer abstrakten Wahrheit die Rede, sondern davon, ob die individuelle Lebenswelt eines Menschen seinem Wesen, seiner Persönlichkeit angemessen ist oder nicht. Lassen Sie den Patienten aufschreiben, welches besondere Verhalten, das der individuellen Wahrheit entspricht, mit welchem Sozialpartner vermieden wird. Die Fragestellung ist darauf ausgerichtet, den möglichen psychosomatischen Hintergrund einer Erkrankung zu erhellen.

Welches Verhalten oder welche Situationen werden vermieden?

Die Einleitung dieser Fragestellung könnte zum Beispiel lauten: „Gibt es irgendetwas, was Ihr Lebenspartner wissen sollte, aber nicht weiß?" Häufig ist dem Patienten nicht klar, wie eine mögliche Antwort aussehen könnte, daher können Sie ihm anhand der folgenden Liste Angebote machen.

- Ehepartner / Lebenspartner:
  - Ich spreche mit meiner Ehefrau nicht über meine sexuellen Wünsche.
  - Ich sage meinem Mann nichts von meinen Interessen, damit er sich da nicht auch noch einmischt. Bestimmt würde er das sonst machen.
  - Ich kann meine Sorgen und Enttäuschungen im Berufsleben ihr gegenüber nicht zeigen.
- Vorgesetzter / Kollege:
  - Ich frage nicht nach einer Gehaltserhöhung, obwohl schon längst eine fällig wäre.
  - Ich beschwere mich nicht über den Kollegen, der immer zu spät kommt und mir dadurch seine Arbeit aufhalst.
- Nachbarn:
  - Ich lasse es zu, dass er die Tür zu meinem Keller blockiert und bitte ihn nicht, einen anderen Stellplatz zu suchen.
- Mutter, Vater, Schwester ...

Oft werden Erfahrungen verallgemeinert und auf andere Personen und Situationen übertragen. Aber auch reale schlechte Erfahrungen mit den Sozialpartnern hindern und behindern uns. Die Vermeidungsangst wird immer größer, je mehr wir für unsere Verhaltensweisen bestraft wurden. Dadurch nimmt die Menge der vermiedenen Verhaltensweisen zu und die Quelle für Erkrankungen wird größer.

Verdeutlichen, welchen Anteil der Patient hat

Hilfreich für den Patienten erweist sich Klarheit darüber, welchen Anteil er an seiner Situation hat, wie er durch Bestrafungsmuster gegen andere Menschen und auch sich selbst, z. B. sich zurückziehen, auslachen, Häme, gehässiges Verhalten, vorschnelle Kritik, Clownerie, anklagen, herabsetzen, analysieren, Vorwürfe äußern, jammern und klagen, unbeherrschtes Reagieren, schimpfen, ironisieren usw. Anteil an unechten Lösungen einer Situation hat, die jedoch z. B. Friedhofsruhe herstellen, also keine echte Veränderung in der sozialen Struktur bewirken.

> ***Beispiel***
>
> „Stellen Sie sich einmal Ihre Erschöpfung vor und denken Sie daran, wie Ihr Partner meistens damit umgeht. Nun drehen Sie die Situation einmal um: Ihr Partner ist von einem anstrengenden Arbeitstag erschöpft und zeigt seine Müdigkeit und Mutlosigkeit. Wie gehen Sie damit um? Können Sie Parallelen oder Gegensätze erkennen? Können Sie sich Alternativen vorstellen?"

Arten der sozialen Ablehnung oder Bestrafung

Fragen Sie ihn, welche Arten ablehnenden Verhaltens er aus seinem sozialen Umfeld kennt, sowohl als Sender als auch als Empfänger von Botschaften. Hier ist eine Liste mit Beispielen

eigener oder fremder strafender Verhaltensweisen:
- Ablehnung von üblichen Konsensvorschlägen wie „Ich möchte zum Italiener".
- Großes Meckern bei kleiner Verspätung.
- Zurückziehen wegen angeblich abendlicher Müdigkeit.
- Überzogene, eiskalte und distanzierte Höflichkeit bei Kränkungen.

Beispiel

„Haben Sie selbst Erfahrungen mit solchen Verhaltensweisen gemacht oder kennen Sie so ein Verhalten von sich selbst, das Sie an den Tag legen, wenn irgendetwas in Ihrer Umgebung nicht so läuft, wie es laufen sollte? In welchen Situationen? Was haben Sie sich in dieser Situation gewünscht? Was haben Sie bisher versucht, um es zu erreichen? Können Sie sich Alternativen vorstellen?"

2.3.4 Der Patient und seine soziale Ängste

Beispiel

Herr Baldur klagt über Herzbeschwerden, die immer wieder vor, während oder nach Feierlichkeiten in der Familie oder in seiner Firma auftreten. Er ist beispielsweise auf einem Geburtstagsempfang seines Chefs. Alle reden miteinander. Sie schwärmen von ihren Urlauben und Reisen, von ihren Plänen oder ihrer Karriere, erzählen von ihren Kindern und zeigen die Bilder herum. Herr Baldur möchte auch etwas beitragen, aber er traut sich nicht. In seinem Büro wird ihm bewusst, dass er wie so oft geschwiegen hat, weil er Angst hat, dass das, was er sagen will, keinen Menschen interessiert. Von einer Kollegin angesprochen auf seine zurückhaltende Art, sagt er voller Überzeugung, dass er sehr glücklich so sei und auch gar nichts sagen wolle.

Tatsächlich schränken Menschen durch ihre Ängste ihren Wirkungsgrad ein (**Abb. 15**). Der Mensch weicht prophylaktisch Situationen aus, obwohl er gar nicht weiß, wie die Reaktionen seiner Umgebung ausfallen. Die Ängste sind jedoch meist unrealistisch und Relikte vergangener Zeiten. Darüber hinaus erzeugt Angst psychosomatische Beschwerden, die sich bevorzugt am vegetativ reagiblen Herz-Kreislauf-System und am Magen-Darm-Trakt zeigen.

Sie eröffnen Ihrem Patienten den Weg zum Verständnis seiner Symptome, indem Sie ihn nach der situativen Bindung fragen: „Können Sie beobachten, bei welchen Gelegenheiten Sie die Herz-Kreislauf-Beschwerden bekommen? In wie vielen Fällen geschieht das?"

2.3.5 Der Patient verringert seine Angst

Der Patient muss verstehen, dass ein ermutigendes Klima für neue Erfahrungen gut ist, dass eine gewisse Spannung unvermeidlich ist. Er muss bereit sein, diese Angst zu fühlen, sie sozusagen wiederzuerleben, in einer Art innerem Dialog das Entstehen und die Entwicklung des Gefühls zu erleben. Durch die freiwillige Konfrontation mit den bisher vermiedenen Reizen fast ohne Angst wird die Ungefährlichkeit der Reize erfahren. Hilfreich ist es, den Patienten in einer entspann-

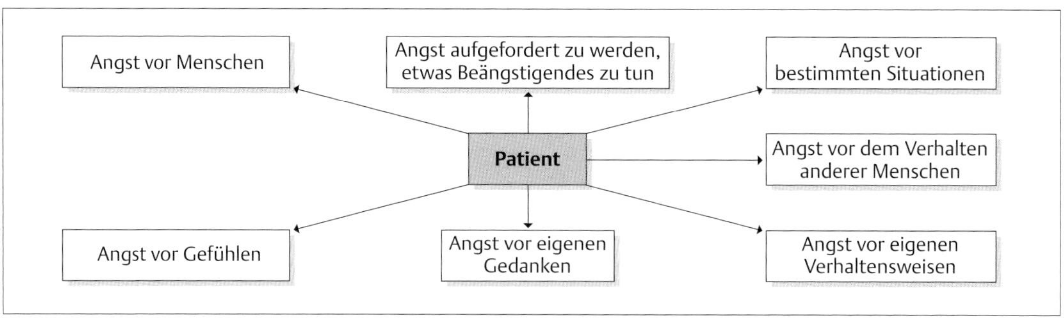

Abb. 15 Der Patient und seine sozialen Ängste.

ten Situation die Konfrontation erleben zu lassen. Ebenso fördernd wirkt sich eine Staffelung der Schwierigkeitsgrade aus, die der Überforderung vorbeugt.

Beispiel

In einem Coaching will Herr Baldur, den wir Ihnen eben vorgestellt haben, seine Angst verlernen, will lernen, mit dem Personalvorstand zu reden, dort Vorschläge zu machen, mit Kritik zu leben. „Ich mag schon gar nicht mehr bei ihm vorsprechen, weil ich bei der kleinsten Kritik unsicher werde. Ich habe eine Angst, als ob es um meine Existenz geht. Er lehnt mich bestimmt ab. Ich möchte im Gespräch unter vier Augen meine Dinge sicher vortragen können. Ich möchte seinen Blicken standhalten, mich von ihm anerkannt fühlen."

Sie können die erwähnten Schwierigkeiten mit Ihrem Patienten zusammen nach Schwierigkeitsgrad ordnen und in eine sortierte Reihenfolge bringen, aus der sich Übungen ergeben:

- freies Reden mit Kollegen und Mitarbeitern (Schwierigkeitsgrad 1)
- Blickkontakt währen der Gespräche mit den Kollegen und Mitarbeitern aufnehmen und aushalten (Schwierigkeitsgrad 2)
- freie Gespräche mit irgendeiner Autoritätspersonen in der Kantine (Schwierigkeitsgrad 3)
- Vorsprechen bei der Autoritätsperson wegen einer kurzen Frage (Schwierigkeitsgrad 4)
- Vorsprechen bei der Autoritätsperson wegen einer konkreten Bitte (Schwierigkeitsgrad 5)
- bei sympathischen Mitarbeitern sich der möglichen Kritik oder Ablehnung aussetzen, z. B. Konflikt bei einer Entscheidung (Schwierigkeitsgrad 6)
- bei nicht so nahe stehenden Mitarbeitern der Kritik aussetzen (Schwierigkeitsgrad 7)

Nach dieser Auflistung kann ein Therapie- und Übungskonzept in sieben Schritten entwickelt werden. Wenn Sie nun dem Patienten eine Entspannungs- und Bio-Feedback-Übung vermitteln, kann mit dieser übenden Methode das Angstniveau des Patienten gesenkt wird.

2.4 Motivation

Ergründen Sie mit ein paar Fragen die Motivation des Patienten, die ihn in die Praxis geführt hat. Es kann sein, dass Sie überrascht werden, wenn beispielsweise ein Patient zu erkennen gibt, dass er kommt, weil seine Partnerin von ihm erwartet, eine Therapie zu machen.

- Was motiviert den Patienten, sich in therapeutische Behandlung zu begeben?
- Was erwartet er als Individuum speziell für sich?
- Was treibt den Patienten an?
- Welche Grundüberzeugungen hat er?

2.4.1 Die Grundbedürfnisse des Menschen

Eine Theorie, die Grundstrebungen des Menschen zu bestimmen, ist die Maslowsche Bedürfnispyramide (**Abb. 16**).

Sie beruht auf einem vom US-amerikanischen Psychologen Abraham Maslow 1958 entwickelten Modell, um Motivationen von Menschen zu beschreiben. Der Mensch versucht demnach, zuerst die Bedürfnisse der niedrigen Stufen einer Bedürfnispyramide zu befriedigen, bevor die nächsten Stufen Bedeutung erlangen (**Tab. 15**, S. 40).

Für die praktische Behandlung folgt daraus die Erkenntnis, dass die Befriedigung höherer Bedürfnisse erst dann in Angriff genommen wird, wenn die niedrigeren Bedürfnisse befriedigt sind. Zunächst also ist eine Abklärung notwendig, ob

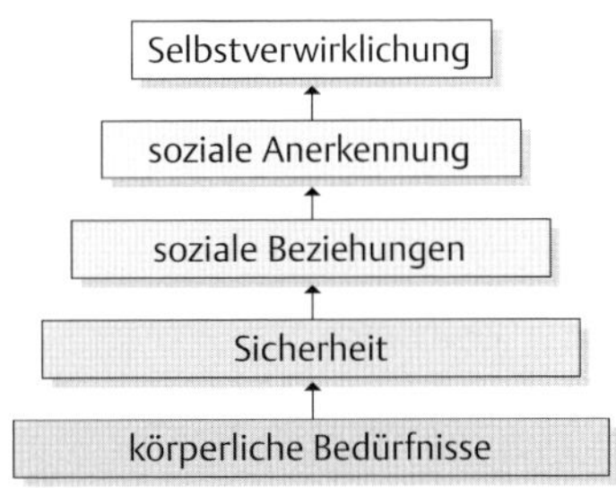

Abb. 16 Gemäß der Maslowschen Bedürfnispyramide (nach Zimbardo 1988) versuchen Menschen zunächst, ihre körperlichen Bedürfnisse zu befriedigen. Sind diese erfüllt, erlangt das Sicherheitsbedürfnis Bedeutung. Ist dieses ebenfalls befriedigt, kümmern sie sich um soziale Beziehungen usw.

Tab. 15 Die Bedürfnisse des Menschen (nach Maslow 1970).

Bedürfnisse	Beispiele
körperliche Grundbedürfnisse	Das sind die unverzichtbaren Bedürfnisse wie Essen, Trinken, Wärme, Schlaf sicher zur Verfügung zu haben, gesicherte Atmung, Gefahrschutz und arterhaltende Sexualität. Wenn diese Bedürfnisse erfüllt sind, geht es als Nächstes um die Sicherheit.
Sicherheit	Hier spielen eine Rolle: Eine gesicherte Wohnung haben, einen festen Arbeitsplatz, gesetzliche Sicherheit, gesicherte Gesundheit, zuverlässige Ordnung, unterstützende und Sinn gebende Religion ausüben, Heimatverbundenheit erleben, Rituale ausüben. Diese Erscheinungsformen von Sicherheit sind die körperliche und räumliche Grundlage für soziale Beziehungen.
soziale Beziehungen	Einen Freundeskreis entwickeln und halten, eine erfüllte Partnerschaft erleben, Liebe, Nächstenliebe aktivieren, Kommunikation pflegen, Fürsorge entwickeln und weitergeben, Zärtlichkeit erleben. Innerhalb der sozialen Beziehungen wächst das Bemühen um soziale Anerkennung.
soziale Anerkennung	Status, Wohlstand, Weltreisen, Geld sichern, teuren Schmuck sammeln, Macht erringen und halten, Karriere machen, sportliche Siege erringen, Auszeichnungen, Zertifikate, Diplome erarbeiten, Statussymbole wie Autos oder Ferienhäuser erwerben, Rangerfolge erzielen. Schließlich gibt es kein Haus mehr zu kaufen, dann geht es zuletzt um die Selbstverwirklichung.
Selbstverwirklichung und Transzendenz (Ergänzung von 1970)	Individualität entwickeln, Ausleben der Kreativität, Gemeinschaftsgefühl gegenüber anderen Menschen ausleben, Altruismus, z. B. Stiftungen unterstützen, Nächstenliebe leben können, Kunst und Poesie erleben, Teilnahme an der Politik, Philosophie betreiben, spirituelle Bedürfnisse verwirklichen, Religion, Welt- und Lebensdeutung und Leitlinien moralischen Handelns leben, Ethik entwickeln.

die biologischen oder Sicherheitsbedürfnisse befriedigt sind, bevor die sozialen Beziehungen optimiert werden können.

In der Erweiterung und Fortsetzung des Gedankenansatzes von Abraham Maslow entwickelte Werner Correll eine Bedürfnispyramide, die sich in einer dynamischen Hierarchie befindet, da die einzelnen Stufen in Bewegung sind. Man könnte sagen: „Das ist für mich zurzeit nicht dran" und auf eine bestimmte Stufe der Correll-Pyramide verweisen.

Die Correll-Pyramide

Werner Correll (Correll 2007) betont die Abhängigkeit aller Motivationen von unseren soziokulturellen Bedingungen, zu denen auch Religion, Politik, Klima, Zivilisation usw. gehören. Prof. Correll ist Ordinarius für pädagogische Psychologie an der Universität Gießen und befasst sich mit allen Problemen der Lernforschung, der Verhaltenspsychologie, der Motivations- und Überzeugungspsychologie und mit den Fragen ihrer Anwendung in der Praxis.

Er zählt in Anlehnung an Maslow fünf Bedürfnisse in einer pyramidenförmigen Anordnung auf (**Abb. 17**). Sie haben nach Corrells Meinung ihre logische Herleitung aus den soziokulturellen Umständen der Gegenwart. Die Hierarchie ist dynamisch. Die Hierarchie der Bedürfnisse strukturiert sich dauernd um. Ein befriedigtes Bedürfnis

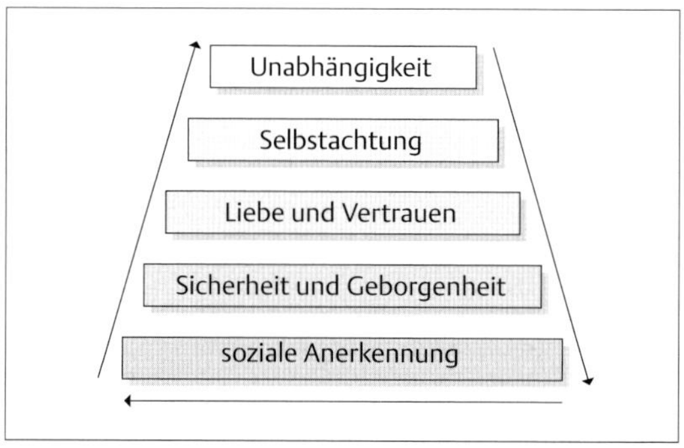
Unabhängigkeit
Selbstachtung
Liebe und Vertrauen
Sicherheit und Geborgenheit
soziale Anerkennung

Abb. 17 Die Correll-Pyramide (Correll W 2007 © mvg Verlag).

sinkt in der Pyramide nach unten, von wo es aber irgendwann wieder auftaucht. Betrachten Sie die Beschriftung als einen vorübergehenden Zustand.

Correll hat die Vielzahl der Bedürfnisse auf fünf grundlegende, gut erkennbare reduziert (**Tab. 16**). Betrachten Sie an der Lage Ihres Patienten, welcher Aspekt der Bedürfnisse gerade im Vordergrund steht. Manchen Menschen ist der Hinweis hilfreich, dass in Partnerschaften selten die gleichen Aspekte der Bedürfnispyramide im Vordergrund stehen, dass aber andererseits auf diese Weise unbefriedigt gebliebene Bedürfnisse meist nicht einfach ad acta gelegt werden, sondern weiterhin vorhanden sind. Damit sind die Motive und Antriebe auch nur von zwei Menschen, die in einem Boot sitzen, häufig ganz unterschiedlicher Natur.

Tab. 16 Die fünf grundlegenden Bedürfnisse des Menschen (nach Correll 2007).

Bedürfnis	Beschreibung	Bedeutung für die Beratung / Therapie
Bedürfnis nach sozialer Anerkennung	Der Mensch möchte Anerkennung erlangen, ob dies durch Leistung oder auf Grund seiner erlangten Position oder seines erreichten Status zu fordern ist, bleibt indifferent. Es geht ihm um gesellschaftliche Geltung, um Prestige und Statussymbole. Denken in Marken, Kleidung, Sportarten, Beruf, aber auch riskante Behandlungen als Patient lassen sich als Prestigeträger, als Instrument zu sozialer Anerkennung interpretieren.	Auch die Gesundheit oder die therapeutische Behandlung kann als Stufe zu besserer sozialer Anerkennung dienen.
Bedürfnis nach Sicherheit und Geborgenheit	Daneben möchte der Mensch um seiner Person willen, nicht aufgrund des Prestiges oder seiner Leistung, Anerkennung finden. Der Mensch strebt nach Transparenz in seinem Leben, da Unübersichtlichkeit, zu wenig Informationen oder Details ihn unsicher machen.	Ein Patient, der nach Sicherheit und Geborgenheit strebt, braucht Informationen, Details zur Behandlung, Übersicht.
Bedürfnis nach Liebe und Vertrauen	Menschen, die in ihrer persönlichen Umwelt dieses Bedürfnis nicht befriedigen können, suchen in Ersatzbeziehungen etwas Ähnliches. Wird dieses zentrale Bedürfnis nicht befriedigt, wird die Suche des Menschen nach Liebe und Vertrauen immer hektischer und meist frustrierender.	Patienten sehen schnell in ihrem Therapeuten eine vertrauensvolle Bezugsfigur, was besondere Korrektheit und Gewissenhaftigkeit verlangt. Der Therapeut muss die in dem betont kooperativen Verhalten deutlich werdende Tendenz des Patienten unterstützen.
Bedürfnis nach Selbstachtung	Menschen, die von dieser Strebung bestimmt sind, achten intensiv und manchmal kompromisslos auf die Übereinstimmung ihrer Normen und Werte mit denen ihrer Umwelt. Durch die Kompromisslosigkeit wird deutlich, dass sie unnachgiebig auf die Durchsetzung ihrer Vorstellungen achten.	Der Therapeut muss hier besonders auf eine widerspruchsfreie Beratung hinsichtlich der Grundsätze seines Patienten achten, da Widerstand selbst Widerstand erzeugt.
Bedürfnis nach Unabhängigkeit	In wirtschaftlicher und geistiger Unabhängigkeit nur noch das machen zu können, was man machen möchte, das ist der Traum, der hinter diesem Bedürfnis steckt.	Gelingt es dem Therapeuten, dem Patienten klar zu machen, dass das eigentliche Ziel der Beratung Freiheit heißt, dass die Behebung der Symptome höchstens ein vordergründiges Ziel ist, wird der Patient in die Richtung einer dauerhaften Heilung gehen.

Ähnlich diskrepant werden auch Begründungen formuliert. Der eine Partner sagt: „So lange A nicht erledigt ist, kann ich mich B nicht zuwenden." Die Antwort lautet: „Aber solange wir B nicht haben, habe ich keinen Freiraum für A." In der Praxis:

Der Patient sagt: „Wenn ich nicht gut und ausführlich gefrühstückt haben, kann ich nicht lernen. Andrerseits, wenn ich dann ausführlich gefrühstückt habe, bin ich zum Lernen zu träge."

In einer solchen Klemme befinden sich üblicherweise Studenten in der Vorbereitungsphase ihrer Prüfung. Eine zeitliche Entzerrung kann hier hilfreich sein.

Er klagt: „Wir haben keinen Sex, und deshalb haben wir ein Problem."

Sie antwortet: „Wir haben ein Problem, und deshalb haben wir keinen Sex."

Einer begründet sein Verhalten mit dem Verhalten des anderen. Es wird Ihre Aufgabe als Therapeut sein, in solchen motivationalen Zwickmühlen eine Hierarchie zu erstellen, Verabredungen zu entwickeln und ihre Durchführung zu begleiten.

2.5 Umgang mit unterschiedlichen Interessen und Verantwortung

Therapeutisches Handeln steht im Spannungsfeld zwischen geltendem Recht und Autonomie, zwischen Gesetz und Selbstbestimmung, zwischen staatlichem Anspruch und individuellen Persönlichkeitsrechten, zwischen Medizin und Behandlungsabbruch, zwischen dem Retten von Leben und religiösen Aspekten. Diese Spannungsfelder werden erzeugt durch Fragen, wie die folgenden:

- Wie weit darf und muss der Therapeut gehen, um die Gesundheit des Patienten auch gegen dessen Handeln zu erhalten?
- Welche Versuche sollen und müssen unternommen werden, um die aussichtslose Lage eines Patienten zu verlängern?
- Ist Krankheit ein dummer Zufall, die selbst zu verantwortende Folge individuellen oder sozialen Handelns oder eine göttliche Prüfung?
- Ist es anständig, Bezahlung für eine Behandlung zu nehmen, wenn die Prognose aussichtslos ist?

Wir können die Konflikte, die sich aus diesen Polaritäten ergeben, nicht lösen, da sie nicht lösbar sind. Eine Annäherung an Antworten wird in Kliniken von Ethikkommissionen erarbeitet, die interdisziplinär mit Ärzten, Juristen, Biologen, Philosophen, Priestern und Psychologen besetzt sind. Auch wenn diese Fragen allerdings zunächst theoretisch zu sein scheinen, werden Sie Ihnen doch auch in der Praxis begegnen, wie wir an Fallbeispielen darlegen werden.

Der Idealfall ist gegeben, wenn Patient und Therapeut die gleichen Interessen haben, und meistens ist das auch der Fall: Der Patient ist krank und will gesund werden, der Therapeut hat das Fachwissen und setzt es im Sinne dieses Zieles ein. So ergänzen sich die Interessen und werden im schlüssigen und konsequenten therapeutischen Handeln unter Mitarbeit des Patienten zum Erfolg umgesetzt.

2.5.1 Der Patient will gesundheitsschädliches Verhalten nicht ändern

Manchmal allerdings wollen Patient und Therapeut unterschiedliche Dinge. Das zeigt sich vor allem dann, wenn es zur Gesundung z. B. nötig ist, dass der Patient auf das Rauchen verzichtet oder anderweitig seine Lebensführung oder sein Verhalten ändert oder dass er sich einer einflussreichen und unangenehmen Therapie (Operation, Chemotherapie, Bestrahlung) unterzieht. Dann möchte mancher Patient gerne, dass er die Mühsal der Rauchentwöhnung nicht auf sich nehmen muss. Eine Frage, die er ausgesprochen oder unausgesprochen stellt, lautet: Kann ich nicht auch gesund werden, ohne mit dem Rauchen aufzuhören? Allgemeiner gesprochen: Kann ich nicht auch ans Ziel kommen, ohne den Weg dahin gehen zu müssen? Menschen möchten manchmal das, was sie bekommen, ohne Mühe bekommen. Das funktioniert leider nicht. Das wissen Sie, das weiß auch Ihr Patient, und doch muss er es bisweilen noch hören, weil er vielleicht denkt, dass die Wunder der modernen Medizin sein Verhalten umfassen.

2.5.2 Der Patient will eine notwendige Therapie umgehen

Oder der Patient möchte eine mühselige Therapie nicht über sich ergehen lassen, weil er Angst vor ihr hat, weil er Schmerzen oder Nebenwirkungen fürchtet oder auch, weil er nicht oder nicht mehr an ihren Erfolg glaubt. Manchmal wollen kranke Menschen auch Dinge, vielleicht sogar von ihrem Therapeuten, die dieser nicht immer nachvollziehen kann oder darf. Im extremsten Fall, in den ein Therapeut involviert sein kann, will der Patient sterben, und der Therapeut darf, will und kann das nicht zulassen.

Schauen wir uns diese Interessenkonflikte an zwei scheinbar ähnlichen Fallbeispielen an.

> ***Beispiel***
> Ein 78-jähriger, enorm rüstiger Patient mit einem bereits diagnostizierten Prostatakarzinom wusste sehr gut, was er wollte: Lebensqualität. Er wollte keine schulmedizinische Therapie mehr. Die Aufgabe des Therapeuten ist es nun zu schauen, inwieweit er seinem Wunsch entsprechen kann, ohne die Berufsethik aufs Spiel zu setzen. Da der Patient möglicherweise mit einer konkreten Vorstellung kommt („Ich habe gehört, Sie machen die Sauerstoff-Ozon-Therapie!“), ist er für schulmedizinische Behandlungsvorschläge nur begrenzt zugänglich.

Es besteht für den Patienten keine Verpflichtung, sich nach einem vorgegebenen Therapieschema behandeln zu lassen, da der Patient keine Infektionskrankheit hat. Eine Befürchtung kann dahin gehen, was die Angehörigen sagen, wenn eine mögliche schulmedizinische Behandlung unterbleibt.

- Fragen Sie den Patienten danach, wie und inwieweit seine Familie in die Überlegungen zur Behandlung einbezogen ist.
- Danach klären Sie die genauen Vorstellungen des Patienten und stellen die Möglichkeiten des Heilpraktikers vor.
- Besprechen Sie Alternativen, die vorhanden sind, wenn sich die gesundheitliche Situation des Patienten verschlechtert.
- Besprechen Sie die zeitlichen Dimensionen des Therapieangebots.
- In diesem konkreten Fall wurde mit dem Patienten ebenfalls besprochen, welches die rechtlichen Konsequenzen und Befürchtungen des Therapeuten sind.

> ***Beispiel***
> Eine 80-jährige Patientin mit einem Kolonkarzinom hatte Angst sowohl vor der Krankheit als auch vor der Therapie: Die Chemotherapie, die Bestrahlung, die Operation erschienen ihr bedrohlich. Sie fürchtete, an ihrem Karzinom zu sterben. Diese Patientin braucht eine andere Art von Unterstützung als der 78-Jährige.

- Ihr war wichtig, von einem zuverlässigen Therapeuten rundum betreut zu werden, der auch in der Lage war, ihre Sorgen anzuhören und ihre Fragen zu beantworten.
- Da sie mit mehreren Ärzten über ihre Erkrankung gesprochen und unterschiedliche Informationen bekommen hatte, bestand eine gewisse Verunsicherung über den zu gehenden Weg. In einem solchen Falle ist es wichtig, für den Patienten so etwas wie eine Anlaufstation zur Besprechung seiner Situation zu sein.
- Raten Sie dem Patienten möglichst nicht von einem Weg ab, für den er sich einmal entschieden hat; bieten Sie Ergänzungen und Alternativen, aber Warnungen verunsichern ihn nur, ohne etwas besser zu machen. Operation, Strahlen- und Chemotherapie, die drei Säulen der schulmedizinischen Krebstherapie, sind zugleich beängstigend als auch die letzte Sicherheit des nie vollständig mündigen Patienten.
- Denken Sie daran: auch wenn Sie sich den verantwortlichen Patienten wünschen, müssen Sie doch mit denen umgehen, die Sie bekommen, und in den letzten Jahren seines Lebens ändert sich ein Mensch meist nicht mehr.

2.6 Rollendefinitionen und -zuschreibungen

Der Patient leidet, der Therapeut heilt. Einige Patienten haben diese vereinfachte Vorstellung; aber sie wird der Realität nicht gerecht.

> *Im Heilpraktikergesetz, § 1 (2) heißt es: „Ausübung der Heilkunde im Sinne dieses Gesetzes ist jede berufs- oder gewerbsmäßig vorgenommene Tätigkeit zur Feststellung, Heilung oder Linderung von Krankheiten, Leiden oder Körperschäden bei Menschen ....“ Insofern haben Therapeuten es zunächst mit Menschen zu tun, dann erst mit Patienten.*

2.6.1 Bedeutung der Begriffe: Klient, Patient, Therapeut und Arzt

In einigen psychotherapeutischen und sozialen oder sozialpsychologischen Behandlungsverhältnissen wird der Begriff des **Klienten** (lateinisch cliens: der Schutzbefohlene) bevorzugt.

Das Selbstverständnis vieler Menschen mit körperlichen oder seelischen Symptomen ist anders. Sie sehen sich selbst als Patienten. Der Wunsch, die Verantwortung für das eigene Wohlergehen vorübergehend abzugeben, ist unterschiedlich verteilt, aber als untergründige Strömung oder diffuser Wunsch ist er sicher häufig vorhanden.

Patient stammt aus dem Lateinischen (pati: erleiden, erdulden; passio: das Leiden) und heißt so viel wie Leidender, Duldender. Er möchte ernst genommen werden und so viel Zeit bekommen, dass alle seine über Jahre aufgeschobenen Bedürfnisse, dass man ihm zuhören möge, befriedigt werden.

Ein **Therapeut** (aus dem Griechischen: der Behandler) ist ein Anwender therapeutischer Verfahren. Therapeuten sind meistens speziell ausgebildet für die Anwendung des von ihnen verwendeten Verfahrens. Zwischen Therapeut und Patient wird entweder ausdrücklich oder meistens mit Aufnahme der Behandlung durch schlüssiges Handeln ein ungeschriebener Behandlungsvertrag geschlossen. Nach diesem schuldet der Therapeut nicht einen Erfolg, den er nicht garantieren kann, sondern seine professionellen Bemühungen um die Erhaltung oder Wiederherstellung der Gesundheit oder um die Linderung von Leiden des Patienten.

Ein **Arzt** (griechisch: der Oberheiler) ist ein Heilkundiger nach Erlangung der medizinischen Approbation, der körperliche und seelische Krankheiten behandelt. Er beschäftigt sich mit der Vorbeugung, Erkennung, Behandlung und Nachsorge von Krankheiten und Verletzungen. Der Beruf des Arztes ist einer der ältesten der Menschheit. Geschichtlich gesehen entstand der Arztberuf aus dem Stand der Heilkundigen, der schon unter den Priestern des Altertums zu finden ist.

Noch heute sprechen einige Menschen von den Halbgöttern in Weiß. Zum einen ist mit dieser Bezeichnung die Distanz, zum anderen die Hoffnung beschrieben, die mit diesem Beruf verbunden ist. Auch wenn es nicht ausgesprochen wird, so ahnt man doch hinter einigen Anfragen die Bitte: „Nimm mich bei der Hand und führe mich über diese befahrene Straße." Auch wenn diese Haltung grundsätzlich verständlich ist, so ist der damit verbundene Wunsch doch nicht zu erfüllen. Therapeuten und Ärzte sind Menschen, die einen erlernten Beruf unter Einsatz ihres Wissens, ihres Scharfsinns und ihrer Intuition ausüben. Sie haben keine übersinnlichen oder übermächtigen Fähigkeiten, sie können nicht zaubern und kennen keine geheimen Formeln, mit denen sie die Pfunde wegzaubern oder das Verlangen nach einer Droge beseitigen können. Es liegt alles offen zu Tage. Wir haben keine geheimen Quellen. Das heißt, wir sind voll und ganz auf uns selbst und unsere verschiedenen Fähigkeiten angewiesen.

2.6.2 Abstinenzregeln der (Psycho-)therapie

Die (psycho-)therapeutische Beziehung schließt klar und eindeutig persönliche, freundschaftliche, intime oder sexuelle Beziehungen aus (Senf u. Broda 2005).

Die aus der Psychoanalyse stammende Abstinenzregel besagt, „dass der Therapeut keinen geschäftlichen, freundschaftlichen, familiären, erotischen, sexuellen oder andersartigen direkten Nutzen oder direkte Befriedigung aus der Beziehung zum Patienten ziehen darf, auch wenn der Patient es anbietet, verlangt oder dazu verführen möchte." Die Gründe für die Abstinenz sind:

- Eine Therapiebeziehung ist eine Beziehung auf Zeit, und der Therapeut kann die Wünsche und Bedürfnisse des Patienten nicht ersatz-, stück- oder zeitweise befriedigen.
- Die zeitlichen und körperlichen Ressourcen, die ein Therapeut zur Verfügung hat, sind begrenzt, der nächste Patient sitzt schon im Wartezimmer.
- Der Therapeut darf nicht erpressbar sein, indem er sich auf persönliche Bindungen einlässt.
- Der Therapeut braucht auch Distanz und wohlwollende Neutralität für seine Arbeit.
- Der Therapeut muss sich abgrenzen und schützen können, wenn der Patient aus Gewalterfahrungen gelernt hat, sie für eine Verhaltensmöglichkeit zu halten oder er den Therapeuten ganz für sich beanspruchen will.

Widersprüche und Grenzen der Abstinenzregeln

- Einen möglichen Widerspruch beinhaltet die Abstinenzregel da, wo der Therapeut vom Patienten ganz konkret verlangt, Bestimmtes, die Therapie Betreffendes zu tun oder zu unterlassen.
- Die Abstinenzregel geht da zu weit, wo Patienten wie z. B. in der Verhaltenstherapie ganz konkrete Hilfen, Anregungen, Informationen, Therapieprogramme, Übungen und Trainings brauchen, um den von ihnen selbst gewählten und akzeptierten Therapiezielen näher zu kommen.
- Und sie geht da zu weit, wo Patienten ganz konkrete positive, aufbauende, unterstützende und wertschätzende Rückmeldungen brauchen, um ein entsprechendes Selbstwertgefühl und Selbstvertrauen zu entwickeln, zu festigen oder zu vertiefen.

Insofern bildet die Abstinenzregel ein Fundament des therapeutischen Verhaltens, das besagt, dass persönliche Interessen des Therapeuten nachrangig sind und dessen Verlassen jeweils konkret reflektiert werden muss und nur im Interesse des Patienten erfolgen darf.

2.6.3 Wie weit darf die Person des Therapeuten durchschimmern?

Sie werden bei Ihrer Arbeit als Therapeut mit Schicksalen und Biografien konfrontiert werden, die Ihnen manches Mal den Atem verschlagen können vor Unglauben, Staunen, Wut oder Ekel. Was Menschen einander antun können, ist schon erstaunlich. Sie hören eine Geschichte und sind bis ins Mark erschüttert, Sie glauben manchmal nicht, dass wahr sein kann, was Sie zu hören bekommen. Das ist unvermeidlich, wenn Sie nur ausreichend Kontakt mit kranken Menschen haben. Damit müssen Sie umgehen lernen.

Möglicherweise fragen Sie sich, wie Sie reagieren sollen, in Anbetracht der Forderungen, die an den Therapeuten gestellt werden: Sympathie und Antipathie sollen wir im Griff haben, die Grenzen sollen nur definiert durchlässig sein… Der Ratschlag, den man hier geben kann, heißt: Bleiben Sie trotzdem immer Sie selbst. Nehmen Sie Ihre Gefühle war und sprechen Sie sie ruhig aus, wenn Sie besonders berührt oder erschüttert sind. Sie müssen nicht unbeteiligt sein und alles an sich abperlen lassen. Versuche, in reiner Neutralität zu verschwinden, sind von vornherein zum Scheitern verurteilt und weder für Sie noch für den Patienten hilfreich.

2.6.4 Die eigene Beteiligung ist ein Hinweis auf Unerledigtes

Andererseits bedeutet Beteiligung auch den Hinweis auf unerledigte Dinge, und die mit sich herumzutragen ist anstrengend. Wissen Sie, wodurch Gulliver bei den Liliputanern gefesselt wurde, obwohl die doch viel kleiner waren als er? Durch Hunderte von feinen Seilen. Wenn Sie eine Vielzahl unerledigter Dinge mit sich herumtragen, wird Ihre Kraft dadurch mehr und mehr gebunden, sodass Sie an Handlungsfähigkeit und Entscheidungsfreiheit verlieren. Wir stellen Ihnen hier eine Klärungsliste vor, die Sie bei Bedarf entweder selbst durcharbeiten können oder die Sie Ihrem Patienten mitgeben, wenn der eine anstrengende Lebensphase vor sich hat, beispielsweise sich mit einer schweren Krankheit auseinandersetzen muss. Es kostet zwar Zeit, aber die Zeit und Lebensqualität, die er dadurch gewinnt, dass er seine Lasten losgeworden ist, macht die verbrauchte Zeit mehr als wett.

Nehmen Sie sich Zeit und gehen mit einem Klemmbrett durch Ihre Wohnung oder setzen sich hin und wandern gedanklich durch das Haus Ihres Lebens und notieren, was Ihnen zu den in **Tab. 17** (S. 46) genannten Punkten einfällt.

Bitte bedenken Sie dabei: Es ist nicht nötig, dass Sie jedes Buch, das Sie angefangen haben, auch zu Ende lesen, jedes Gespräch, das irgendwie noch aussteht, auch führen, alles erledigen und jede Suppe auslöffeln, selbst wenn es Ihnen nicht gefällt. Es ist aber wichtig, eine Entscheidung zu fällen, sozusagen den Büchern mitzuteilen, wann sie gelesen werden: dieses noch in dieser Woche, jenes in den Sommerferien und das da drüben nie. Wenn Sie etwas nicht tun mögen, dann ist das in Ordnung, Sie sollten sich nur dazu entscheiden.

Tab. 17 Klärungsliste für Unerledigtes.

All meine nicht gehaltenen Gespräche sind:	
Alle meine nicht geschriebenen Briefe:	
Alle meine unerledigten Aufgaben sind:	
Die Sachen, vor denen ich Angst habe, sind:	
Die Sachen, die ich jetzt machen will und nicht tue:	
Die Sachen, die ich jetzt fertig haben wollte, aber nicht zu Ende gebracht habe:	
Die Sachen, die ich beenden wollte und doch weitergemacht habe:	
Die Sachen, die ich ändern wollte und nicht geändert habe:	
Welche Gedanken beeinflussen meine Gesundheit:	
Was ich für Falsch an mir halte:	
Alles in meinem Leben, das durch diese Liste nicht abgedeckt ist, alles was noch unvollständig ist, nicht zufriedenstellend oder was mich behindert, ist:	

2.7 Die therapeutische Haltung

Auch wenn es unvermeidlich ist, dass Sie als Sie selbst dem Patienten gegenübertreten, auch wenn natürlich Ihre Persönlichkeit bei Ihrer Arbeit eine Rolle spielt, gibt es doch bestimmte Einstellungen und Verhaltensweisen, die zu einer hilfreichen therapeutischen Haltung gehören. Um die soll es im Folgenden gehen.

2.7.1 Respekt

Versuchen Sie sich an eine Situation zu erinnern, in der Sie einmal vollkommen ratlos waren und überhaupt nicht weiter wussten. In so einer Situation befindet sich möglicherweise gerade der Patient. Unter Umständen ist er jünger als Sie und macht gerade Erfahrung, die Sie bereits hinter sich haben. Manchem Patienten, der halb so alt ist wie Sie oder noch jünger, geht es wie einem eigenen Kind, das seine Erfahrungen noch vor sich hat. Sie sind in der Lage, das zu erkennen. Sie können dem Kind diese Erfahrung nicht abnehmen oder ersparen, auch wenn sie erkennbar schmerzhaft sind.

Durch eine Grundmenge an Erfahrungen müssen alle Menschen hindurch, jeder für sich und jeder aufs Neue. Das verlangt von denen, die diese Erfahrung bereits gemacht haben, Zurückhaltung und Respekt.

Respekt aus dem Lateinischen von respectus (= Zurückschauen, Rücksicht, Berücksichtigung) bezeichnet eine besondere Form der Achtung und Ehrerbietung gegenüber einer anderen Person. Respekt bedeutet, dass die Zuwendung frei von Beurteilung und Bewertung der Gedanken, Gefühle und Handlungen des Patienten ist. Es liegt kein Argwohn vor, dass er im Grunde ganz anders ist und sich verstellt. Das bietet ihm eine erhöhte Möglichkeit zur Selbstexploration. Eine respektvolle Haltung schließt bedenkenloses egoistisches Verhalten aus.

Jeder einzelne von uns stand irgendwann schon einmal vor bestimmten Erfahrungen, dann sind wir hindurchgegangen. Dann konnten wir zurückschauen. Wie viele Erfahrungen haben Sie noch vor sich? Was steht Ihnen noch bevor? In der einen oder anderen Richtung, zurückblickend oder vorausschauend, steht jedem einzelnen von uns Respekt zu.

2.7.2 Loben

Lob ist eine soziale Anerkennung einer Leistung. Es ist wichtig und schwierig zugleich, wie der Satz „Loben kann man eigentlich nur von oben herab" zeigt.

Der Wert der Anerkennung beruht auf der Kompetenz oder Macht des Lobenden und auf der Seltenheit des Lobs. Das gleiche Lob aus unterschiedlichem Munde hat unterschiedliche Auswirkungen, das spürt auch der Gelobte selbst. Viele Menschen kämpfen Zeit ihres Lebens mehr oder weniger bewusst um das Lob eines Elternteils, das ihnen dieses versagt. Wenn Sie als Therapeut dieses Lob geben, so nützt es wenig. Dass es auch vom starrköpfigen Vater häufig nichts mehr nützt, hat mit der Dynamik des Kampfes und der Illusion vom Erreichen des Zieles zu tun: Für den Sohn ist der Kampf an sich wichtig geworden. Erreicht er sein Ziel, so stellt er fest, dass das Leben einfach weitergeht, und er ist enttäuscht.

Andererseits fördert Lob in jeder Hinsicht das Verhalten in der Richtung „Mehr desselben". Lob ist ein guter positiver Verstärker für Verhaltensweisen, die gefördert werden sollen. Es dient unter anderem der Motivation der gelobten Person, um das gezeigte Verhalten fortzuführen bzw. das Bemühen zu intensivieren.

2.7.3 Natürlichkeit und Authentizität

Der Begriff Authentizität stammt aus dem Griechischen und heißt Echtheit, Zuverlässigkeit, Glaubwürdigkeit. Auf einen Menschen angewandt bedeutet Authentizität, dass das Handeln dieses Menschen nicht durch externe Einflüsse bestimmt wird, sondern aus dem Wesen des Menschen selbst stammt. Manipulation, Gruppenzwang oder kulturelle Hypnose („Du musst cool sein.") unterwandern die Authentizität.

Der Begriff bezeichnet eine Haltung, die wir schätzen und bewundern, wenn wir sie vorfinden. Auch in einer Gruppe von jungem Menschen, in der Coolness das oberste Gebot zu sein scheint, wird ein Mensch, der selbstbewusst authentisch ist, Respekt erlangen. Wir sagen dann, eine Person sei sie selbst, so wie sie ist und ohne sich zu verstellen. Ein als authentisch bezeichneter Mensch wirkt besonders **echt**, das heißt, er vermittelt ein Bild von sich, das beim Betrachter als real, urwüchsig, unverbogen, ungekünstelt wahrgenommen wird. Die Person erzeugt bei uns ein Gefühl der **Zuverlässigkeit** und **Vertrauenswürdigkeit**.

Dass die Authentizität echt ist, ist nicht von vornherein sicher. Es muss sich nicht notwendigerweise um die realen Eigenschaften des Betrachteten handeln, sondern es können auch **Zuschreibungen des Betrachters** diese Eindrücke verursachen, die auch Teil einer gelungenen Inszenierung sein können. So halten wir typischerweise Ureinwohner beliebiger Regionen für authentisch (der urige Bauer mit Bart und Pfeife in der Tiroler Gastwirtschaft), ohne zu wissen, ob sie es sind.

Authentizität geht davon aus, dass es eine Art und Weise gibt, in der ein Mensch wirklich echt und er selbst ist. Allerdings handelt es sich auch hierbei um eine **Konstruktion**. Das private Selbstbild als Basis der Authentizität basiert auf Erinnerungen, die in ihrer Auswahl und Abfolge nach unterschiedlichen Gesichtspunkten der Nützlichkeit konstruiert sind. Es ist möglich, sich als Subjekt zu dekonstruieren, kritisch seine eigenen (scheinbar authentischen) Erfahrungen zu hinterfragen und sich selbst neu zu ordnen, neu zu erzählen. Max Frisch (1962) hat es so formuliert: „Jeder Mensch erfindet sich eine Geschichte, die er, oft unter gewaltigen Opfern, für sein Leben hält, oder eine Reihe von Geschichten, die mit Namen und Daten zu belegen sind, sodass an ihrer Wirklichkeit, so scheint es, nicht zu zweifeln ist. Trotzdem ist jede Geschichte, meine ich, eine Erfindung und daher auswechselbar."

Eine solche **Dekonstruktion** schließt selbstverständlich nicht aus, dass die Persönlichkeit des sich Erinnernden in ihrer lebensgeschichtlichen Integrität neu gefestigt wird. Indem wir feststellen, dass verschiedene Geschichten von uns erzählt werden können, die gleichberechtigt nebeneinander stehen können, erfahren wir uns als vielseitig, flexibel, ohne dass wir uns verbiegen müssten.

Die Forderung nach Authentizität ist die nach der ***grundlegendsten Einstellung des Therapeuten****: Er soll er selbst sein, ohne Maske oder Fassade; er ist sich seines Erlebens und Empfindens bewusst. Dies sei die Grundlage seines Feedbacks und der Veränderung des Patienten. Auf dieser Grundlage ist die Beziehung zwischen Patient und Therapeut eine direkte Beziehung von Mensch zu Mensch. Neben aller Natürlichkeit ist vom Therapeuten selbstverständlich kultiviertes und höfliches Auftreten verlangt, auch wenn er seinem Patienten eher reserviert oder vielleicht gar ablehnend gegenübersteht.*

2.7.4 Empathie

Als Empathie bezeichnet man die Fähigkeit eines Menschen, sich in ein anderes Lebewesen hineinzuversetzen, dessen Gefühle zu teilen und sich damit über sein Verstehen und Handeln klar zu werden. Empathie wird am besten mit **Einfühlungsvermögen** übersetzt.

Der Mensch ist grundsätzlich zur Empathie fähig. Das legen neuere Untersuchungen von Spiegelneuronen im menschlichen Gehirn nahe, die einen Zusammenhang zwischen dem Nachahmungsverhalten, beispielsweise dem Gähnen, Lachen oder Weinen, und der Fähigkeit zur Empathie vermuten lassen. Menschen, die in einem Film sehen, wie jemand gegen einen Laternenpfahl läuft, verhalten sich so, als sei ihnen selbst das widerfahren. Mütter öffnen den Mund, wenn sie ihr Kind füttern und regen so die Empathiefähigkeit ihres Kindes an. Lachen und Gähnen stecken an. In diesem Zusammenhang sprechen wir von emotionaler und sozialer Intelligenz. Menschen, denen die soziale Intelligenz fehlt, sind beispielsweise außerstande, Gesichtsausdrücke oder Gefühle anderer Menschen, auch die ihrer eigenen Kinder zu verstehen. Das ist bei einigen Fällen von Autismus gegeben. Die Fähigkeit von Autisten, mit der menschlichen oder auch nur materiellen Umwelt zu kommunizieren, ist erheblich eingeschränkt.

Es gehört zum Resozialisierungstraining von Straftätern wie auch zum Anti-Aggressions-Training, dass sich die Delinquenten in die Situation ihrer (potenziellen) Opfer empathisch hineinversetzen.

Empathie bedeutet, dass sich der Therapeut sowohl kognitiv als auch affektiv in der Welt seines Patienten kundig macht und in ihr zuhause ist. Er entwickelt ein ***Gespür für die innere Welt*** *des Menschen, der vor ihm sitzt. Damit lernt er, seine Sprache zu sprechen. Auf dieser Basis entwickeln sich, für den Patienten als bestärkendes Erlebnis,* ***Verständnis*** *und* ***Selbstakzeptanz****, woraus* ***Selbstvertrauen*** *erwachsen kann.*

Für viele Menschen ist es wichtig, sich verstanden zu fühlen. Manches Elend erzeugt neben anderen Gefühlen auch noch das, mit seinem Problem allein zu sein auf der Welt. Solidarität und das Wissen um Verständnis allein bedeutet schon eine Erleichterung.

2.7.5 Humor

Von lateinisch humor (= Feuchtigkeit, Saft) in der Antike im Sinne der richtigen Mischung der Körpersäfte, die zu einer guten Stimmung verhilft. Es gibt bis heute trotz aller philosophischer Überlegungen und ethnologischer Forschungen keine einheitliche und endgültige Definition des Humors. Im weitesten Sinne ist Humor das, was ein Gemeinsamkeit stiftendes Lachen hervorbringt. Ironie, Spott, Zynismus oder Witz sind Kommunikationsformen, die nur begrenzt Gemeinsamkeit schaffen, die aber auch Menschen ausschließen oder Distanz schaffen können.

Humor ist ein Spezialfall des ***schnellen Perspektivenwechsels****. Humor ermöglicht durch den häufig überraschenden Perspektivenwechsel (Reframing), eine neue Deutung und Bedeutung sowie eine neue Wertung und Bewertung eines Sachverhaltes herbeizuführen. Humor kann durch Training verbessert werden.*

Im Deutschen wird unter Humor verstanden, „wenn man trotzdem lacht", eine Formulierung, die auf Otto Julius Bierbaum (1865–1910) zurückgehen soll. „Trotzdem" heißt in diesem Zusammenhang, dass Humor Schwäche und Stärke auf eine eigentümliche Art und Weise verbindet:

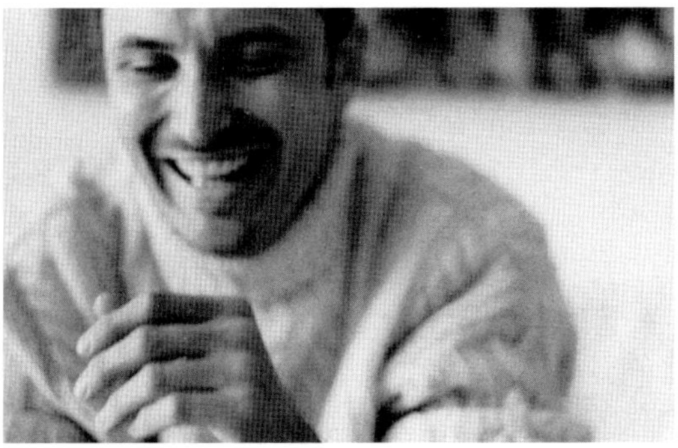

Abb. 18 Humor kann Nähe schaffen (Photodisc).

Ein Lachen ist nur dann Humor, wenn es in einer Situation der Gefahr oder des Scheiterns auftritt, sich nicht gegen Dritte richtet und eine wenn auch nur winzig kleine Hoffnung auf die Überwindung der Krise vermittelt. Die Krise ist da, der Mensch lacht trotzdem. Andere Formen des Lachens verweisen auf andere Haltungen als den Humor.

Auslöser eines humorvollen Lachens sind die Fehler, die einem in dieser Art noch nicht unterlaufen sind: der Versprecher, der Ausrutscher, der offene Reißverschluss. In diesen Momenten des Versagens stellt das Lachen eine künstliche Verdopplung der eigenen Schwäche dar, überwindet symbolisch das Bedrohliche der Situation und nimmt den Mitmenschen Solidarität suchend mit hinein. Wer über seinen eigenen Fehler lacht, wird nicht mehr aus-, sondern angelacht.

Die Antwort auf die Krise lautet: Das wollen wir doch mal sehen, ob ich mich unterkriegen lasse. Dieser symbolische Vorgriff vermittelt neue Hoffnung auf eine Lösung auch im wirklichen Leben. Im Humor macht man sich dümmer als man ist und wird dadurch stärker als man scheint.

Humor als therapeutisches Hilfsmittel

Auch wenn es zunächst unpassend erscheinen mag: Humor hat im therapeutischen Gespräch durchaus einen wichtigen Platz. Er verändert die Perspektive des Patienten auf den problematischen Sachverhalt. In Anbetracht des Satzes von Epiktet, dass nicht die Dinge an sich den Menschen beunruhigen, sondern die Meinungen, die er über die Dinge hat, ist jedenfalls eine ins Lachen veränderte Perspektive die Möglichkeit, zwischen vielen sorgenvollen Stunden der Betrachtung auch einmal zu entspannen und seine Angelegenheit aus einem anderen Blickwinkel, oder nach Epiktet mit einer anderen Meinung zu betrachten. Darüber hinaus kann diese entspannte Sichtweise eine Stabilisierung der momentanen Befindlichkeit sein, die weitere Schritte der Entwicklung des Patienten ermöglicht.

Selbstverständlich werden Probleme nicht der Lächerlichkeit preisgegeben, noch sollen sie verharmlost werden, aber immerhin besteht die Möglichkeit einer Verschnaufpause von der bitterernsten Betrachtung der Situation. In diesem Zusammenhang kann Lachen eine befreiende Distanz schaffen, die den Blickwinkel verändert und damit eine neue, etwas angenehmere Interpretation der Situation zulässt.

Besonders in der Therapie von **Angststörungen** hat Humor als distanzierendes Moment einen Platz im therapeutischen Repertoire. Hier ermöglicht er neben der **Distanzierung** auch einen kathartischen, einen reinigenden Effekt und vermittelt eine Chance der Überlegenheit über die angstauslösende Situation. Schließlich hat Humor, besonders Lachen, eine gewisse anarchische Wirkung, die die Herrschaft des Objektes der Angst unterbindet. Damit ist Humor potenziell destruktiv. Daher ist auch Sorgfalt in der Wahl dieses therapeutischen Mittels angebracht.

Die Wirkungen des Humors reichen von destruktiv gegen das Übel bis ausgesprochen hilfreich. Im hilfreichsten Falle stellt der Humor des Therapeuten gegenüber dem Patienten eine tiefreichende Empathie unter Beweis, die eine umfassende kognitive Umstrukturierung in Gang setzen kann. Andererseits haben einige Patienten keinerlei Humor mehr, von dem sie wüssten. Und natürlich ist nicht jede schwierige Situation in den Humor hinüberzuretten. Es ist auch möglich, dass Sie mit Eltern arbeiten müssen, die ein Kind verloren haben.

2.7.6 Die Privatsphäre abgrenzen

Grenzen zwischen Patient und Therapeut sind aus verschiedenen Gründen wichtig. Aber es gibt Konstellationen mit unterschiedlich hohen Grenzen.

Die wichtigste Grenze ist die zum Privatleben des Therapeuten. Die Familie, die Individuen dort sowie der damit verbundene Regenerationsraum des Therapeuten haben absoluten Vorrang. Falls Sie sich fragen sollten, ob Sie sich das gegenüber einem hilfsbedürftigen Patienten erlauben können, denken Sie daran, dass Sie alsbald den nächsten Termin haben und der nächste Patient mit dem gleichen Recht einen unverbrauchten Therapeuten erwartet. Um auf lange Sicht diesen Anspruch erfüllen zu können, brauchen Sie Ihren Rückzugsraum.

Die Situation ändert sich in einem gewissen Maße, wenn Sie in der Krisenintervention tätig sind und mit einem Patienten zu tun haben, der sich in einer Lebenskrise (Depression, suizidale Phase, Selbstverletzung, Liebeskummer) befindet. Hier kann es notwendig sein, tägliche Telefonkontakte zu verabreden oder gar dem Patienten die private Telefonnummer für einen begrenzten Zeitraum zur Verfügung zu stellen, um mindestens mit diesem Wissen dem Patienten Stabilität anzubieten. Es ist uns noch nicht widerfahren, dass diese vorübergehende Erlaubnis der privaten Kontaktaufnahme missbräuchlich verwendet wurde.

2.7.7 Konfrontation

Konfrontation bedeutet, einen Patienten damit zu konfrontieren, wie er wirkt, wie er wahrgenommen wird oder wie es um ihn aussieht, ihm also ein Feedback zu geben. Das beeinflusst sein Selbstbild. Das Selbstbild setzt sich aus den zwei Komponenten privates Selbst und öffentliches Selbst zusammen (siehe Kapitel 1.3.2). Das private Selbst ist der Bereich dessen, was wir über uns selbst wissen, wie wir uns kennen. Das öffentliche Selbst ist der Bereich des Feedbacks: das, was ich von anderen über mich erfahre, wie ich wirke und was ich bei anderen auslöse. Insofern ist eine Konfrontation mit dem anderen nötig, da sie den Bereich des blinden Flecks im Johari-Fenster verringert. Außerdem gibt die Konfrontation die Möglichkeit zu überprüfen, ob das, was andere von uns sehen, wirklich das ist, was wir von uns sehen lassen wollen und ob es mit dem privaten Selbst übereinstimmt. Indem wir unsere Wirkung erfahren, erweitert sich der Bereich der Selbsterfahrung und der Freiheit des Handelns. Eine Aussage wie „Sie wirken sehr erschöpft und angespannt, wenn Sie davon sprechen…" gibt dem Patienten die Möglichkeit, sich selbst in der Konfrontation mit der beschriebenen Situation und seinem Therapeuten als Spiegel zu erfahren.

2.8 Übertragung

Der Begriff der Übertragung stammt aus dem psychoanalytischen Ansatz von Sigmund Freud. Er hat beobachtet, dass Patienten **bestimmte Rollen** ihres Lebens auf den **Therapeuten übertragen**. Der Prozess des Mitleidens, der **Identifikation** mit dem traumatisierten Patienten – zu unterscheiden von der Empathie – ist die **Gegenübertragung**: Der Therapeut gerät in eine Rolle, die der von Eltern oder Partnern entspricht.

> ***Tipp***
> Sie bemerken, dass Sie in eine Gegenübertragung geraten sind, wenn Sie feststellen, dass die Geschichte eines Patienten Sie über die Therapiesitzung hinaus belastet, mitnimmt, verstimmt oder freut. Stellen Sie sich dazu einen Patienten mit einer chronischen Bronchitis vor, der das Rauchen nicht sein lassen kann. Das ist nun seine Angelegenheit, es sollte Ihnen allerdings möglich sein, dem Patienten zu sagen: „Wenn Sie das Rauchen nicht aufgeben, kann ich Ihnen nicht helfen“, ohne dass Sie sich weiter darüber ärgern. Gegebenenfalls ziehen Sie in Erwägung, eine Behandlung freundlich abzulehnen, da ein Misserfolg in der Behandlung negative Mundpropaganda bedeuten kann.

In dieser Konstellation von Übertragung, Empathie und Gegenübertragung werden verschiedene Rollen verteilt. Diese Rollen entsprechen im Idealfall dem **Erfahrungsinventar des Patienten**. Häufig verteilte Rollen sind die der Eltern, Geschwister und Großeltern. Andere Rollen, die Ihnen vielleicht zugeteilt werden, sind die eines Ratgebers oder Freundes. Manchmal bekommen Sie auch die Rolle eines Feindes oder Gegners zugeteilt. Der Therapeut entscheidet nicht, welche Rolle aus dem Personeninventar des Patienten er innehat. Sie erkennen eine Rollenzuteilung daran, dass Sie Reaktionen erhalten, die nicht einfach nur aus der aktuellen Kommunikation zu erklären sind. Der Patient wird plötzlich wütend, ist verletzt oder zieht sich zurück, ohne dass es eine schlüssige Erklärung aus der Interaktion selbst heraus gäbe. Er hat nicht auf Sie, sondern vor allem durch Sie auch auf seine eigene Geschichte reagiert. Diese Reaktion aktiviert latent vorliegende Gefühle, und diese Aktivierung ist auf jeden Fall Teil eines therapeutischen Prozesses.

Die Rollen, die wir in sozialen Beziehungen beobachten können, entstehen aus der Interaktion. Es entstehen Erwartungen an das Verhalten des anderen, die dieser mehr oder weniger erfüllt. Mit diesen Erwartungen sind Verhaltensnormen verbunden, die das **Rollenverhalten** definieren. So ist Rollenverhalten die Interpretation der Erwartung: Ich tue, wovon ich annehme, dass man es von mir erwartet.

Genau genommen haben wir hier die Interpretation einer Interpretation, und es ist offensichtlich, dass dabei vieles schief gehen kann.

- Interpretiere ich das Verhalten meines Gegenübers richtig?
- Wie ist eine Rolle definiert, wie definiere ich sie, wie definiert er sie?
- Welche Erwartungen sind angemessen?
- Wie viel davon muss erfüllt werden, damit keine Enttäuschung entsteht?
- Ist es wirklich das, was von mir erwartet wird?

Sie sehen, dass allein die Fragen in ein Chaos führen können, und nun stellen Sie sich einmal vor, das Gegenüber antwortet! Dass es hier zu heillosen Verstrickungen kommt, ist offensichtlich. Was hilft? Was verhindert das Durcheinander von Rolle, Erwartung und Erfüllung?

Diese chaotische, an Verstrickungsmöglichkeiten reiche Konstellation kann als komplex bezeichnet werden, und es wird offensichtlich, dass es keinem Menschen, auch keinem Therapeuten möglich ist, alle Stränge dieser Komplexität zu überschauen und im Blick zu behalten, da er ja auch selbst beteiligt ist. Andererseits sei gesagt, dass dies auch nicht nötig ist. Was wir brauchen, ist ein **Komplexitätsverminderer**, und der ideale Komplexitätsverminderer ist die Frage: Was geht hier eigentlich vor? Diese Frage stellt sich der Therapeut, um die Ereignisse zu verstehen, die in eine Krankheit hineingeführt haben.

Diese Frage meint den Versuch, das Wesentliche einer Situation zu erfassen. Stellen Sie sich einen 21-jährigen Patienten mit einer Neurodermitis vor. Im Rahmen der Anamnese erfahren Sie, dass sich die Symptomatik jedes Mal verschlechtert, wenn ein Besuch der Mutter bevorsteht. Die Frage, die zu einer solchen Einsicht führt, lautet nicht: „Warum haben Sie Neurodermitis?“, sondern: „Was verschlimmert oder verbessert Ihre Neurodermitis?“ Die Antwort „Weil meine Mutter mich schlecht behandelt“ endet in einer Sackgasse, die Antwort „Der Kontakt mit bestimmten Menschen“ erweitert den Horizont der Handlungsfreiheit.

3 Gesprächsführung

Gesprächsführung funktioniert nach verschiedenen beschreibbaren Regeln. Eine Reihe von Kommunikationsregeln haben wir Ihnen bereits im ersten Kapitel vorgestellt. Jetzt beschreiben wir die Prozesse während eines Gespräches genauer.

3.1 Zuhören

Es gibt verschiedene Arten des Zuhörens. Typischerweise werden Pseudo-Zuhören, aufnehmendes Zuhören, umschreibendes Zuhören und aktives Zuhören unterschieden.

3.1.1 Die vier Arten des Zuhörens

Beim **Pseudo-Zuhören** geht es dem Beteiligten lediglich darum, möglichst schnell selbst wieder zu Wort zu kommen und den Gesprächspartner mit als dafür hilfreich bewerteten Floskeln wie „Ich verstehe" abzuspeisen. Dieses Pseudo-Zuhören finden Sie am Frühstückstisch lange verheirateter Paare oder bei Gesprächen in Kneipen, bei denen es sehr darauf ankommt, das Wort schnell wieder an sich zu reißen. Einwürfe des Gesprächsgegners werden häufig mit einem „Ja, aber ...", noch häufiger mit eine „Nee, aber ..." beantwortet und beiseite gewischt. Man ist laut und schnell im Gespräch, es ist ein Kampf, am Ende ist man erschöpft und hat das Gefühl, nichts wurde gesagt.

Beim **aufnehmenden Zuhören** lauscht der Zuhörer aufmerksam dem Gesagten und stellt eigene Antwort- und Frageimpulse gekonnt zurück und signalisiert dem anderen anhand der eigenen Körpersprache, dass man aufmerksam folgt. Die Aktivität bleibt beim Redenden. Das kann von Vorteil sein, wenn der Sprecher klar strukturiert ist und vielseitig seine Situation beschreibt, es kann aber auch in eine Falle hineinführen, aus der der Sprecher nicht herauskommt. Das aufnehmende Zuhören ist in der Anfangsphase eines therapeutischen Gespräches sinnvoll, um sich in der Welt des Patienten zu orientieren.

Beim **umschreibenden Zuhören** gibt der Zuhörer das Gesagte mit eigenen Worten wieder, wobei er sich auf die Sachebene beschränkt. Er bedient sich der Technik des Paraphrasierens (siehe Kapitel 3.6.8), wobei er in eigenen Worten wiedergibt, was er gehört und auch verstanden hat. Der Zuhörer bemüht sich aktiv und intensiv, den Patienten richtig zu verstehen und Missverständnissen vorzubeugen, indem er eigene Worte benutzt und mit der Frage verbindet: „Verstehe ich Sie richtig ...".

Gutes oder **aktives Zuhören** erleichtert dem Patienten in einer schwierigen Situation das Sprechen. Woran erkennt man aktives Zuhören?

3.1.2 Merkmale des aktiven Zuhörens

Zustimmende **Geräusche**: Sogar am Telefon können Sie Ihrem Gesprächspartner das Gefühl geben, dass Sie ihm aufmerksam zuhören, indem Sie diese kleinen, kaum wahrnehmbaren Geräusche machen, wie „Mhm", „aha" oder ähnliche Laute.

Lächeln: Einigen Menschen gelingt auch am Telefon so zu lächeln, dass der Anrufende das spürt. Lächeln Sie, behalten Sie mit ruhigem Blick Ihren Gesprächspartner im Auge und lächeln Sie ihn hin und wieder an. Wenn Sie das mit einem kleinen, fragenden „ja?" verbinden, gewinnen Sie das Herz Ihres Gesprächspartners, bevor ihm das bewusst wird.

Feedback: „Verstehe ich Sie richtig...?" ist eine Frage, die den Kontakt zum Gegenüber hält und dafür sorgt, dass Sie auf einer Wellenlänge bleiben. Geben Sie das Gehörte kurz und mit eigenen Worten wieder, so fühlt sich der Patient verstanden.

Gestik und Mimik, die **Empathie** erkennen lassen: Sie werden von Lebensgeschichten zu hören bekommen, die manches Mal traurig oder tragisch sind, immer aber dazu geführt haben, dass Ihnen dieser eine Mensch nun gegenüber sitzt. Zeigen Sie ihm, dass Sie mitempfinden.

Fragen Sie. Fragen Sie Ihren Patienten, was er dabei empfunden hat, was er daraufhin getan hat, wie es ihm ergangen ist, was danach geschah, ob er eine Erklärung für die Ereignisse hat und so weiter. Damit geben Sie einem Menschen am ehesten das Gefühl, dass Sie an seinem Bericht interessiert sind und dass Sie mehr davon hören wollen. Fragen stellen ist eine der wichtigsten Strategien unseres Berufes: Wir brauchen so viele Informationen wie möglich, um sicher sein zu können, dass wir die Situation eines Patienten richtig einschätzen. Fragen Sie die Verhältnisse auch noch einmal von einer anderen Seite und aus einer neuen Perspektive heraus ab.

Aktives Zuhören ist die Fähigkeit, auf den Ebenen der Sachinformation, der Selbstoffenbarung, der Beziehungsebene und der Appellebene (siehe Kapitel 1.2.2) im richtigen, das heißt vom Patienten, dem Sender gewünschten Maße zuzuhören.

3.1.3 Faktoren für gutes Zuhören

Drei erlernbare Faktoren kennzeichnen gutes Zuhören: Rapport, Pacing und Leading.

- **Rapport** ist der gute Draht zum Gesprächspartner. Der Zuhörer stellt sich auf die Welt des Sprechers ein, er versucht nur, ihn zu verstehen. Dieses Zuhören wird durch den Blickkontakt dokumentiert, der aufmerksam und trotzdem ungezwungen ist.
- **Pacing** ist eine Art von Spiegeltechnik, die z. B. auch beim Flirten gut funktioniert. Der Zuhörer spiegelt den Sprechenden, indem er mit einer kleinen zeitlichen Verzögerung die Bewegungen und Haltungen des Sprechers nachvollzieht. Dies so erscheinen zu lassen, dass es sich nicht um ein Nachäffen handelt, was es natürlich auch nicht sein soll, ist Übungssache. Menschen berichten davon, dass sich das Pacing bei einem ernst gemeinten Flirt von selbst einstellt und als Zeichen der Übereinstimmung gefühlt wird.
- **Leading** bedeutet, den Sprecher langsam und behutsam zu einer neuen Art des Denkens, Fühlens und Handelns zu führen, beispielsweise, indem Sie dem Patienten Anekdoten aus Ihrer Erfahrung erzählen, in denen seine Geschichte vorkommt, die aber ein ungewohntes und positives Ende genommen haben.

Beim aktiven Zuhören erfasst der Zuhörer nicht nur das inhaltlich Gesagte, sondern auch das tatsächlich Gemeinte sowie die mitschwingenden Gefühle des Sprechenden und gibt alles in eigenen Worten wieder, um dem anderen zu signalisieren, dass und was alles (vollständig) angekommen ist. Aktives Zuhören ist die hohe Kunst des Zuhörens, es gibt dem Sprecher nicht nur das Gefühl, dass er gehört wurde, sondern auch, dass er mehr sagen konnte, als er vorher wusste.

Michael Ende beschreibt in seinem Buch *Momo* ein Mädchen, dessen besondere Stärke es war, Menschen so zuzuhören, dass sie befriedigt heimgingen. Häufig sind es Kleinigkeiten, die aktives Zuhören ausmachen. Der aktive Zuhörer imitiert die Haltung des Sprechenden, beobachtet dessen Gesicht, stellt weiterführende und effektive Fragen, wechselt – in Abhängigkeit zum Gesagten – zwischen Nähe und Distanz zum Sprecher, er lässt kleine Geräusche der Aufmerksamkeit hören und so weiter.

Bedingungen nach Rogers

Wesentliche Elemente des aktiven Zuhörens nach Rogers (1999) sind die folgenden drei Bedingungen:

- empathische und offene Grundhaltung,
- authentisches und kongruentes Auftreten sowie
- Akzeptanz und bedingungslose positive Beachtung der anderen Person.

3.1.4 Leitlinien für aktives Zuhören

Alan J. Reiman und Lois Thies-Sprinthall entwickelten in *Mentoring and Supervision for Teacher Development* acht Leitlinien für die Anwendung des aktiven Zuhörens in der Lehrerausbildung (Reiman u. Thies-Sprinthall 1997), die wir für die Arbeit des Therapeuten umformuliert haben:

- Machen Sie sich bewusst, dass Patienten wahrscheinlich viele starke Gefühle hegen, wenn sie ihre Reise antreten. Wenn der Therapeut das Vertrauen des Patienten gewinnen kann, stellen sich viele Gelegenheiten zum aktiven Zuhören ein.
- Versuchen Sie herauszufinden, wann aktives Zuhören angebracht ist. Wenn die Mitteilung des Patienten keine besondere Besorgnis erkennen lässt, ist aktives Zuhören vielleicht momentan nicht notwendig.
- Fassen Sie sich immer so kurz wie möglich, wenn Sie Ihr Verständnis der Gedanken, Gefühle oder Sorgen Ihres Patienten ausdrücken oder Nachfragen stellen. Weniger ist mehr.
- Seien Sie sich bewusst, dass die Fähigkeit zum aktiven Zuhören Zeit benötigt, um sich zu ent-

wickeln. Am Anfang kommt man sich oft sehr hölzern und ungemütlich in seiner Rolle vor. Akzeptieren Sie dieses Gefühl als Teil des Lernprozesses.
- Lernen Sie, sorgenvollen Äußerungen von Patienten aktiv zuzuhören und ihnen notwendige Rückmeldungen zu geben. Wenn Ihnen keine notwendige und wichtige Information einfällt, dann hören Sie lieber schweigend zu, statt Überflüssiges zu sagen.
- Respektieren Sie Vertraulichkeit. Aktives Zuhören ermutigt Patienten, sich zu öffnen. Machen Sie sich klar, dass das, worüber geredet wird, vertraulich ist.
- Vertrauen Sie auf die Fähigkeit Ihrer Patienten, Probleme selbst zu lösen. Es ist wichtig, durch das Stellen von Aufgaben Lernprozesse anzuregen und durch Beratung zu unterstützen; aber zum effektiven Lernen gehört, Problemlösungen selbst zu suchen und auszuprobieren.
- Machen Sie sich klar, dass aktives Zuhören Kraft kostet. Wenn Ihre Batterien gerade schwach sind, wird Ihnen aktives Zuhören sehr schwerfallen. In einem solchen Fall ist es weise, sich für einen anderen Zeitpunkt zu verabreden.

3.1.5 Irrtümer über das aktive Zuhören

Es gibt eine Reihe von Irrtümern über das aktive Zuhören, die Prof. Lyman K. Steil beschrieben und durch psychologische Untersuchungen widerlegt hat (Steil et al. 1986; **Tab. 18**).

Tab. 18 Aktives Zuhören: Falsche Annahmen und ihre Widerlegung (Steil et al. 1986).

Irrtümer	Untersuchungsergebnisse und Folgerungen
Zuhören ist vor allem eine Sache der Intelligenz	Mit Hilfe von Untersuchungen konnte diese These nicht bestätigt werden. Es wurde allerdings festgestellt, dass sehr aktive und einsatzfreudige Menschen auf Grund ihrer intensiven Zielstrebigkeit häufig die schlechteren Zuhörer sind.
Zuhören ist eng mit dem Hörvermögen verbunden.	Nur bei erheblichen Einschränkungen des Hörvermögens wird die Fähigkeit des Zuhörens stark beeinträchtigt. Hiervon betroffen sind in der Regel jedoch nur Menschen mit alters- oder krankheitsbedingten Defekten im Hörapparat.
Tägliches Zuhören ersetzt das Üben.	Obwohl das Zuhören für beinahe jeden Menschen normal ist, wird die durchschnittliche Leistung des Zuhörens nur mit ca. 25 % beziffert. Diese kann auch durch häufigeres Zuhören nicht signifikant verbessert werden, wenn nicht gleichzeitig die dahinterstehenden Kommunikationsgewohnheiten grundsätzlich geändert werden.
Da der gebildete Mensch in der Schule bereits Lesen und Schreiben gelernt hat und aufmerksam sein musste, wissen wir auch, wie man richtig zuhört.	Diese Annahme führt dazu, dass die Fähigkeit zum effektiven Zuhören als erlernbare Fähigkeit von den Bildungssystemen vernachlässigt wird.
Lesen zu lernen ist wichtiger, als Zuhören zu lernen.	Der Mensch nimmt auditiv etwa dreimal mehr Informationen auf als beim Lesen. Da der menschliche Hörapparat im Gegensatz zum Auge zudem in der Lage ist, ohne Ermüdung ununterbrochen Signale aufzunehmen und weiterzuleiten, vertieft die pädagogische Betonung des geschriebenen Wortes den falschen Kanal.
Gutes Zuhören ist eine Sache des Willens.	Willenskraft ist für Empathie und Verständnis nicht elementar erforderlich. Die willentliche und bewusste Auseinandersetzung mit dem Gegenüber weist vielmehr einen starken Zusammenhang mit Freundlichkeit und innerer Zuwendung auf.
Zuhören ist passiv und erfordert weder Geschick noch Anstrengung.	Das Gelingen einer guten Kommunikation hängt zu 51 % vom Zuhörer ab. Wird unter Zuhören nicht nur die rein akustische Aufnahme der Botschaft verstanden, sondern auch das inhaltliche Erfassen, dann wird deutlich, dass das Zuhören ein ebenso aktiver (und anstrengender) Prozess ist wie der des Sprechens.

Die Erfahrung, dass Fragen oft etwas Bohrendes haben, lässt uns für das aktive Zuhören plädieren. Um das Verfahren zu beschleunigen, ist das erweiterte aktive Zuhören hilfreich, was allerdings die Gefahr der Unterstellung in sich birgt. Der nicht adäquaten Unterstellung kann und soll der Patient widersprechen, dennoch steht dieser unter Stress und wird sicher nicht immer Einspruch anmelden.

3.2 Verschiedene Frageformen

Heilpraktiker und Heilpraktiker für Psychotherapie müssen sich ein umfassendes Bild über Ihren Patienten machen und benötigen dazu viele Informationen von ihm. Um diese zu erfragen, gibt es unterschiedliche Herangehensweisen.

Wer fragt, führt, heißt es, und das bedeutet, dass Sie durch die Fragen an Ihren Patienten die Richtung bestimmen, in der sich das Gespräch entwickeln soll. Die häufigsten Fragetypen und die entsprechenden Erläuterungen finden Sie in **Tab. 19** (S. 56).

In der systemischen Theorie und Therapie ist eine neue Art von Fragen entwickelt worden, die wir Ihnen an dieser Stelle vorstellen wollen. Sie hat sich als Strategie der Umdeutung, der Umorientierung bewährt.

3.2.1 Zirkuläre Fragen

Ein Sonderfall ist das zirkuläre Fragen. Es wurde in der systemischen Therapie (z.B. Simon 1999) erstmals systematisch angewendet und hat einige verblüffende Erfolge. Der Begriff des kreisförmigen Fragens (zirkulär) bedeutet in diesem Zusammenhang, dass Sie Ihren Patienten die Perspektive mehrmals wechseln lassen. Er soll sich seine Situation von außen anschauen, vor allem aus der Sicht seines nicht anwesenden Kommunikationspartners. Der Perspektivwechsel relativiert die eigene Perspektive und erleichtert das Verständnis dafür, dass viele Schwierigkeiten und Probleme auf dysfunktionales Verhalten zurückzuführen sind und nicht darauf, dass der Patient in irgendeiner Weise falsch ist.

Es besteht im Wesentlichen in der Aufforderung, seine Situation aus der Position Beteiligter oder Unbeteiligter zu betrachten, aus der Sicht des Partners oder eines Freundes: „Nehmen Sie einmal an, Sie wären in der Position Ihres besten Freundes, was würde der Ihnen sagen? Und was würde Ihr Sohn zu dieser Forderung sagen?"

Auch unterschiedliche Positionen sind für das zirkuläre Fragen geeignet: „Nehmen Sie einmal an, Ihr Problem wäre gelöst. Wie würden Sie sich dann fühlen? Was wäre anders als jetzt? Woran würden Sie erkennen, dass das Problem gelöst ist?" Oder: „Wenn Sie wollen, dass sich Ihr Befinden verbessert, wie müssen Sie das anstellen?", „Wenn Sie Ihr Problem Ihrem besten Freund vorstellen würden, was würde der Ihnen empfehlen?"

Der Perspektivwechsel erlaubt es dem Patienten, seine eigene Situation mit anderen Augen anzuschauen. Dadurch eröffnen sich neue Möglichkeiten des Handelns.

Frageprinzipien nach Simon

Simon und Rech-Simon (1999) unterscheiden allgemeine und spezielle Frageprinzipien (**Tab. 20**, S. 57). Die allgemeinen Fragen beziehen sich auf die Ergründung der problematischen Situation. In den speziellen Fragen wird der Zusammenhang des Symptoms mit dem System ergründet.

Es gibt eine Frage, mit deren Beantwortung sich bei Ihrem Patienten vieles in Bewegung setzen kann. Diese Frage lautet: „Was müssen Sie tun, um Ihre Situation zu verschlimmern?" Die spontane Antwort einiger Patienten lautet „Nichts!"

Diese Frage ist geeignet für Patienten, die glauben, ihre Erkrankungen, beispielsweise eine chronische Bronchitis, habe nichts mit ihrem Verhalten, beispielsweise dem Rauchen zu tun. Darüber hinaus lässt die Beantwortung der Frage den Patienten krankmachende Verhältnisse erkennen. Die Entscheidung zur Veränderung muss dann in der nächsten Zeit gefällt werden. Es ist möglich, dass der Weg bis zur Veränderung lang ist, aber auch dieser lange Weg beginnt mit dem ersten Schritt, und die Antwort auf die **Frage nach der Symptomverschlimmerung** kann der erste Schritt sein.

Erhellend kann auch folgender Vorschlag sein: „Nehmen Sie einmal an, ich begleite Sie unsichtbar in die für Sie problematische Situation. Nun sollen Sie mir demonstrieren, wie sich Ihr Problem im Alltag darstellt. Dazu haben Sie eine halbe Stunde Zeit. Was müssen Sie tun, um Ihr Problem innerhalb dieser halben Stunde auszulösen und zu einem deutlich erkennbaren Höhepunkt zu treiben, sodass ich den Wesenskern Ihres Problems erkennen kann?"

Tab. 19 Verschiedene Fragetypen und ihre Auswirkungen.

Fragetyp	Beispiel	Erläuterung	Praxisrelevanz
offene Fragen	„Was führt Sie zu mir?“	Die Antwort bleibt vollständig dem Gefragten überlassen, er kann sagen, was er sagen will. Die Antwort kann je nach Patient sehr umfangreich ausfallen.	Jeder Therapeut kennt Patienten, die regelmäßig gebremst werden müssen, weil ihr Bedürfnis nach sprachlichem Ausdruck ausgeprägt ist. Diese Frageform erschafft Freiraum und Vertrauen zugleich, sollte also zu Beginn des Gesprächs und bei Patienten eingesetzt werden, die Sie noch nicht kennen.
offene Fragen mit Suggestion	„Bei welchem Problem kann ich Ihnen helfen?“	In der Frage ist eine Suggestion enthalten. In diesem Fall haben wir zwei Suggestionen: Der Gesprächspartner hat ein Problem und ich kann ihm helfen.	Dieser Fragetyp ist angebracht bei Patienten, die hilflos und ratlos sind. Er gibt eine Denkrichtung vor, die dem Patienten hilft, in eine bestimmte Richtung zu schauen.
geschlossene Fragen	„Haben Sie das Problem oder hat es Ihr Partner?“ „Haben Sie das erst seit letzter Woche oder hatten Sie das schon vorher?“	Es werden nur zwei Möglichkeiten gelassen.	Diese Fragen sind zeitsparend und setzen den bewussten Zuhörer voraus, da der Fragende die Alternativen aufgrund seiner Beobachtungen aus dem bunten Strauß der Möglichkeiten auswählt. Der Patient, der Verantwortung gerne abgibt oder sie nicht bekommt, wird mit dieser Art der Fragestellung Schwierigkeiten haben.
Ja-Nein-Fragen	„Haben Sie das schon länger?“ „Haben Sie dabei auch Bauchschmerzen?“	Diese Art der Frage ist eine reine Sachinformationsfrage.	Wenn Sie kurze und klare Aussagen brauchen, ist dieser Fragetyp angebracht. Biographische Zusammenhänge erfahren Sie damit nicht.
suggestive Fragen (siehe auch unten)	„Möchten Sie das nicht allmählich loswerden? Schlagen Sie sich mit diesem Problem nicht schon viel zu lange herum?“ „Finden Sie das nicht auch eigenartig?“ „Meinen Sie nicht, Sie sollten mit dem Rauchen aufhören?“	Dies ist schon kaum noch eine Frage, da die Antwort eigentlich vorausgesetzt werden kann. Zugleich wird vermittelt, es sei lediglich eine Sache der Zustimmung, dass der Gefragte sein Problem loswird.	Dem Patienten wird bei der Beantwortung dieser Frage die Verantwortung für seine Entscheidung untergeschoben. Er wird in Richtung einer Antwort gedrängt. Der Unselbstständige wird durch diese Art der Frage manipuliert, und Sie hören nur, was Sie hören wollten.
rhetorische oder provokative Fragen	„Sind wir da nicht alle einer Meinung?“ „Wollen Sie das etwa behalten?“ „Muss man diese Nebenwirkungen in Kauf nehmen?“	Der Übergang zwischen suggestiver und rhetorischer Frage ist fließend. Es geht nur noch darum, sich die Zustimmung des Gefragten zu erwerben oder das Gewünschte zu hören.	Wenn Sie einen Patienten in Ihren Gedankengang involvieren wollen, ist die rhetorische Frage ein gutes Mittel dazu. Informationen oder Antwort bekommen Sie mit der rhetorischen Frage nicht, da es sich nicht um eine echte Frage handelt.

Tab. 20 Zirkuläre Fragen (nach Simon u. Rech-Simon 1999).

Allgemeine Fragen zur Ergründung der Situation	
Unterschiede erfragen	• „Woran erkennen Sie, dass Sie ein Problem haben?“ • „Was ändert sich, wenn das Problem nicht da ist?“
beschreiben, erklären, bewerten	• Fordern Sie eine Beschreibung des Problems ein. • Lassen Sie sich danach die Erklärung für das Problem geben. • Aus der Erklärung folgt die Bewertung des Problems.
Übersetzung von Eigenschaften in Verhaltensweisen	• Welches Verhalten muss der Patient zeigen, um als problematisch zu gelten? • Was geschieht dann in seinem System, seiner Familie usw.?
Täter und Opfer	• Was müssen die Menschen in der Umgebung tun, um den Patienten zu seinem problematischen Verhalten zu bewegen?
Zeit	• „Seit wann gibt es das Problem?“ • „Was war damals?“ • „Wie lange wird es das Problem noch geben?“
Werte	• „An welchen Wertvorstellungen orientieren Sie sich?“ • „Wo gibt es Kollisionen zwischen den Wertvorstellungen?“ • „Wenn Sie zwischen Ihren Wertvorstellungen und den Menschen in Ihrer Umgebung wählen müssten, wie würden Sie sich entscheiden?“
Mythen und Geheimnisse	• „Welche Geschichten werden in Ihrem System erzählt?“ • „Welche Erklärungen gibt es innerhalb Ihrer Familiengeschichte für Ihre gegenwärtige problematische Situation?“
Spezielle Fragen zur Ergründung des systemischen Zusammenhangs	
Trügerische Koalitionen	• „Gibt es Koalitionen innerhalb Ihrer Umgebung?“ • „Wie sind deren verschiedene Sichtweisen auf das Problem?“ • „Gehören Sie dazu oder sind Sie ausgeschlossen?“ • „Sind diese Koalitionen mit dem Problem erklärbar?“
die Außenperspektive	• „Wie beschreiben die Angehörigen das Verhalten zwischen Ihnen und Ihrem problematischen Partner?“ • „Wer macht wann was?“
Hierarchien	• „Wer leidet am meisten?“ • „Wer kommt dann?“ • „Wer profitiert am meisten?“ • „Wer kommt danach?“
Qualität und Quantität	• „Wenn das Symptom nicht da ist, welche Qualität hat dann Ihre Beziehung zu sich selbst, Ihrer Familie, Ihrer Umwelt?“ • „Wenn das Symptom da ist, wie ändert sich die Beziehung?“
Veränderungen	• „Was war passiert, als sich das Problem erstmalig zeigte?“ • „Was muss passieren, damit sich das Problem jetzt zeigt?“ • „Was muss passieren, damit das Problem verschwindet?“
Gewinn	• „Welche Vorteile haben Sie und die Menschen Ihrer Umgebung durch das Symptom?“ • „Was sollte sich also auf keinen Fall ändern?“

3.2.2 Auf welche Fragen Sie besser verzichten sollten

So, wie Sie unterstützende, leitende oder weiterführende Fragen stellen können, gibt es auch Fragen, die das Gespräch in die Sackgasse führen. Fragen, die plötzlich betretene Stille oder ein ungutes Gefühl erzeugen. Sie sollten sich darüber klar sein, wo die Risiken von Fangfragen liegen, um sie zunächst zu üben und dann zu vermeiden.

Fangfragen

Fangfragen versuchen, Informationen ans Tageslicht zu bringen, die der Gefragte eigentlich nicht preisgeben möchte. „Sie sagten doch, dass Sie keinen Alkohol trinken, nicht wahr?" – „Ja." – „Warum sind dann Ihre Leberwerte erhöht?"

Wenn Sie Fangfragen stellen, fühlt sich Ihr Patient als Angeklagter; Sie nötigen ihn, Dinge zu erklären, die er nicht erzählen wollte. Kein Mensch fühlt sich wohl, wenn er ertappt wird. Damit gefährden Sie das Vertrauensverhältnis. Wenn Sie über irgendetwas Klarheit haben wollen, fragen Sie ihn geradlinig und direkt.

Fragen aus persönlicher Neugier

Neugier hat ihren Platz, wenn es um die Erhebung fallrelevanter Daten geht. Darüber hinaus ist sie Ihr Privatvergnügen und gehört nicht in die Praxis. Es ist die Regel, dass uns ein Patient einen Fall oder eine bestimmte Situation aus seinem Leben schildert, Sie können ihm in einer psychologischen Beratung einen Lösungs-, Verhaltens- oder Veränderungsvorschlag anbieten, der Patient bedankt sich und geht. Dann fragen wir uns, wie sich die geschilderte Situation entwickelt hat, wie es ausgegangen ist, und müssen fürchten, dass wir das Ende der Entwicklung nicht erfahren werden.

Neugier hilft also, die genauen Umstände einer krankheitserzeugenden Situation zu ergründen, ist aber nicht geeignet, unseren privaten Wissensdurst zu stillen.

Zum Nachdenken

- Mit welcher Art von Fragen haben Sie bisher zu tun gehabt?
- Bei welcher Art haben Sie sich am wohlsten gefühlt?
- Welche Fragen haben am ehesten zu einem vertieften Verständnis der Situation geführt?
- Können Sie sich vielleicht an Fragen erinnern, die Sie zu verbesserten Einsichten gebracht haben?
- Welche Art von Fragen stellen Sie am häufigsten?
- Welche unterschiedlichen Fragentypen verwenden Sie in unterschiedlichen Situationen Ihres Lebens?

3.3 Angemessene Ausdrucksformen

Eigene Gefühle zu erkennen und angemessen auszudrücken sind Lernschritte, für die der Patient Ihre Vorbildfunktion braucht. Der verklausulierte und unverständliche verbale Ausdruck von Gefühlen ist oft einer der Bausteine des Schicksals des Patienten, der ihn in eine Praxis führt. Oft geht es in seinem Leben angeblich ums Prinzip oder um die Sache, während tatsächlich Gefühle gemeint sind.

3.3.1 Indirekter und direkter Ausdruck

Viele Menschen müssen erst lernen, ihre Gefühle direkt auszudrücken, ohne die anderen damit zu verletzen. So etwas gelingt in Sätzen wie „Ich ärgere mich!" „Ich fühle mich unwohl!", „Ich befürchte, dass ihr mich für dumm haltet!" oder „Das ist nicht meine Erfahrung". Viele Menschen verstecken ihre Gefühle zum Beispiel hinter einer Frage, einer Anklage oder Sarkasmus (**Tab. 21**).

Je direkter eine Aussage ist, also je mehr ich meine wahren Gefühle oder Wünsche preisgebe, umso größer ist das Risiko, dass eine Ablehnung als persönliche Kränkung erfahren wird. Allgemeiner gesagt: Je höher der persönliche Einsatz ist, desto größer ist auch das emotionale Risiko.

Die indirekte Gefühlsäußerung ist ein psychologisches Kettenhemd, es schützt uns davor, Verantwortung für unsere Gefühle zu übernehmen, keiner kann uns für unseren Ärger, Hass für unsere Wut oder Trauer verantwortlich machen, wenn wir ihn verklausuliert und missverständlich zu erkennen geben, und wir bleiben unangreifbar.

In Beziehungen – gerade in der Geschäftswelt –, in denen negativ bewertete Gefühle wie Trauer, Wut, Ärger, Angst als Ausdruck des Versagens in-

Tab. 21 Gegenüberstellung von indirektem und direktem Ausdruck.

Ausdrucksform	indirekter Ausdruck	direkter Ausdruck
Frageform	„Finden Sie Ihre Verhaltensweise etwa korrekt?"	„Ich bin über Ihren Ton gekränkt!"
Befehlsform	„Lassen Sie mich erstmal ausreden!"	„Es stört mich, wenn Sie mich unterbrechen!"
Manform	„Man sollte während einer Diskussion erst einmal zuhören!"	„Ich fühle mich gebremst und eingeschränkt, wenn ich nicht auch mal spontan einen Einwurf machen kann!"
Anklageform	„Sie hören mir wie immer nicht zu!"	„Ich werde wütend, wenn ich Ihnen etwas berichte und Sie nebenbei in Ihrer Zeitung lesen!"
„Sie-sollten"-Sätze	„Sie sollten mit Ihrer Raucherei mal aufhören!"	„Ich halte es für notwendig, dass Sie mit dem Rauchen aufhören, wenn Sie gesund werden wollen."
Beschimpfungsform	„Sie kriegen aber auch nichts hin!"	„Ich ärgere mich über Ihre Ergebnisse!"
Hämeform	„Haben Sie schon gehört, dass Raucher eher impotent werden?"	„Ich habe kein Bedauern für die Kinderlosigkeit von X, dafür hat er zu lange geraucht."
Sarkasmusform	„Diese Blutwerte haben Sie ja toll hingekriegt!"	„Es ärgert mich, dass Sie die Diätanweisungen nicht befolgen!"
Analyseform	„Sie sind sehr aggressiv, Herr X!"	„Ich fürchte Ihren harschen Ton!"

terpretiert werden können, wird durch die indirekte Form des Ausdrucks dem Partner der schwarze Peter zugeschoben. Der Gesprächspartner fühlt sich angeklagt, rechtfertigt sich und versucht sich zu verteidigen.

Die indirekte Form des Gefühlsausdrucks verhindert meist offene Konfliktlösungen und das Bekenntnis zu den eigenen Gefühlen, auch das Ihrer Patienten. Die Lösung von Aufgaben des Miteinanders wird verhindert oder erschwert.

Sagt der Therapeut zum Beispiel: „Wenn Sie weiterhin so viel rauchen, sind Ihre Chancen, gesund zu werden, schlecht", erfährt der Patient, dass er selbst Anteil an der Lösung seines Problems hat. So kann er sich entscheiden, wie er sich verhalten will, ohne dass er moralische Vorhaltungen erfährt. Die indirekte Ausdrucksform „Müssen Sie denn so viel rauchen?" vermittelt ihm dagegen das Gefühl, er sei schlecht, falsch oder unfähig. So wird er anfangen, sich zu verteidigen, und das in Bezug auf ein Verhalten, das gesundheitsschädlich ist. Er wird unbeabsichtigt zu seinem eigenen Verhalten verurteilt. Die direkte Form der Äußerungen hat den Vorteil, trotz unterschiedlicher Gefühle, Vorstellungen und Wünsche gemeinsame, vielleicht gänzlich neue Lösungen zu finden. Ein weiterer Vorteil ist, den Sozial- und Gesprächspartner nicht in Verteidigungshaltungen zu bringen, wodurch er ebenfalls die Gelegenheit hat, Zugang zu seinen Gefühlen zu haben, ohne angegriffen zu sein.

Übung

Analysieren Sie bitte die folgenden Aussagen hinsichtlich einer Kategorisierung „direkter Ausdruck" oder „indirekter Ausdruck"[1]:

a. „Mich ärgert die Art und Weise, wie Sie mit Ihrer Gesundheit umgehen."
b. „Sie verhalten sich in der Therapie passiv und unkooperativ."
c. „Ich fühle mich ihm rhetorisch unterlegen."
d. „Ich fühle, dass er mir unterlegen ist!"
e. „Ich bin schockiert über sein Verhalten."
f. „Er ist nie pünktlich!"
g. „Das war eine demoralisierende Therapiestunde!"

[1] a: direkt, b: indirekt (direkt wäre: „Ich wünsche mir, dass Sie mehr mitarbeiten), c: direkt, d: direkt, e: indirekt (direkt wäre: „Bitte ändern Sie Ihr Verhalten mir gegenüber."), f: indirekt (direkt wäre: „Seien Sie bitte pünktlich."), g: indirekt (direkt wäre: „Äußern Sie Ihre Wünsche bezüglich der Therapiestunde."

3.4 Feedback geben und erhalten

Feedback ist das, was ich dem Gegenüber über meine Beobachtungen an ihm sage. Es hat in der Beratung zwei Ebenen. Einmal gibt der Therapeut Feedback auf das Gesagte des Patienten, ebenso lernt der Patient mit den Regeln des guten Feedbacks umzugehen, was sein Verhalten im sozialen Umfeld erleichtert. Tatsächlich ist es so, dass gerade ein schlechtes, destruktives Feedback mehr Schaden anrichtet als gar keins.

3.4.1 Regeln für Feedback-Geber

Es ist daher wichtig, dass Sie sich beim Feedback-Geben an bestimmte Regeln halten (**Tab. 22**).

Wenn Sie sich an diese Regeln halten, werden Sie feststellen, dass es auch für Sie ein Gewinn ist, weil Sie etwa über sich selbst erfahren:

- Sie geben zu erkennen, was Sie wahrgenommen haben, was Ihnen also wichtig ist.
- Was sagen Sie mit Ihrem Feedback über sich selbst aus?
- Was also hat mit Ihrer Wahrnehmung des Feedback-Nehmers zu tun?
- Was teilt die Person von sich selbst durch ihr Verhalten mit?

3.4.2 Feedback als „gespiegeltes Spiegelbild"

Beim Feedback handelt es sich um ein „gespiegeltes Spiegelbild" schreiben Francisco Varela, ein chilenischer Biologe, Philosoph und Neurowissenschaftler, und Humberto Maturana, ebenfalls Biologe und Philosoph: „Indem wir die Welt finden, wie wir sie finden, vergessen wir alles, was wir unternommen haben, um sie als solche zu finden, und wenn wir wieder daran erinnert werden, wenn wir unseren Weg bis zur Bezeichnung zurückverfolgen, finden wir wenig mehr als ein gespiegeltes Spiegelbild unserer selbst und der Welt. Im Gegensatz zu dem, was gewöhnlich angenommen wird, enthüllt eine Beschreibung, wenn sie sorgfältig unter die Lupe genommen wird, die Eigenschaften des Beobachters. Wir, die Beobachter, erkennen uns selbst, indem wir erkennen, was wir anscheinend nicht sind, die Welt." (Maturana u. Varela 1987)

Das heißt, dass wir in unseren Aussagen über die Welt, und unser Patient gehört dazu, immer auch etwas über uns selbst aussagen. Indem wir uns als Therapeuten dessen bewusst werden, tragen wir etwas dazu bei, diesen Anteil an Selbstaussage möglichst gering und damit den Gewinn für den Patienten möglichst groß zu gestalten.

Tab. 22 Checkliste für Feedback-Geber.

Feedback-Regeln	Beispiele
Ich gebe nie ungefragt oder ohne vorher um Erlaubnis zu bitten ein Feedback.	„Möchten Sie erfahren, was das bei mir auslöst?"
Ich beschreibe das Verhalten des Gegenübers, indem ich das, was ich gesehen, gehört, gefühlt habe, meine persönliche Wahrnehmung, aufzähle.	„Ich habe gesehen, dass sich Ihr Gesichtsausdruck verändert hat. Ich frage mich, ob das etwas zu bedeuten hat."
Ich habe bei mir, als ich die Beobachtungen bei meinen Gegenüber machte, folgende Reaktionen wahrgenommen.	„Dass sich Ihr Gesichtsausdruck verändert hat, hat mich irritiert."
Ich gebe das Feedback möglichst zeitnah zum beobachteten Verhalten, warte aber den für das Gegenüber günstigsten und förderlichsten Zeitpunkt ab.	„Sind Sie in der Lage, sich meine Reaktion darauf anzuhören?"
Ich belasse es bei der Beschreibung, da sonst Druck zu einer Veränderung besteht, der als bedrängend empfunden werden kann.	„Ich habe gesehen, dass sich Ihre Körperhaltung verändert hat."
Ich kläre mein Gegenüber über den Zweck meines Feedbacks auf.	„Ich würde gerne richtig verstehen, was das bedeutet, und es nicht interpretieren müssen."

3.4.3 Regeln für Feedback-Nehmer

Bieten Sie dem Patienten an, dass er Ihnen jede beliebige Frage stellen darf, um Erfahrungen über sich selbst zu machen. Stellen Sie ihm vorab folgende Regeln für Feedback-Nehmer vor (**Tab. 23**)

3.5 Ziele formulieren

Ans Ziel kommt nur, wer eines hat (Martin Luther). Die Formulierung und Definition von Zielen und Wünschen ist ein wichtiger Bestandteil der therapeutischen Arbeit zur Lösung von Problemen. Es vermittelt nach dem Gang zum Therapeuten das Gefühl, nun endgültig auf dem Weg zu sein.

Wie lege ich Ziele richtig fest? Ein Ziel sollte

- für den Patienten bedeutsam sein,
- konkret, präzise und verhaltensbezogen sein und konkret formuliert werden,
- erreichbar bzw. realistisch sein (z. B. kann niemand innerhalb von einer Woche 10 kg abnehmen),
- mess- bzw. kontrollierbar und konkret sein (z. B. nicht „Ich möchte reich sein", sondern eher „Ich spare innerhalb von einem Jahr 2000 € auf meinem Konto.") sowie
- einen zeitlichen Rahmen haben.

3.5.1 Kriterien einer Zielformulierung

Wie formuliere ich ein Ziel? Es gibt acht Kriterien einer Zielformulierung. Sie sollte

- schriftlich fixiert werden, das erzeugt eine stärkere Verpflichtung;
- realistisch sein, weil unrealistische Zielvorstellungen demotivieren;
- terminiert sein, das erleichtert Überprüfung und die Durchführung von zielführenden Schritten und verhindert immer wiederkehrendes Aufschieben sowie das damit verbundene langfristige Versagen;
- messbar sein, da das Erreichen des Zieles sonst nicht überprüfbar ist und der Erfolg eventuell einfach ignoriert wird;
- positiv formuliert sein, da sie Botschaften an das Unterbewusstsein enthalten und das Negationen nicht versteht;
- aktiv formuliert sein, nicht passiv, also so, dass der Patient etwas herbeiführt und nicht, dass etwas herbeigeführt wird oder geschieht;
- Verantwortlichkeit aufweisen, wobei die erste Person Singular vorkommt: „ich bin ..., ich tue ...", und
- visualisiert werden, wodurch die motivierenden Kräfte des Menschen aktiviert werden.

Nicht „Ich will ..." oder „Ich werde ...", sondern „Ich bin ..." (z. B. nicht „Ich will körperlich fit sein", sondern eher „Ich gehe jede Woche dreimal eine halbe Stunde joggen", z. B. nicht „Ich

Tab. 23 Checkliste für Feedback-Nehmer.

Feedback-Regeln	Wozu dient die Regel?
Wenn ich Feedback wünsche, beschreibe ich genau, für welchen Verhaltensbereich mir der Therapeut eine Rückmeldung geben soll.	Sie hilft, die Kenntnis über das öffentliche Selbst zu vertiefen.
Ich mache mir Notizen über das Feedback, ohne es zu bewerten.	Sie hilft, Antworten nicht zu vergessen und gestattet genaues Nachfragen.
Ich kommentiere das Feedback nicht.	Eine Verteidigung und damit Nichtannahme wird verhindert.
Ich entschuldige mich nicht.	Es geht nicht um Schuld oder Schande, sondern um Selbsterkenntnis.
Ich beherzige die 24-Stunden-Regel, die besagt dass ich im Laufe des Tages weder mit dem Therapeuten noch mit anderen Personen über das Feedback spreche.	Manchmal verändert sich die Perspektive auf Gesagtes im Laufe eines Tages.

werde wieder gesund" sondern „Ich bin gesund, es geht mir gut, mein Körper hilft sich selbst." Hierbei gibt es auch noch einen Rhythmus im Text, der das Einprägen erleichtert und die unbewusste Wirkung verstärkt). Nicht „Ich will mich weiterbilden", sondern: „Im Sommersemester gehe ich zur freien Vorlesung der Universität, die jeden Dienstag stattfindet."

Für die meisten Patienten hat sich die Definition von Zielen in unabsehbare Zukunft verschoben. Anfangs war das Ziel meist klar: Die Schwierigkeit sollte gelöst werden. Dann stellten sich Hindernisse unterschiedlichster Art in den Weg, die mussten überwunden werden, und das Ziel wurde komplexer: Schwierigkeit überwinden und Hindernisse aus dem Weg räumen sind schon mindestens zwei Aufgaben. Schließlich stellten sich die Hindernisse als hartnäckig dar, und der Patient hatte ein Problem. Darüber hinaus ist das Ziel, die Lösung eines ganz konkreten Problems, aus dem Blickfeld geraten. Die Zeit verstreicht, nichts löst sich mehr von selbst auf, der Berg der Schwierigkeiten wird größer, und plötzlich steht der Patient vor einem Problem.

Eine Untersuchung der Mailänder Schule an 223 Fällen aus ihrer eigenen Arbeit mit unterschiedlichen psychischen Erkrankungen hat ergeben, dass Patienten mit psychischen Problemen zwischen 2,8 und 8 Jahren, im Durchschnitt etwa 5 Jahre gewartet haben, bevor sie sich zur Therapie angemeldet haben.

Diese Wartezeit liegt bei körperlichen Erkrankungen natürlich deutlich niedriger, meist im Bereich weniger Tage, in denen man Omas Wadenwickel ausprobiert hat, ist aber in den meisten Fällen eines Therapeutenbesuches immer noch gegeben. Fragen Sie Ihren Patienten einmal, seit wann er die Symptome hat, so werden Sie in den seltensten Fällen „seit einer Stunde" als Antwort bekommen. Die Zeit zwischen dem Auftreten des Symptoms und dem Gang zum Therapeuten verbringen die Patienten damit, ihre eigenen Lösungskonzepte zu probieren, ihre Hausmittel, das, was nach ihrer Erfahrungen bisher wirksam war („Früher hat das doch auch immer geholfen"). Manchmal warten sie auch einfach nur ab, ob die Sache nicht irgendwie von selbst verschwindet. Tatsächlich kommt das ja vor, wie die Erfahrung lehrt. Erst wenn diese Hausmittel nicht mehr funktionieren, suchen sie einen Therapeuten auf. Innerhalb dieser Zeit wird das Gefühl für die Unlösbarkeit einer problematischen Situation immer größer, die Symptome, Schmerzen und das Unbehagen verschwinden nicht einfach von selbst, Angst kommt hinzu, das Selbstbild verändert sich, man fühlt sich nicht nur krank, man ist es auch, es treten Zweifel an der eigenen Lösungskompetenz auf.

Und nun kommt da ein Therapeut und schlägt vor, man solle eine Lösung definieren? Das ist ja großartig, der geht ja vorwärts! Stellen Sie sich bitte die Erleichterung des Patienten vor! Damit bekommt er den Eindruck, mit einem gut organisierten Therapeuten zu tun zu haben. Auch das ist therapeutisch wertvoll. Und wenn eine Lösung erst einmal definiert ist, noch dazu mit einem Fachmann, der ja vielleicht einschätzen kann, wie realistisch das Ziel ist, dann scheint der halbe Weg bereits gegangen.

Mit der Definition des Zieles bekommt eine scheinbar unüberschaubare Situation eine Perspektive, sie wird überschaubar, man weiß nun wenigstens, wo es hingehen soll.

Zum Nachdenken

- Ist Ihnen schon einmal aufgefallen, dass Menschen unterschiedliche Geschwindigkeiten haben, dass es also schnelle und langsame Menschen gibt, deren Tempo aber nichts aussagt über die Qualität ihrer Ergebnisse?
- Gehören Sie zu den langsamen oder den schnellen Menschen? Sind Sie schnell entschlossen oder denken Sie lieber lange und gründlich nach?
- Wissen Sie meist gleich, was Sie wollen, oder brauchen Sie eine gewisse Zeit zum Überlegen?
- Wie finden Sie das? Sind Sie manchmal unzufrieden damit?
- Sind Sie schon einmal Menschen begegnet, die eine deutlich andere individuelle Zeit hatten als Sie?
- Was hat das bei Ihnen ausgelöst? Wie haben Sie sich da gefühlt?

3.5.2 Ungeeignete, weil unerreichbare, Zielvorstellungen

Einige Patienten entwickeln unrealistische oder unkonkrete Zielvorstellungen. Unrealistische Ziele führen absehbar zu Misserfolgen, bei unkonkreten Zielen ist das Erreichen nicht festzustellen. Es gehört zu den Aufgaben des Therapeuten, die Zieldefinitionen des Patienten auf ihre Erreichbarkeit hin zu überprüfen. Ist das Ziel überhaupt erreichbar, und ist es für den konkreten Patienten erreichbar?

Unrealistische Ziele

- Ich will keine Probleme mehr haben oder verursachen.
- Ich will die Erinnerung an meinen ehemaligen Partner loslassen.
- Ich werde nie mehr mit den Kindern schimpfen; immer freundlich zum Chef und zur Ehefrau sein (und meine Schwiegermutter immer höflich empfangen).
- Ich werde von jetzt an nicht mehr rauchen und nie wieder Alkohol trinken, dafür aber immer zu den Anonymen Alkoholikern gehen.
- Ich will die durch das Rauchen verursachten Nekrosen am Bein zum Verschwinden bringen.

Unkonkrete Ziele

- Ich will glücklich sein.
- Ich will vollständig gesund werden.
- Ich will erfolgreich sein.
- Ich werde alle meine Vorstellungen verwirklichen.

Solche Zielvorstellungen gehören zu den Problemerzeugern, weil sie nicht erreicht werden können. Sie hinterlassen das Gefühl beim Patienten, er sei inkompetent, ein Versager, der einfach nicht in der Lage ist, die einfachsten Zusammenhänge zu verstehen und die klarsten Ziele zu erreichen.

3.5.3 Kleine, konkrete Schritte formulieren

Die Erfahrung lehrt, dass Veränderungen umso leichter durchgeführt werden können, je kleiner sie sind, und entsprechend der chinesischen Weisheit „Ein Weg von zehntausend Meilen beginnt mit einem Schritt" ist es immer wichtig, den Patienten zu kleinen, aber konkreten Veränderungen zu ermutigen. Die meisten Menschen können mit zu weit gesteckten oder unkonkreten Zielen nicht umgehen. Sie verrennen sich oder resignieren frühzeitig, wenn sie registrieren, dass wieder einmal alles daneben geht.

Zielvorstellungen sollen mindestens einen Aspekt haben, der zeitnah liegt, der überschaubar ist und dessen Erreichen präzise registriert werden kann. Darüber hinaus kann es natürlich auch fernere Aspekte geben, die diffuser sind und weiter in der Zukunft liegen. Es verhält sich wie mit den Suggestionen des positiven Denkens.

- Nicht: „Ich werde nicht mehr krank." Positive Formulierung wählen!
- Nicht: „Ich werde gesund!" Präsens-Form wählen! Die Zukunft liegt auch morgen noch in der Zukunft.
- Sondern: „Ich bin gesund, es geht mir gut, mein Körper hilft sich selbst."

Übung

- Denken Sie an eine Situation Ihres Lebens, die Sie als problematisch empfinden. Stellen Sie sich jetzt bitte die Frage: „Was muss ich tun, um die Situation zu verschlimmern?"
- Entscheiden Sie sich bitte jetzt aus dem Stand heraus für ein kleines Ziel, das Sie heute erreichen wollen.

____

____

____

- Schreiben Sie sich darüber ein Stichwort auf einen Zettel. Es kann die Erledigung einer Aufgabe sein, die Sie schon seit Tagen vor sich herschieben. Registrieren Sie dabei bitte genau, welche Hindernisse sich Ihnen in den Weg stellen.

3.5.4 Die Wunderfrage

Die Wunderfrage nach Steve De Shazer hilft Menschen, die in ihrer Zieldefinition nicht sicher sind.

Beispiel

„Angenommen, in der Nacht, während Sie schlafen, würde ein Wunder geschehen und Ihr Problem wäre plötzlich gelöst. Da Sie aber geschlafen haben, wissen Sie nun nicht, dass das Problem schon gelöst ist. Woran würden Sie am nächsten Morgen merken, dass Ihr Problem verschwunden wäre? Was wäre alles anders? Woran würden die Menschen in Ihrem Umfeld merken, dass Ihr Problem gelöst ist, ohne dass Sie es ihnen verraten?"

Die Wunderfrage hilft dem Patienten, seine Wünsche zu erkennen und macht ihn empfänglicher für die Wahrnehmung davon, wann eine Verbesserung bereits eingetreten ist. Außerdem erhöht sie die Sensibilität für kleine Veränderungen.

3.6 Gesprächsstrategien

Werfen wir nun einen Blick auf verschiedene Gesprächsstrategien, die eine Praxisrelevanz besitzen, und schauen, in welchen kommunikativen Zusammenhängen sie von Bedeutung sind.

3.6.1 Erweiterte Fragen

Wenn Patienten durch ihre momentane Situation – ihre psychische oder körperliche Erkrankung – wie paralysiert sind, sind sie meist nicht in der Lage, ausführlich und strukturiert genug von ihren Beschwerden zu berichten. Das kann den Therapeuten zum Nachfragen verleiten, ohne die Risiken zu bedenken, die mit Fragen verbunden sein können. Fragen sind oft invasiv und bohrend, oft haben sie Verhörcharakter. Eine gute Form der Frage ist die erweiterte Frage. Die Erweiterung besteht darin, den Grund, den Ursprung für die Frage deutlich zu machen.

Beobachtungen und Vermutungen äußern

Benennen Sie in prekären Situationen eine Beobachtung als Beobachtung und eine Vermutung als Vermutung im Rahmen der erweiterten Frage und stellen Sie dann die Frage.

Beispiel

Der Ehemann fokussiert infolge des Vorwurfs seiner Frau „Du bist mir nie treu gewesen!" einen Punkt im Raum, knetet seine Hände und kneift die Augen zu einem Sehschlitz zusammen und schweigt.

Therapeut: „Sie schauen Ihre Frau gerade nicht mehr an und pressen Ihre Hände zusammen und schweigen, ich vermute, einerseits trifft Sie der Vorwurf, andererseits regt er Sie auf, vielleicht macht er Sie sogar zornig. Was geht in Ihnen vor, wenn Sie das so hören?"

Fragen mit Impulscharakter

Die oben genannte Frage hat zusätzlich Impulscharakter. Weitere Fragen, die ebenfalls Impulscharakter haben können, sind:

- „Was bewegt Sie gerade?"
- „Was genau macht Sie gerade so schweigsam?"
- „Was geht in Ihnen vor?"
- „Sie wirken gerade traurig, sind Sie das auch?"

Kurzum sind diese Fragen Impulse, einerseits ein Zeichen: Ich erkenne bestimmte Gefühle in Ihrem Ausdruck und andererseits die Aufforderung, Stellung zu beziehen.

3.6.2 Dramatisieren

Das Dramatisieren überzieht, überhöht, übertreibt mit dem Ziel, den Patienten dazu zu bringen, einen Sachverhalt realer zu schildern, zu erkennen, seine eigene Sichtweise realistischer und angemessener zu erleben.

Beispiel

Nehmen wir das relativ häufig vorkommende Beispiel einer Patientin, die berichtet, dass sie seit Tagen kein Auge mehr zutut.

Therapeut: „Sie machen kein Auge mehr zu, Sie sitzen aufrecht im Bett, wachen die Nächte durch, keine Sekunde finden Sie Schlaf!"

Patientin: „Nein, nein, ich schlafe schon immer aus Erschöpfung ein, aber es nervt mich natürlich, das habe ich doch wirklich nicht verdient, dass er mich jede Nacht allein lässt!"

Auch hier könnte der Therapeut jetzt dramatisieren, es ist seinem Feingefühl und dem Verhältnis zum Patienten überlassen zu dramatisieren, bis der Patient merkt, wozu diese Art der Kommunikation dient, ansonsten muss er seine Art zu Kommunizieren erläutern.

Therapeut: „Ihr Mann kommt also seit Wochen nicht mehr nach Hause und lässt Sie im Ehebett zurück?"

Paradoxes Dramatisieren

Hier wird nicht nur überzogen, übertrieben, überhöht, sondern eine Handlungsweise suggeriert, die erst einmal dem wahren Interesse des Patienten entgegensteht. Ein Interesse, was der Patient nicht mehr bewusst verfolgt.

Beispiel

So hat der Patient in diesem Beispiel offensichtlich seine Beziehungsproblematik thematisiert, rückt aber bei vorsichtiger Ansprache sofort davon ab.

Patient: „Ich bin eigentlich sehr glücklich in der Beziehung!"

Therapeut: „Sie brauchen über Ihre Beziehung gar nicht reden, weil Sie eigentlich glücklich sind. Es ist hier gar kein Thema, alles läuft harmonisch und einvernehmlich ab, kurzum eine ideale Beziehung!"

Bei dieser Art der Übertreibung ist es dem Patienten möglich, mit „Na ja, zwei oder drei Dinge stören mich schon" zu antworten. Danach ist eine Klärung möglich, ob es sich bei diesen zwei oder drei Dingen um Angelegenheiten von Bedeutung handelt, deren Lösung zu einer Verbesserung der Lebenssituation beitragen kann. In den meisten Fällen allerdings wissen die Patienten schon recht gut, was in ihrem Leben sie wirklich stört und was nur die unvermeidlichen kleinen Schwierigkeiten des Alltags sind.

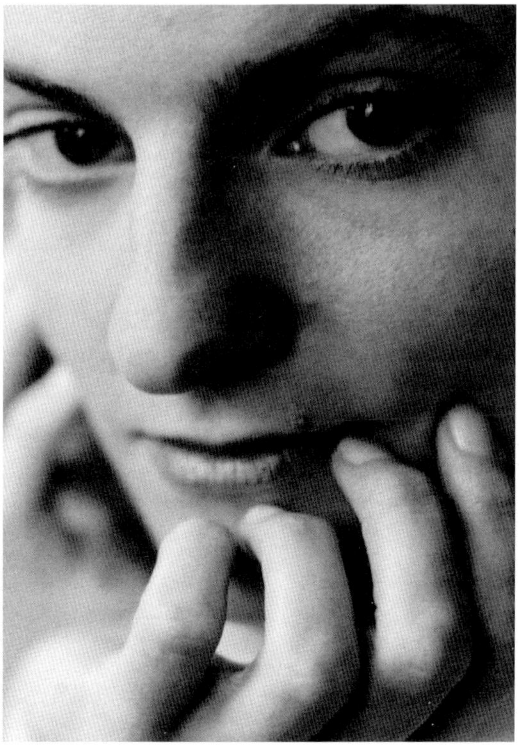

Abb. 19 Auch die Blickrichtung gibt Hinweise, worüber der Patient nachdenkt (PhotoDisc).

3.6.3 Körpersprache beschreiben

Es kann hilfreich sein, wenn der Therapeut die Gestik und Mimik des Patienten, die er wahrnimmt, in Worte fasst. Zunächst macht er dem Patienten damit bewusst, dass er körpersprachliche Signale aussendet. Parallel dazu erhält der Patient den Impuls, seine eigene nonverbale Aussage zu deuten. Möglicherweise lernt er, statt einer interpretierbaren analogen Kommunikation gleich zu sagen, was er will, denkt und meint.

Beispiele

Therapeut: „Sie verdrehen gerade die Augen! Ich vermute, dass die Bemerkung Ihrer Frau Sie nervt, gleichzeitig sind Sie ratlos."

Therapeut: „Sie lächeln hintergründig und verschmitzt! Mir scheint, die Aussage Ihrer Frau ist schon irgendwie wahr, gleichzeitig scheint das Lächeln zu sagen: „Wenn Sie wüsste!"

Therapeut: „Sie kneifen den Mund zusammen, als wollten Sie nicht über dieses Thema sprechen oder als sei Ihnen gerade ein Gedanke durch den Kopf gegangen, den Sie nicht aussprechen wollen."

Therapeut: „Ihr Blick hat sich gerade so verändert, als hätten Sie an längst vergangene Tage gedacht."

Üben Sie das Beobachten und Deuten

Es gibt zwar interessante Bücher zum Thema Köpersprache, aber da sie sich nur flüchtig ereignet, muss man die Beobachtung gezielt üben. Es sind nur kurze Momente, deren Gestik und Mimik einen besonderen Ausdruckscharakter haben unter all den vielen kleinen Bewegungen, die ein Mensch ausführt. Machen Sie sich Ihre Beobachtungen immer wieder bewusst und fragen Sie Ihr Gegenüber: Sagen Sie, was Sie wahrgenommen haben, und fragen, was die Mimik oder Gestik bedeutet, das heißt, was Ihr Gegenüber gerade gedacht oder gefühlt hat.

Was die Blickrichtung verrät

Wenn Ihr Gesprächspartner gerade über etwas nachdenkt, erkennen Sie häufig an der Blickrichtung, in welcher zeitlichen und gedanklichen Modalität er gerade nachdenkt. Wenn ein Mensch über vergangene Ereignisse nachdenkt, geht der Blick häufig nach außen unten. Sogar eine Unterscheidung zwischen gewünschter Vergangenheit und realer Vergangenheit ist an der Seite zu erkennen, nach der ein Mensch schaut. Denken sie über die gewünschte Vergangenheit („Hätte ich mich doch nur anders entschieden…") nach, schauen Rechtshänder oft nach links außen unten und Linkshänder eher nach rechts außen unten. Dabei verliert sich der Fokus der Augen, was dazu führt, dass die Sehachsen ein kleines bisschen in die Divergenz gehen, da fokussiertes Sehen eine leichte Konvergenz zur Folge hat. Bei Gedanken an die reale Vergangenheit („War das noch schön damals…") ist es genau umgekehrt: Rechtshänder blicken dabei häufig nach rechts außen unten und Linkshänden eher nach links außen unten. **Tab. 24** fasst zusammen, was die Blickrichtung verrät. Allerdings sei hinzugefügt, dass es sich hierbei nur um Näherungswerte handelt.

3.6.4 Eigentlich – im Prinzip – an sich

Vollkommen zu Unrecht sind abwägende, ambivalente, nachdenkliche Worte durch die Psychologie zu Unwörtern gemacht worden, weil sie in der Praxis durch generalisierende Trainer und Dozenten der Vernebelung verdächtigt werden.

Tatsächlich hat die Aussage „Eigentlich sind wir glücklich!" einen einschränkenden Charakter. „Im Prinzip ist alles in Ordnung" klingt nicht vollständig glaubwürdig, der fehlende Teil muss erfragt werden. „An sich geht es mir ja gut" ist ein Satz mit einem stummen Aber. Versuchen Sie einmal, das zu hören und fragen Sie sich, wie der Satz zu Ende geht. Für den Patienten kann diese Einschränkung bedeutsam sein. Fragen Sie ihn nach der Bedeutung. Sie selbst sollten diese Begriffe bewusst verwenden und nicht als Phrase oder Füllwort, da sie den Patienten verunsichern können. Achten Sie einmal auf den Unterton der folgenden Sätze: „An sich ist Ihre Krankheit heilbar." „Im Prinzip kann man da etwas machen." „Eigentlich können Sie damit noch sehr alt werden."

3.6.5 Man kann nicht nicht manipulieren

Grundlage der Beziehung zwischen dem psychologisch orientierten Therapeuten und Patienten sind gegenseitige Achtung und Vertrauen. Der Psychotherapeut sollte den Patienten annehmen und akzeptieren. Er sollte sich innerlich frei seinem Gegenüber zuwenden.

Neben der inneren Einstellung gibt es viele sprachliche Möglichkeiten der förderlichen Beeinflussung von Menschen, die immer unter Manipulationsverdacht geraten können. Tatsächlich ist der Satz von Watzlawick „man kann nicht nicht kommunizieren" auch zu ergänzen durch „man kann nicht nicht manipulieren." Der Vorwurf der Manipulation wiegt schwer, weil er durch politische Propaganda, Werbung und Gewalt gleichsam verbrannt ist und jede Menge geschichtlich angehäufter Konnotationen mit sich bringt. Wir nehmen von der Manipulation an, dass sie gegen das Interesse des Manipulierten stattfindet, ihn übervorteilt, ihn ausnutzt und beschädigt zurücklässt. So meinen wir ihn sicher nicht. Dagegen helfen die Aufklärung und die Emanzipation.

Tab. 24 Wie Gedanken und die Blickrichtung eines Menschen zusammenhängen können.

Modalität	Fragestellung	Blickrichtung
Zukunft	„Wie wird es sein?"	oben
Gegenwart	„Wie ist es?"	Mitte
Vergangenheit	„Wie war es?"	unten
Spekulation, Phantasie, Träume	„Wie hätte es sein sollen?"	außen, eher links*, Divergenz (Auseinandergehen der Sehachsen)
Realität	„Wie ist es?"	Mitte, eher rechts*, Konvergenz (Zusammengehen der Sehachsen)

* Das gilt für Rechtshänder, bei Linkshändern ist es eher umgekehrt.

Andrerseits bedeutet er, aus dem Lateinischen übersetzt, erst einmal nur „Handgriff, Kunstgriff". Ludwig Wittgenstein sagt dazu: „Sprache ist Verhexung des Geistes." Damit lässt sich die These vertreten, dass Menschen einander manipulieren, sobald sie miteinander kommunizieren. Unabhängig davon, wie wir den Begriff selbst definieren, ob wir ihm die positive oder die negative Konnotation zuschreiben, wird doch deutlich, dass es neben der Unmöglichkeit, nicht zu kommunizieren, auch unmöglich ist, nicht Einfluss auf andere Menschen zu nehmen. Jeder manipuliert somit jederzeit jeden anderen, mit dem er zu tun hat, und sei es durch seinen Körpergeruch. Auch im einfachen Kommunikationsmodell von Sender und Empfänger hat der Sender eine Absicht, die er erreichen will. Selbst der augenscheinlich Manipulierte sorgt eigentlich erst mit seiner Haltung dafür, dass der Manipulierende sich so verhält. Er manipuliert in diesem Sinne den eigentlich als aktiv gesehenen Manipulator dazu, die Dinge zu sagen oder zu tun, über die er hinterher klagen kann. Überspitzt gesagt: Wer Manipulation zulässt, gestaltet sie mit. Erst der Zweck und die Eindringlichkeit der Manipulation kann eine Wertung ermöglichen. So betrachtet ist Manipulation ein natürliches menschliches Verhalten.

Wenn dies aber so ist, so ist es sinnvoll, mit diesem Instrument der Manipulation, mit der Kommunikation verantwortungsvoll und professionell umzugehen.

3.6.6 Der Patient verändert seine Wahrnehmung

Der Patient hat häufig die Tendenz, Verhaltensweisen, Gefühle und Eigenschaften, die er negativ bewertet, nicht wahrhaben zu wollen. Schafft man eine neue Sichtweise mit ihm, für ihn, die diese Beurteilung ins Akzeptable verändert, dann gewinnt er Zugang zu sich und kann sich die bisherigen Verhaltensweisen eingestehen. Ein zweiter Effekt ist, dass seine Verhaltensweise einen akzeptablen Charakter in den Augen des Therapeuten zu haben scheint.

Beispiele

Patient: „Sie hat auf der Weihnachtsfeier oft zu ihrem Expartner geschaut, schließlich wurde ich doch sehr eifersüchtig."

Therapeut: „Liebe ist für Sie auch, auf den Partner zu achten, zu schauen, seine Reaktionen und Verhaltensweisen zu beobachten, dabei stellt sich auch das Gefühl ein, sie ganz für sich haben zu wollen."

Patient: „Ich war so wütend über seine Kritik, dass ich vollkommen durchgedreht bin. Ich habe mich nur noch rumschreien hören. Ich schäme mich fürchterlich, ich weiß gar nicht wie ich ihm noch mal unter die Augen treten soll."

Therapeut: „Sie haben schon die Kraft, sich etwas einzugestehen, sich kritisch zu sehen!"

3.6.7 Effektive Fragen als Antwort

Fragen lenken das Denken. Häufig ist eine gut gestellte Frage effektiver und zielführender als ein Dutzend Antworten, die von außen kommen. In der systemischen Therapie hat sich die Strategie des zirkulären Fragens (siehe Kapitel 3.2.1) entwickelt, das darin besteht, den Patienten in einem Rundgang um 360° um sein Problem herumzuführen, damit er alle Perspektiven wahrnehmen und dabei eine Lösung finden kann, die ihm und seinen Möglichkeiten angemessen ist. Hierfür gibt es effektive Fragen, die sich an den Gegebenheiten des Patienten orientieren. Effektive Fragen sind unter anderem:

- Fragen, die einen Wechsel der Abstraktionsebene herbeiführen.
- Fragen, die den Wirklichkeitssinn aktivieren.
- Fragen, um neue Möglichkeiten zu finden.
- Metaphorische Fragetechniken.

Schauen wir uns für diese Frageformen einige Beispiele an.

Fragen, die einen Wechsel der Abstraktionsebene herbeiführen

Patienten können sowohl übermäßig konkret als auch übermäßig abstrakt reden, denken und auch handeln. Die einseitige Besetzung einer der genannten Standpunkte wird früher oder später Probleme herbeiführen. Stellen Sie fest, dass ein Patient eine der beiden Ebenen ausschließlich oder überwiegend besetzt, so stellen Sie ihm Fragen, die einen Wechsel der Abstraktionsebene herbeiführen.

Konkretisierungsfragen sind:
- Wie genau sieht das aus?
- Wann genau läuft das so ab?
- Was genau geschieht dann?
- Welche Menschen genau sagen das?
- Woran genau merken Sie das?
- Was haben Sie konkret gesagt?

Abstrahierungsfragen sind:
- Wozu ist das Verhalten gut?
- Was bringt Ihnen das für Vorteile?
- Was daran ist Ihnen wichtig?
- Was bedeutet Ihnen das?
- Woher kommt Ihnen das bekannt vor?

Fragen, die den Wirklichkeitssinn aktivieren

Einige Patienten halten sich überwiegend im Konjunktiv auf. Sie wälzen Möglichkeiten, Chancen, verpasste Chancen, Sehnsüchte und Hoffnungen hin und her, träumen in den Tag hinein und kommen nicht in der Gegenwart an. Sie wollen die Welt verändern, während ihr Haus im Chaos versinkt, sie wollen, dass alle Menschen Brüder werden und kommen zur gleichen Zeit mit ihrem eigenen halbwüchsigen Kind nicht zurecht. Für diese Patienten ist die Aktivierung des Wirklichkeitssinnes wichtig.

Fragen ins Positive
- Was ist gut an dem Verhalten oder an der Situation?
- Was sind die Stärken dieses Menschen?
- Was sind die Vorteile von dieser problematischen Situation?
- Welchen Gewinn können Sie daraus ziehen?

Fragen ins Problem
- Was ist nicht gut daran?
- Was stört Sie daran genau?
- Was daran macht Sie unsicher?
- Welche Probleme wird das zur Folge haben?

Fragen ins Gefühl
- Wie fühlt sich das an?
- Was geht dann in Ihnen vor?
- Was empfinden Sie, wenn das geschieht?
- Kommt Ihnen dieses Gefühl bekannt vor?

Fragen nach der Ausnahme
- Unter welchen Bedingungen ist das anders?
- Was geschieht, wenn es anders ist?
- Sind wirklich alle Menschen gegen Sie?
- War das schon immer so? Wann nicht?

Unterscheidungsfragen
- Was ist anders?
- Was macht den Unterschied aus?
- Welchen Einfluss haben Sie auf den Unterschied?

Skalierungsfragen
- Auf einer Skala zwischen 0 und 100, wo befinden Sie sich da?
- Wie fühlen Sie sich da?

Fragen, um neue Möglichkeiten zu finden

Einige Patienten kleben am Boden der Tatsachen fest, sie argumentieren mit Zahlen, Daten und Fakten und dem, was sie dafür halten. Ihnen sind die Flügel gestutzt, sie können sich nicht freischwimmen, sie sind dem Augenblick verhaftet, dem sie aber durchaus nicht angenehm finden. Diesen Patienten helfen Fragen nach neuen Chancen und Möglichkeiten weiter.

Als-ob-Fragen
- Nehmen Sie einmal an, das Problem wäre gelöst, woran würden Sie das merken?
- Nehmen Sie mal an, Sie wüssten die Antwort, was würden Sie sagen?
- Nehmen Sie einmal an, Sie könnten das, was würden Sie dann tun?

Verschlimmerungsfragen
- Was müssten Sie tun, um die Situation zu verschlimmern?
- Wie können Sie innerhalb von zwanzig Minuten die Situation heillos eskalieren lassen?

Fragen nach der Lösung
- Wie stellen Sie sich die Lösung vor?
- Wer oder was könnte Ihnen helfen?
- Was müsste passieren, damit es Ihnen besser geht?
- Stellen Sie sich vor, Sie wüssten die Lösung. Wie würde die aussehen?

Die Wunderfrage
- Nehmen Sie einmal an, ein Wunder würde geschehen. Wie würde es Ihnen dann gehen?

Metaphorische Fragetechniken

Es gehört zu den Möglichkeiten des Menschen, seinen Blickpunkt zu wechseln. Eine Situation immer nur aus einer Perspektive zu betrachten, führt zu Betriebsblindheit, Blindheit für mögliche Lösungsansätze und Chancen. Diesen Patienten helfen metaphorische Fragetechniken.

Externalisierungsfragen

- Stellen Sie sich einmal vor, das würde Ihrem Freund passieren. Was würden Sie ihm sagen?
- Stellen Sie sich vor, Sie müssten darüber ein Drehbuch oder ein Theaterstück schreiben. Wie würden Sie die Personen weiter handeln lassen?

Internalisierungsfragen

- Stellen Sie sich einmal vor, Sie erzählen das Ihrem besten Freund. Was würde der Ihnen sagen?
- Stellen Sie sich vor, Sie hätten die Möglichkeit, einen alten Schamanen oder Ihren inneren Ratgeber zu fragen. Was würde der Ihnen sagen?

Personalisierungsfragen

- Stellen Sie sich einmal vor, Ihr Problem und Ihre Lösung wären Menschen. Was würden die miteinander besprechen?
- Was würde Herr Problem zu Frau Lösung sagen?
- Was, glauben Sie, sagt Ihr bester Freund zu seinem Kumpel, was Sie heute an Verbesserungen mitnehmen und an Problemen hier lassen?

Übung

Überlegen Sie sich bitte weitere effektive Fragen

- zum Wechsel der Abstraktionsebene,
- zur Aktivierung des Wirklichkeitssinns,
- um neue Möglichkeiten zu finden,
- Denken Sie sich bitte weitere metaphorische Fragen aus.

Orientieren Sie sich dabei bitte an Ihren persönlichen Erfahrungen.

Der schweigsame Patient

Und was machen Sie mit dem Patienten, der sich nicht äußern will, der schüchtern oder schweigsam ist? Für den schweigsamen Patienten gibt es immer noch die sechs W-Fragen, die auch in der Arbeit von Journalisten zur Ergründung einer Sachlage dienen. In ihrer logischen Reihenfolge lauten sie:

- **W**as geschah?
- **W**er ist beteiligt?
- **W**o geschah es?
- **W**ann geschah es?
- **W**ie geschah es?
- **W**arum geschah es?

Manchmal ist ein schweigsamer Patient trotzdem nicht zum freien Sprechen zu bewegen. Dann kommt eine wirklich schwierige Zen-Übung auf Sie zu. Schweigen Sie. Machen Sie Pause. Schalten Sie ab. Irgendetwas wird schon geschehen. Früher oder später. Wenn Sie sich dafür entscheiden, dann sagen Sie dem Patienten vorher, dass Sie das nun tun werden. Lassen Sie sich nicht auf einen Kampf mit dem Patienten ein.

3.6.8 Paraphrasieren und Verbalisieren

Paraphrasieren heißt, etwas mit anderen Worten wiedergeben. Es handelt sich um eine Art Inhaltsangabe. Der Gesprächspartner hört, was wir verstanden haben und bekommt die Chance, das Gehörte zu korrigieren. Für eine effektive Kommunikation ist es wichtig, dass wir uns darüber bewusst sind, dass jeder Mensch seine eigene Perspektive hat. Das heißt, jeder nimmt auf seinem Erfahrungshintergrund wahr und verwendet eine für ihn typische Ausdrucksweise. Insofern ist Paraphrasieren ein ganz wesentliches Hilfsmittel, um andere Menschen zu verstehen.

Verbalisieren heißt, die Gefühle des anderen in Worte kleiden. Das Wesentliche liegt darin, die in der Aussage mitschwingenden Gefühle und Informationen, der Selbstoffenbarungs- und der Beziehungsebene zu erkennen und anzusprechen. Neben dem inhaltlichen Paraphrasieren ist die Verbalisierung von Fremdgefühlen eine Methode, um Einfühlungsvermögen zu üben.

Paraphrasierende Anmerkungen sind manchmal an bestimmten Satzanfängen erkennbar. Das sind beispielsweise:

- Wenn ich Sie richtig verstanden habe, geht es Ihnen darum, dass ...
- Es scheint mir, dass Sie vor allem ...
- Ich habe den Eindruck, dass es Ihnen besonders wichtig ist, dass ...

- Sie meinen also, dass …
- Was ich jetzt auf jeden Fall heraushören konnte, war, …
- Es ist Ihnen wichtig, dass …
- Sie sagen also, …
- Am wichtigsten ist Ihnen demnach, …
- Sie haben also festgestellt, …
- Ihre Erfahrung ist also, …

Verbalisierende Anmerkungen erkennen Sie an Sätzen wie:

- Das muss für Sie sehr schmerzhaft gewesen sein.
- Da haben Sie sich bestimmt sehr verloren gefühlt.
- Das ist Ihnen bestimmt schwer gefallen.
- Das hätten Sie sicher gern anders erlebt.
- Das glaube ich Ihnen, dass es Ihnen da schlecht ging.
- Jetzt sind Sie bestimmt ziemlich ratlos.

Übung

In dieser Übung geht es darum, Ihr Gespür für verbalisierende und paraphrasierende Anmerkungen zu schulen. Wenn Sie glauben, dass es sich um eine förderliche Reaktion im Sinne des „aktiven Zuhörens" handelt, versehen Sie die Antwort mit einem Haken. Nicht alle möglichen Reaktionen sind eindeutig, manche teilweise richtig. Versetzen Sie sich in die Rolle des Sprechers der fünf Sätze, um die Antworten mit Ihrem eigenen Gefühl wahrzunehmen. Machen Sie sich selbst klar, ob Sie die Antwort als hilfreich oder nicht hilfreich empfinden.

Aussagesatz: „Immer wenn ich Anlauf nehme, um die Beziehung zu meiner Frau wieder gerade zu rücken, geht irgendetwas schief."

mögliche Reaktionen	hilfreich	nicht hilfreich
Wer weiß, was du falsch machst!		
Du ärgerst dich über dich selbst!		
Nach Regen kommt Sonnenschein, nur nicht aufgeben!		
Du willst wirklich die Beziehung klären, freust dich auch schon dies mit frischem Mut machen zu können und dann enttäuscht dich ihr Verhalten!		

Aussagesatz: „Ich habe schon Burn-out-Symptome, ich kann so nicht weiter machen!"

mögliche Reaktionen	hilfreich	nicht hilfreich
Ruh Dich doch mal aus!		
Du machst dir schon richtig Sorgen, ob du den Stress durchhältst.		
Bisher hast du doch alles immer geschafft.		
Ich lese da gerade ein tolles Buch über Zeitmanagement, solltest du dir auch kaufen.		

Aussagesatz: „Letzte Woche lief alles gut, da habe ich alle meine Medikamente regelmäßig eingenommen!"

mögliche Reaktionen	hilfreich	nicht hilfreich
Na siehst du, geht doch.		
Du spürst einen großen Druck, es diesmal wieder schaffen zu müssen.		
Da hast du dich schon gewundert über dich.		
Du musst dich konzentrieren, wie letzte Woche.		

Aussagesatz: „Diese Medikamente ständig einnehmen zu müssen, nervt auf die Dauer nur noch!"

mögliche Reaktionen	hilfreich	nicht hilfreich
Du suchst wieder nach einem Sinn in deiner Therapie, die dir nicht mehr sinnvoll erscheint.		
Routine muss auch sein.		
Gute Gelegenheit sich auszuruhen.		
Das hast du wirklich nicht nötig.		

Aussagesatz: „Die ständigen Belehrungen wie ich mit meiner Gesundheit umzugehen habe, sind unerträglich!"

mögliche Reaktionen	hilfreich	nicht hilfreich
Das meint er doch nur gut.		
Du solltest unbedingt mit ihm darüber sprechen.		
Er als Therapeut wird das ja wohl besser beurteilen können.		
Du fühlst dich durch seine Eingriffe klein und nicht anerkannt.		
Du fühlst Dich offensichtlich unter erheblichem Druck.		
Du hast einfach nicht genügend Kraft, um das auszuhalten.		
Gib doch die Belehrungen einfach mal zurück, damit die anderen auch mal merken, wie sich das anfühlt.		

Sie werden feststellen, dass es keine eindeutig richtigen Antworten gibt, wenn Sie sich als nächstes in die Rolle Ihres besten Freundes oder Ihres Konkurrenten versetzen und sich vorstellen, was denen hilfreich oder hinderlich erscheint. Wenn Sie diese Übung mit diesen beiden Personen noch einmal machen, werden Sie darüber hinaus Ihr Einfühlungsvermögen schulen.

3.6.9 Eine Gesprächsrichtlinie aus der systemischen Therapie

Die hier im Folgenden kurz umrissene Gesprächsrichtlinie basiert auf den Arbeiten der Psychologen und Psychotherapeuten des Mental Research Institutes an der Universität von Palo Alto in Kalifornien. Ausführlicher können Sie darüber beispielsweise in Watzlawick et al. (2000) nachlesen. Sie ist in der Praxis ausreichend erprobt, um als handhabbare Gesprächsrichtlinie dargestellt zu werden. Sie hat eine problemlösende Zielrichtung.

Klare und konkrete Definition des Problems

Ein Mensch mit Problemen befindet sich meist schon seit geraumer Zeit in dieser Situation, und er hat schon sehr vieles unternommen, um das Problem zu lösen. Keiner seiner Lösungsversuche hat zum gewünschten Erfolg geführt. Jetzt soll sich ein professioneller Problemlöser der Sache annehmen. Bevor Sie mit einem Patienten therapeutisch arbeiten können, müssen Sie natürlich wissen, was sein Problem ist. Das wird zum einen durch die Anamnese erhellt, zum anderen aber auch durch diese scheinbar simple Gesprächsrichtlinie.

Es gibt eine Reihe von Fragen, deren Beantwortung das Verständnis des Problems erleichtern:

- Wie kommuniziert der Patient mit sich selbst, mit den anderen und mit der Welt? Das ist wichtig, um die Sprache des Patienten zu erlernen, seine Art, in der Welt zu sein.
- Wer innerhalb dieses Systems trägt zur Fortdauer des Problems bei?
- Welche Urteile, welche Kritik oder welche Ideale tragen zur Erhaltung des Problems bei?

Lassen Sie sich nicht von einer Verbesserung im Empfinden des Patienten als scheinbaren Erfolg einer Problemerhebung irritieren: sehr häufig nimmt allein das Wissen, dass sich ein Fachmann um das Problem kümmert, eine Menge der das Problem begleitenden Belastungen aus der Situation heraus. Das ist ein Anfangserfolg, kein Therapieerfolg. Das Wissen, dass man auf dem Weg ist, ist ja schon mal gut, aber jetzt muss der Weg auch gegangen werden.

Untersuchung der bisher versuchten Lösungen

Ein ganz wichtiger Bestandteil des therapeutischen Gespräches ist die Beantwortung der Frage: Wie hat der Patient bisher versucht, mit dem Problem fertig zu werden? Kein Mensch, der in Schwierigkeiten und Probleme gerät, tut einfach nichts. Jeder Mensch wird die Maßnahmen ergreifen, die ihm sinnvoll erscheinen, um das Problem zu lösen. Im Allgemeinen lassen sich die Lösungsversuche in vier Kategorien einteilen:

- **Zustimmung** bedeutet, anzuerkennen, dass es ein Problem gibt: „Ja, das sehe ich auch so."
- **Ablehnung** bedeutet das Vorhandensein eines Problems zu ignorieren oder zu leugnen: „Das ist doch gar kein Problem."
- **Entwertung** bedeutet, die Anerkennung der problematischen Situation durch entwertendes Verhalten oder Sprechen abzulehnen: „Das ist doch Unfug, was du da sagst. Du bist nur wieder überempfindlich."
- **Symptomentwicklung** bedeutet, angesichts von Problemen krank zu werden, d. h. körperliche oder psychische Symptome zu entwickeln: Kopfschmerzen oder Niedergeschlagenheit, anstatt sich an die Lösung heranzumachen.

Die Beantwortung der Frage nach den bisher versuchten Lösungen ist aus zwei Gründen interessant und wichtig. Zum einen erfahren wir dadurch, welche Lösungsstrategie wir nicht mehr zu versuchen brauchen, da wir ja nun schon wissen, dass sie bei diesem Problem nicht funktioniert. Der zweite Grund ist noch interessanter: Hat der Lösungsversuch die problematische Situation eventuell verschlimmert? Das ist sehr häufig der Fall. Grundsätzlich lässt sich sagen, dass dysfunktionale Lösungsversuche das Potenzial haben, aus alltäglichen Schwierigkeiten Probleme zu machen. Das liegt vor allem daran, dass ein Mensch bei einer Lösungsstrategie bleibt, wenn er sich einmal für sie entschieden hat. Besonders hilfreich ist die Frage: „Was müssen Sie tun, um die problematische Situation zu verschlimmern?"

Klare und konkrete Definition des Ziels

Genauso, wie wir für die therapeutische Arbeit eine klare und konkrete Definition des Problems brauchen, brauchen wir auch eine Definition einer Lösung. Sie muss ebenfalls so klar und konkret wie möglich sein. Lösungsdefinitionen wie „glücklich sein" oder „keine Probleme mehr haben" sind zu allgemein und unrealistisch.

Manche Menschen sind andererseits durch ihre negativen Erfahrungen so pessimistisch geworden, dass sie ihre Ziele zu klein setzen. Sie sagen vielleicht „das wird ja doch nichts mehr mit mir" oder „von jetzt an gibt es nur noch Unglück" und nennen das realistisch, sodass die Vermutung nahe liegt, dass der Pessimismus ein Teil des Problems ist.

Ein hilfreicher Weg, eine klare und konkrete Definition der Lösung zu bekommen, ist die Frage: Woran würden Sie erkennen, dass Ihr Problem gelöst ist? Was wird dann passieren? Und wenn der Patient auch unter Mühen keine Definition zustande bringt, stellen Sie ihm die Wunderfrage (siehe Kapitel 3.5.4).

Strategie und Durchführung des Plans

Die Entwicklung einer Strategie und die Durchführung des Plans zur Behebung des Problems ist der vorläufige Abschluss der Behandlung. Zur Erarbeitung einer Lösungsstrategie ist es sinnvoll, eine Reihe von Strategien, die sich bewährt haben, zur Verfügung zu haben. Es haben sich in den letzten Jahren, vor allem durch die Forschung der Palo-Alto-Gruppe, zwei Strategien der therapeutischen Intervention herausgebildet. Es sind die Umdeutung und die Symptomverschreibung.

Umdeutung bedeutet schlicht gesagt, den Dingen eine andere Bedeutung zu geben als diejenige, unter der die Patienten leiden. Sie besteht also darin, den begrifflichen und gefühlsmäßigen Rahmen, in dem eine Sachlage erlebt und beurteilt wird, durch einen anderen zu ersetzen, der den unveränderlichen Tatsachen ebenso gut oder sogar besser gerecht wird, und dadurch ihre Gesamtbedeutung ändert. Die beschriebenen Tatsachen ändern sich nicht, nur ihr Bedeutungsrahmen.

Umdeutungen funktionieren nicht nach dem Prinzip „sieh doch ein...". Wir können zwar einsehen, das ändert aber nichts. „Ja, ich sehe es ja ein, aber..." ist eine häufig genutzte Redewendung. Umdeutung funktioniert nach dem Prinzip der Erfahrung: ich lasse meinen Patienten eine Erfahrung machen, die seine Wirklichkeitskonstruktion durcheinander bringt. Indem aber klar wird, dass die Wirklichkeit eine Konstruktion ist, verliert sie einen Teil ihrer definierenden Macht.

Die **Symptomverschreibung** beruht darauf, dass dem Patienten aufgetragen wird, das Symptom, das er fürchtet oder weg haben will, selbst zu provozieren, sodass er erleben kann, dass er die Symptome selbst beherrscht.

Beispiel

Am Beispiel von Schlafstörungen könnte das so aussehen:

- Patient: „Ich kann abends einfach nicht einschlafen."
- Therapeut: „Was tun Sie dann normalerweise?"
- Patient: „Ich gehe extra früh ins Bett, um wenigstens einmal durchzuschlafen oder um genügend Schlaf zusammenzubekommen."
- Therapeut: „Dann bleiben Sie so lange wie möglich wach! Schlafen Sie eine ganze Nacht lang auf gar keinen Fall ein und auch nicht vor morgen Abend um zweiundzwanzig Uhr! Lesen Sie oder sehen Sie fern oder spielen Sie ein Computerspiel, aber schlafen Sie nicht!"
- Patient: „Aber dann ist doch der ganze nächste Tag im Eimer."
- Therapeut: „Das ist er doch sowieso, nicht wahr?"

Wenn der Patient am nächsten Abend ins Bett geht, wird er wahrscheinlich schlafen wie ein Stein. Damit ist ein nicht funktionierender Lösungsversuch angesichts eines Spontanphänomens (Einschlafen, sich Verlieben, Appetit haben, etwas gerne mögen sind weitere Spontanphänomene) außer Kraft gesetzt und die Selbstdefinition als schlafgestörter Mensch durchbrochen. Die Verschreibung eines möglichen Rückfalls in die alte Symptomatik entlastet den Patienten und nimmt ihm den problemerzeugenden Erwartungsdruck. Das Prinzip lautet: wenn Du vor etwas Angst hast, dann tu es!

Systemische Gesprächsrichtlinie im Überblick:

1. *Klare und konkrete Definition des Problems.*
2. *Beschreibung der bisher versuchten Lösungen.*
3. *Klare und konkrete Definition des Zieles.*
4. *Strategie und Durchführung eines Plans zur Herbeiführung des Zieles.*

Umdeutung: *Ich kann die Situation, in der ich mich befinde, auch völlig anders bewerten. Fakten sind nicht zu ändern, Bewertungen wohl.*

Symptomverschreibung: *Ich produziere das Symptom, unter dem ich leide, selbst. Damit unterliegt es meiner Einflussmöglichkeit.*

3.7 Kommunikationstipps

Die folgenden Kommunikationstipps beziehen sich auf die Kommunikation im Rahmen der Behandlung, Therapie und Beratung, sind aber eigentlich für jedes Gespräch hilfreich (**Tab. 25**). Sie erleichtern das Gespräch und machen es effizienter.

Die Tipps sind zum Teil an Sie als Therapeut gerichtet, zum Teil sollte ihre Einhaltung beim Patienten unterstützt werden. Wenn Sie feststellen, dass ein Patient die Kommunikationstipps verlässt, leiten Sie ihn sanft, nicht dirigistisch zur Einhaltung der Regeln zurück.

Tab. 25 Kommunikationstipps für Therapeuten.

Vorgehen	Beispiele
Sprechen Sie nicht per „man", „du" oder „wir", sondern **sprechen Sie per „ich"**. Die Wahl von man, du oder wir ist eine Methode, Verantwortung für die eigenen Aussagen zu vermeiden. Es ist eine Methode, sich von dem Gesagten zu distanzieren. Wenn Sie per „ich" sprechen, wird Ihr Kontakt zum Kommunikationspartner näher, vertrauenerweckender.	• Sagen Sie nicht: „Man muss Verständnis dafür haben", sondern sagen Sie: „Ich verstehe Sie recht gut." • Sagen Sie nicht: „Das macht einen total fertig", sondern sagen Sie: „Das macht mich total fertig." • Sagen Sie nicht: „Da musst du dich doch fragen ...", sondern sagen Sie: „Da frage ich mich ..."

Tab. 25 (Fortsetzung)

Vorgehen	Beispiele
Machen Sie **persönliche Aussagen**, stellen Sie keine inquisitorischen Fragen. Inquisitorische Fragen verdeutlichen dem Gefragten seine unterlegene Position.	• Fragen Sie nicht: „Was würden Sie an meiner Stelle machen?", sondern sagen Sie: „Ich habe Schwierigkeiten, das zu verstehen. Können Sie mir das erklären?" • Fragen Sie nicht: „Warum sind Sie so verschlossen mir gegenüber?", sondern sagen Sie: „Es macht mich unsicher, dass Sie sich so schweigsam verhalten. Mache ich etwas falsch?"
Interpretieren Sie nicht die Worte Ihres Patienten, sondern zeigen Sie persönliche Reaktionen. So ist sichergestellt, dass niemand stark verletzt wird. Interpretationen beschreiben nur die Sichtweise des Empfängers, nicht aber die des Senders; sie sind Quelle vielfältiger Missverständnisse und führen oft zu Streit.	• Sagen Sie nicht: „Sie schweigen wahrscheinlich, weil Sie sich ertappt fühlen" oder „weil Sie Angst haben, zu versagen", sondern sagen Sie: „Ich finde es schade, dass Sie schweigen." • Sagen Sie schon gar nicht: „Sie wollen ja nur Aufmerksamkeit", denn es ist grundsätzlich fraglich, warum das Bedürfnis nach Aufmerksamkeit mit dem Wörtchen „nur" diskreditiert werden sollte, sondern sagen Sie: „Es fällt mir auf, dass Sie diese Situation immer wieder beklagen."
Störungen haben Vorrang. Störungen beeinflussen den Fluss der Kommunikation oftmals nachhaltig und untergründig, sodass er Richtungen nimmt, die nicht beabsichtigt waren und oft nicht mehr überschaubar sind. Den meisten Menschen ist die Frage vertraut: „Wie kommen wir eigentlich jetzt auf dieses Thema?" In einem Gespräch unter Freunden ist das völlig in Ordnung, in einem Gespräch zwischen Patient und Therapeut kann es ein Hinweis auf eine Störung sein.	• Fragen Sie ihren Patienten, ob es etwas gibt, was ihn stört.
Stellen Sie **keine Warum-Fragen**, sondern Was-, Wann- und Wie-Fragen. Die Frage nach dem Warum richtet die Aufmerksamkeit auf spekulative Ursachen, die in der Vergangenheit liegen und nicht zu verändern sind. Warum-Fragen können negativ manipulieren und heimlich kritisieren. Diese sogenannten Warum-Fragen müssen nicht mit dem Wort warum beginnen. Sie können uns in unterschiedlichem Gewand begegnen. Ihnen ist gemeinsam, dass sie die Ursache oder Schuld eines Zustandes ergründen wollen.	• Fragen Sie nicht: „Was ist die Ursache dieser Störung?", sondern fragen Sie (entweder sich selbst oder Ihren Patienten): „Welches gegenwärtige Verhalten ist für die Störung verantwortlich?" • Fragen Sie nicht: „Wer ist daran schuld?", sondern fragen Sie: „Was ist mein Anteil an dem Geschehen?" • Fragen Sie nicht: „Was steckt in Wirklichkeit dahinter?", sondern fragen Sie: „Was geht hier eigentlich vor? • Fragen Sie nicht: „Warum sind Sie so schlecht gelaunt?", sondern fragen Sie: „Ich habe das Gefühl, dass sich Ihre Stimmung verändert. Täusche ich mich da? Möchten Sie mir sagen, was gerade geschieht?" • Fragen Sie nicht: „Warum sind Sie Alkoholiker?" Sie könnten die Antwort bekommen: „Weil ich als Kind keine Gefühle zeigen durfte." Das ist ein Glaubenssatz, der unwiderlegbar ist, und damit ist die Diskussion beendet.

Tab. 25 (Fortsetzung)

Vorgehen	Beispiele
Was in der Praxis des Therapeuten gesagt wird, ist **vertraulich**. Heilpraktiker, Psychologische Berater und Psychotherapeuten unterliegen der Schweigepflicht. Es kann für manche Patienten hilfreich sein, sie darauf hinzuweisen, dass ihre Offenbarungen auf jeden Fall im Praxisraum bleiben. Sie dürfen natürlich über ihre eigenen Erfahrungen sprechen, nicht jedoch über die anderer Patienten und auch sonst niemandem gegenüber, für den der Patient nicht sein ausdrückliches Einverständnis gegeben hat. (Wir erwähnen diesen Sonderfall, weil es sein kann, dass ein Patient Sie bittet, in einer Angelegenheit für ihn gegenüber einer dritten Person zu sprechen.) Es gibt die Ausnahme „Gefahr im Verzug". Wenn Sie Kenntnis erhalten von Tatsachen, die für Sie, den Patienten selbst oder andere eine Gefahr bedeuten, sind Sie verpflichtet, die Gefahr abzuwenden und die dafür notwendigen Schritte einzuleiten: das kann die Benachrichtigung des Gesundheitsamtes oder des Amtsarztes bzw. Notarztes sein, aber auch notfalls die der Polizei.	• „Was Sie mir hier anvertrauen, wird unter uns bleiben. Kein Mensch wird davon erfahren." • „Alles, was Sie hier sagen, ist vertraulich."
Vermeiden Sie **verallgemeinernde Klischees**. Verallgemeinerungen sind Ausdruck der Bequemlichkeit und lassen den Kontakt zwischen den Gesprächspartnern abreißen. Wenn Sie konkret sind, sind Sie viel eher im Kontakt mit Ihrem Patienten.	• Sagen Sie nicht: „Bei erwachsenen Männern ist das eben so", sondern sagen Sie: „Ich habe damit Schwierigkeiten." • Sagen Sie nicht: „Ich finde unser Gespräch unproduktiv", sondern sagen Sie: „Ich würde dazu gerne auch Ihre Meinung hören." • Sagen Sie nicht: „Ich finde so etwas feige", sondern sagen Sie: „Ich habe den Eindruck, dass Ihnen das Angst verursacht. Stimmt das? Mögen Sie mir sagen, was Ihnen diese Angst verursacht?"
Beachten Sie die **nonverbale Kommunikation** bei sich selbst und anderen.	• Meistens bedeutet Gähnen nicht mehr als Übermüdung oder Sauerstoffmangel, aber man kann auch beobachten, wie bei einem bestimmten Thema plötzlich alles Gähnen vorbei ist. Oder anfängt, je nach dem. • Was bedeutet es, dass der Gesprächspartner immer wieder zur Uhr schaut? Hat er einen wichtigen Termin oder kann er das Ende des Gespräches nicht erwarten? • Die Sitzhaltung des Kommunikationspartners ist meistens variabel. Wenn er nicht motorisch eingeschränkt ist, was bedeuten dann die übergeschlagenen Knie, die vor der Brust verschränkten Arme, der ausweichende Blick? • Geben Sie Ihrem Gegenüber ein Feedback über das, was Sie wahrnehmen und fragen Sie nach, wenn Sie wissen wollen, ob es etwas bedeutet und was es bedeutet.

Sie können die folgenden Kommunikationstipps an den Patienten weitergeben und ihn darin unterstützen, sie einzuhalten (**Tab. 26**). Besonders wichtig ist das beim ersten Kommunikationstipp nicht per „man", sondern per „ich" zu sprechen. Erläutern Sie dem Patienten, dass die Verwendung von man, du oder wir eine Art Sicherheitsabstand darstellt und es in der therapeutischen Situation, die einen geschützten Raum darstellt, sinnvoller ist, seine Aussagen aus der Ich-Perspektive zu formulieren. Hier braucht mancher Patient eine langfristigere Unterstützung.

Die letzten beiden Empfehlungen sollten Sie zunächst an sich selbst ausprobieren. Es ist nur ein Versuch, Sie müssen nichts aufgeben oder riskieren. Wenn Ihnen der Versuch nicht mehr gefällt, können Sie jederzeit aufhören. In der folgenden Version können Sie daraus eine Übung für sich selbst, Ihre Angehörigen und Ihre Patienten machen.

Machen Sie ein Experiment: Ersetzen Sie, mindestens gedanklich, für eine Woche den Satz „Ich kann nicht" durch „Ich will nicht" und den Satz „Ich weiß nicht" durch „Es ist mir noch nicht bewusst." Beobachten Sie, was geschieht und was sich dadurch in Ihrem Leben verändert.

Mit den Sätzen „ich kann nicht" und „ich weiß nicht" macht man sich gedanklich eher zum hilflosen Opfer der Wechselfälle des Lebens. Das hat den Charakter einer selbst erfüllenden Prophezeiung. Der Sinn dieses Austauschs besteht im Wesentlichen darin, anders über sich selbst zu denken. Dadurch verändert sich das Handeln, dadurch verändert sich die Wirklichkeit. Wir können nicht wissen, wie viel von dem, was wir tun, in unserer alleinigen Verantwortung liegt. Solange wir aber handeln oder denken, als hätten wir einen Einfluss auf den Verlauf der Ereignisse, werden wir unsere individuellen Möglichkeiten nutzen.

Zum Nachdenken

- Aus welcher Situation Ihres Lebens kennen Sie den Versuch oder den Wunsch, nicht zu kommunizieren? Wie ist es ausgegangen?
- Woher kennen Sie Überschneidungen von Inhalts- und Beziehungsaspekt eines Gespräches?
- In welchem Bereich der Kommunikation mit Ihrem Lebenspartner besteht Symmetrie, in welchem besteht Asymmetrie?
- In welcher Form sind Ihnen aus Ihrer eigenen Erfahrung Streitigkeiten darüber, wer angefangen hat, als Auslöser langfristiger Streits bekannt?
- Was denken Sie über die Verantwortung für Ihre Gesundheit?
- In welchem der beschriebenen Arbeitsgebiete eines Coaches könnten Sie zurzeit Unterstützung brauchen?
- Kennen Sie einen Menschen, dem Sie besonders gerne oder besonders ungern zuhören? Was macht der anders als die anderen Menschen? Wie ist seine Stimme, wie spricht er, wie ist sein Tonfall?
- Wie sprechen Sie? Sind Sie sich der Wahl Ihrer Worte bewusst? Verfügen Sie über Ihre Stimmlage? Wissen Sie, was der gleiche Satz, einmal mit hoher und einmal mit tiefer Stimme ausgesprochen, bei Ihrem Kommunikationspartner auslöst?
- An welchen Stellen Ihres Lebens neigen Sie dazu, zu sagen „Ich kann nicht" und „Ich weiß nicht"?

3.8 Kommunikationsfehler

Zu den Fehlern der nicht nur therapeutischen Kommunikation gehören:

- **Analysen** oder **Interpretationen** vornehmen nach dem Prinzip „Das haben sie doch nur getan, um ..." „Das Kind will doch nur Aufmerksamkeit" ist einer von den fatalen Sätzen, die zu wissen scheinen, was ein Kind in Wirklichkeit will und dass es das nicht zu fordern habe. Sie vermitteln dem Gesprächspartner das Gefühl, dass Therapeuten Menschen sind, die alles genau wissen, vor allem, was sich in einem anderen Menschen abspielt. Auch wenn der Patient das gerne hätte, ist es doch nicht so, und der Anspruch birgt Probleme. Außerdem ist es respektlos.
- **Aufforderungen** und **Ratschläge** erteilen: „Tun Sie doch einfach mal folgendes!" – „Seien Sie doch einfach mal so und so!" Sie geben dem Gesprächspartner das Gefühl der Unterlegenheit; das Wort „einfach" macht den Patienten zum Dummkopf und den Ratschlag zu einer gefährlichen Vereinfachung und damit zu einem Problemerzeuger. Alternativen oder Lösungsmöglichkeiten als Angebot überlassen es dem Gesprächspartner, ob er sie annimmt.

Tab. 26 Kommunikationstipps für Patienten.

Vorgehen	Beispiele
Berücksichtigen Sie Ihre Gefühle und geben Sie ihnen Ausdruck. Setzen Sie Ihre Gefühle in Sprache um. Intellektualisieren Sie nicht, das ist eine Methode, sich von seinen Gefühlen zu distanzieren. Gefühle steuern unser Leben zu mindestens 60 Prozent. Meinungen und Gedanken sind oft nur die notdürftige Verkleidung von Gefühlen.	• Sagen Sie nicht: „Ich finde das ziemlich albern von mir", sondern sagen Sie: „Ich staune darüber, dass ich solche Gefühle habe." • Sagen Sie nicht: „Frauen machen so etwas eben nicht gerne", sondern sagen Sie: „Ich habe Angst davor."
Störungen haben Vorrang. Wenn etwas Sie irritiert oder stört, sprechen Sie es an.	• Sie könnten zum Beispiel sagen: „Ich habe Angst ..." • „Ich fühle mich unwohl bei ..." • „Es beunruhigt mich, dass ..." • „Ich würde jetzt gerne ..."
Sie können jederzeit **Nein sagen**, wenn es Ihnen zu schnell geht oder Sie für eine Aufgabe oder Überlegung im Moment nicht bereit sind. Oder wenn Sie das Gefühl haben, dass das Gespräch in eine falsche Richtung läuft. Sie können einen Therapievorschlag oder eine Aufgabe ablehnen.	• „Nein, das möchte ich nicht."
Jeder Mensch besitzt ein gewisses Maß an **Selbstverantwortlichkeit.**	• „Mein Anteil am Geschehenen ist ..."
Sagen Sie nicht: **„Ich kann nicht ..."**, sondern **„Ich will nicht ..."**	• Nicht: „Ich kann nicht mit meiner Mutter darüber sprechen", sondern „Ich will nicht mit meiner Mutter darüber sprechen." • Nicht: „Ich kann mein Verhalten nicht ändern", sondern „Ich will mein Verhalten nicht ändern."
Sagen Sie nicht: **„Ich weiß nicht ..."**, sondern **„Es ist mir noch nicht bewusst ..."**	• Also nicht „Ich weiß nicht, was ich da tun soll", sondern „Es ist mir noch nicht bewusst, was ich da tun soll."

- Eine **Negation der Gefühle** betreiben: „Sie brauchen nicht traurig zu sein!" Vor allem bei suizidalen und depressiven Tendenzen wird dieses Verhalten gern von der Umwelt an den Tag gelegt. Dem Gesprächspartner wird so die Berechtigung, ein bestimmtes Gefühl zu haben, genommen. Das Ergebnis wird sein, dass der Gesprächspartner seine Gefühle unterdrücken oder verschleiern wird, oder dass er versuchen wird, durch eine Verstärkung der Gefühle ihre Richtigkeit und Berechtigung zu beweisen. Außerdem wird eine Wertung von Gefühlen unterstützt, die nicht sinnvoll ist.
- **Überredungen** durchführen: „Wenn Sie es endlich machen würden, ginge es Ihnen besser!" Auch hier tritt wie bei Ratschlägen das Gefühl auf, versagt zu haben. Auch hier ist das Risiko der gefährlichen Vereinfachung gegeben. Darüber hinaus ist die Frage, was einen Menschen daran hindert, „das" endlich zu machen, nicht beantwortet.
- **Retourkutschen** als Kampfmittel der Belehrung: „Das letzte Mal haben Sie gesagt, dass es Sie nicht stört, jetzt stört es Sie doch!" Hier wird das im Vertrauen Geäußerte gegen den Sprecher verwendet. Darüber hinaus steht es jedem Menschen frei, seine Meinung oder Sichtweise zu ändern, dies ist geradezu ein Moment der veränderten Problemsicht.
- **Moralisierendes** Verhalten anbringen: „Wie können Sie angesichts der Mühe, die sich Ihre Mutter gegeben hat, nur so denken!" Die Gefühle der Scham und des Zweifels verstärken wahrscheinlich sowieso schon vorhandene Minderwertigkeitsgefühle des Patienten und führen nur dazu, seine Kraft in ein weiteres Versteckspiel zu stecken.
- **Von sich reden**: „Mir geht es da ganz anders, mich macht das ärgerlich!" Der Gesprächspartner wird nur als Aufhänger benutzt. Das kann er in jeder Kneipe gratis haben.

Schauen wir uns das an einem Beispiel an und vergleichen damit Möglichkeiten fördernder Kommunikation (**Tab. 27**). Ein Patient sagt über seine Lebenssituation: „Ich habe bei Gesprächen mit meiner Frau oft das Gefühl, auf taube Ohren zu stoßen."

3.8.1 Lasterkatalog kommunikativer Verhaltensweisen

Darüber hinaus gibt es den Lasterkatalog von kommunikativen Verhaltensweisen von Rogers, den wir hier frei formuliert wiedergeben:

- Sie sollten nicht **dirigieren**, Ratschläge erteilen, Mahnungen aussprechen, Befehle erteilen, Lösungen vorgeben, Überredungen durchführen.
- **Debattieren** Sie nicht mit Ihrem Patienten, verzichten Sie auf Rechthaberei und „Ja-aber-Sagen"; das bedeutet meistens, das dysfunktionale Spiel des Patienten mitzuspielen.
- **Dogmatisieren** Sie nicht und verteilen Sie keine Lehrsätze. Auch Therapeuten sind nicht im Besitz ewiger Wahrheiten.

Tab. 27 Hemmende und fördernde Antworten.

hemmende Antworten	förderliche Bemerkungen
• „Das kommt Ihnen bestimmt nur so vor, das ist in Wirklichkeit gar nicht so schlimm!" (Verneinung der Gefühle) • „Nun seien Sie doch nicht so zimperlich!" (Aufforderung, Ratschlag, Simplifikation) • „Wie können Sie bei ihrer Belastung auch noch so fordernd sein!" (moralisierendes Verhalten) • „Sie sagen einmal dies und einmal das; das letzte Mal war Ihre Beziehung noch großartig!" (Benutzung einer offenen Äußerung der Vergangenheit) • „Sie sind eben zu sehr der Kritiker, versuchen Sie doch mal, es positiv zu sehen!" (Analyse und Ratschlag) • „Also ich fühle mich in meiner Familie sehr wohl, bei mir passiert so etwas nicht." (von sich sprechen) • „Das habe ich auch schon mal erlebt, und das muss ich Ihnen noch unbedingt erzählen …" (Themenwechsel)	• „Haben Sie schon einmal mit ihr darüber gesprochen? Was hat sie dazu gesagt?" (Informationssuche) • „Sie haben das Gefühl, als ob Sie Ihre Frau nicht erreichen, als ob es an ihr ungehört abperlt, was Sie sagen!" (Verbalisation und Paraphrase) • „Wie geht es Ihnen dabei?" (weiterführende Frage) • „Ja, ich kann mir vorstellen, dass das ärgerlich ist." (bestätigen)

- Vermeiden Sie schnelles und verallgemeinerndes **Diagnostizieren**, Festlegen auf eine Art von Störung: Was wir vom Patienten sehen, ist immer nur der eine, leidvolle Aspekt. Viele Stärken werden nie in die Therapie eingebracht.
- Hüten Sie sich vor **Interpretationen** und subjektiven Auslegungen. Sie geben oft mehr über Sie selbst zu erkennen, als dass sie den Patienten nutzen.
- Verzichten Sie auf **Generalisierungen** und Verallgemeinerungen.
- **Bagatellisieren** Sie nicht, sagen Sie nicht, es sei ja alles nur halb so schlimm, verweisen Sie nicht auf den Silberstreif am Horizont. Das führt dazu, dass der Patient sich nicht ernst genommen fühlt und in die fatale Situation kommt, Ihnen beweisen zu müssen, dass es doch so schlimm ist, wenn nicht sogar schlimmer.
- **Moralisieren** und Werturteile aussprechen hilft nur sehr selten, allenfalls dann, wenn es positiv und im Interesse des Patienten geschieht.
- **Müdigkeit** führt zur inneren Emigration, zum Abschalten; geben Sie Ihrem Patienten Müdigkeit und ähnliche Störungen bekannt, bevor Sie anfangen, gleichgültig zu sein. Meistens reicht schon die einfache Offenbarung, um die Störung bedeutungslos werden zu lassen.
- **Rationalisieren** Sie nicht und versuchen Sie nicht, Ihre oder die Gefühle des Patienten abzuschalten. Sie werden das auf lange Sicht sowieso nicht schaffen.
- **Projizieren** Sie nicht. Projektion bezeichnet allgemein das Abbilden bzw. Verlagern von Empfindungen, Gefühlen, Wünschen und Interessen, also von inneren Vorgängen in die Außenwelt. Bei Projektionen haben Sie es also mehr mit sich selbst als mit dem Patienten zu tun, der ja Teil Ihrer Außenwelt ist.
- **Identifikationen** fühlen sich zwar für den Patienten gut an, er hat das Gefühl, dass ihm jemand ganz nahe ist, aber sie machen den sich Identifizierenden auch handlungsunfähig und lassen ihn den Überblick verlieren. Wenn Sie feststellen, dass Sie sich in einer Identifikation befinden, beobachten Sie, ob es sich um einen dauerhaften Zustand handelt. Wenn ja, dann nutzen Sie die Möglichkeiten der Supervision.
- **Fixieren** Sie sich nicht auf eine Rolle, halten Sie sich die Möglichkeiten des Rollenwechsels offen, Sie verlieren sonst an Handlungsfreiheit, die Sie als Therapeut brauchen.
- Sie sollten nicht **abstrahieren** oder mit einem Patienten Fachgespräche führen. Sie sind Anwalt in seiner Sache, nicht ein Dozent in Ihrem Fach. Fachgespräche werden oftmals in großen Monologen gehalten und sind nicht Gegenstand der Praxis, sondern des Symposiums oder des Hörsaals.
- **Examinieren** oder verhören Sie Ihren Patienten nicht, das ist nicht Ausdruck von Interesse, sondern Ausdruck des Versuchs, ihn zu überführen. Interessierte Fragen sind kein Examen und kein Verhör.
- **Randprobleme** haben nur wenig Raum in der Therapie. Wenn Sie sie zur Sprache bringen, sollten Sie sicher sein, dass es sich nur aufgrund eines Missverständnisses um ein Randproblem handelt. Meistens sind es die Randprobleme, die eine Situation verkomplizieren und unübersichtlich werden lassen. Wenn Sie sich mit ihnen beschäftigen müssen, dann weisen Sie ihnen ihren Platz zu.
- Verzichten Sie auf das **Umfunktionalisieren** von Gesprächen in Ihrem eigenen Interesse, auf den Versuch, das Gespräch in eine bestimmte Richtung zu bringen. Sie werden vom Patienten unter anderem für die Aufmerksamkeit für seine Probleme bezahlt.

Übung

Üben Sie, auf eigene Kommunikationsfehler zu achten. Nehmen Sie sich zum Beispiel für den nächsten Abend oder die nächste Gelegenheit unter Freunden einmal vor, auf zwei der oben genannten Laster zu achten und sie gegebenenfalls zu umgehen. Beobachten Sie, wie sich das Gespräch gegenüber vorherigen Gesprächen dadurch ändert und was das mit Ihnen macht.

3.9 Individuelle Umsetzung

Damit die bisher vorgestellten Gesprächs- und Kommunikationsmodule nicht nur blasse Theorie bleiben, bieten wir Ihnen an dieser Stelle die Möglichkeit, in einem Rückblick zu rekapitulieren, welche der angebotenen Kommunikationskompetenzen in Ihrem Leben einer Verbesserung bedürfen.

Gesprächsmodule

Erstellen Sie eine Liste aller Gesprächsmodule (Paraphrase, Verbalisation, Empathie zeigen, kreative Lösungen mit dem Patienten suchen ...), die Sie gerne häufiger einsetzen wollen, bilden Sie dann eine Übungsreihenfolge der Module. Beschreiben Sie z. B., in welcher Situation Sie mehr auf welches besondere Gesprächsmodul achten wollen. („Mit meinen Freunden mehr Empathie, mit meinem Partner mehr Ausreden lassen, mit den Eltern freundlicher sprechen.")

1. ______
2. ______
3. ______
4. ______
5. ______

Kommunikationsfehler

Erstellen Sie eine Liste der Kommunikationsfehler (analysieren, interpretieren, Aufforderungen und Ratschläge erteilen, eine Negation der Gefühle betreiben, überreden, Retourkutschen fahren, moralisieren, von sich reden), die Sie bei sich beobachtet haben. Setzten Sie jetzt eine Reihenfolge fest, in der Sie diese Kommunikationsfehler abstellen werden. Machen Sie es konkret: Den Patienten weniger Ratschläge geben, mit der Mitarbeiterin weniger Retourkutschen fahren, mit dem Patienten X weniger moralisieren ...

1. ______
2. ______
3. ______
4. ______
5. ______

Systemische Gesprächsrichtlinie

Überlegen Sie sich Situationen, in denen Sie die vierstufige Gesprächsrichtlinie erproben können. Achten Sie vor allem auf die Frage nach den bisher versuchten Lösungen. Nehmen Sie sich für die Übung konkrete Patienten vor: Mit Patient X eine klarere Problemdefinition erarbeiten, mit Patient Y eine präzisere und konkretere Zielvorstellung vereinbaren, mit Patient Z noch einmal genau die bisherigen Lösungsversuche auflisten.

1. Problemdefinition ______
2. Lösungsversuche ______
3. Zielvorstellung ______
4. Strategie ______

Entscheiden Sie sich jetzt, auf welche Aspekte Sie in der nächsten Zeit mehr achten wollen.

1. ______
2. ______
3. ______
4. ______

Verhaltensweisen

Erstellen Sie eine Aufgabenliste aller konkreten Verhaltensweisen, die Sie hinsichtlich Körpersprache, Atmung, Stimme und Stimmung verändern, modifizieren oder optimieren wollen. Beschreiben Sie zum Beispiel, wie Sie sich in Zukunft bewegen oder weniger bewegen wollen, wie Sie Ihre Stimme trainieren wollen, was Sie von Ihrer Atmung wissen und verbessern wollen und so weiter.

1. ______
2. ______
3. ______
4. ______
5. ______

Setzen Sie jetzt eine Reihenfolge fest, in der Sie die wichtigsten Schritte vollziehen werden.

Gefühlsäußerungen

Erstellen Sie eine Liste der Gefühle, die Sie in der nächsten Zeit häufiger verkörpern, darstellen, wahrnehmen oder verändern wollen. Beziehen Sie sich dabei auf konkrete Situationen: Bei der wöchentlichen Teamrunde mehr Lob verteilen, bei der Besprechung mit Patient X mehr Verständnis für seine Sorgen entwickeln, dem Patienten Y beim nächsten Termin zu seinem Durchhaltevermögen gratulieren.

1. ______
2. ______
3. ______
4. ______
5. ______

Setzen Sie jetzt eine Reihenfolge fest, in der Sie die wichtigsten Schritte vollziehen werden.

Übung

- Fragen Sie Ihren Partner oder Ihre Partnerin bei der nächsten Gelegenheit, ob ihm oder ihr aufgefallen ist, dass Sie bestimmte sprachliche Angewohnheiten haben, die Ihnen vielleicht noch nicht bewusst geworden sind.
  - Achten Sie dabei darauf, wie es Ihnen geht, wenn Sie fragen.
  - Achten Sie auch darauf, was die Antwort bei Ihnen auslöst.
  - Kommentieren Sie die Antworten Ihres Partners für 24 Stunden nicht.
  - Nehmen Sie in der gewünschten Weise Einfluss auf diese Angewohnheiten.
- Nehmen Sie einmal bewusst einen Menschen wahr, den Sie zum ersten Mal sehen und für eine kurze Zeit beobachten können. Achten Sie bitte auf die Reaktionen, die dieser Mensch bei Ihnen auslöst. Differenzieren Sie möglichst, welcher Teil der Reaktion Ihr eigener Persönlichkeitsanteil ist und welcher durch den anderen Menschen ausgelöst wurde.
- Beobachten Sie, wann Menschen beim Sprechen von Ich-Aussagen zu Man- oder Wir-Aussagen wechseln. Stellen Sie eine wenn auch spekulative Verknüpfung zwischen der Aussage und dem emotionalen Hintergrund her. Befinden Sie sich mit dieser Beobachtung in einem therapeutischen Prozess, so geben Sie dem Patienten ein Feedback und fragen Sie ihn, was der Wechsel zu bedeuten hat.

3.9.2 Erstellen Sie einen Zeitplan

„Ein Weg von zehntausend Meilen beginnt mit dem ersten Schritt“ und „der erste Schritt ist die Hälfte des Weges“. Ein chinesisches und ein aristotelisches Sprichwort treffen aufeinander. Wenn Sie das Ziel in endlos weiter Ferne fixieren, dann kann das demotivierend sein. Schauen Sie auf den nächsten Schritt und denken Sie daran, dass sich das Ziel mit jedem Schritt ändern kann. Wenn Sie aber einmal ein Ziel definiert haben, dann können Sie sich das Erreichen erleichtern.

Legen Sie sich einen Zeitplan der Korrekturen zurecht. Welche Veränderung wollen Sie zuerst angehen: Gesprächsmodule, Gesprächsrichtlinien, Verhaltensweisen, Gefühlsäußerungen? In welchem Rahmen? Wollen Sie die Veränderungen nacheinander angehen oder gemischt? In welchem Zeitraum?

Überfordern Sie sich nicht. Sich zu überfordern, ist eine bewährte Strategie, Misserfolge zu produzieren. Nehmen Sie sich zunächst nur fünf kleine und konkrete Schritte vor und legen Sie fest, bis wann Sie die erledigt haben werden (**Tab. 28**). Wenn der erste Schritt erledigt ist, fü-

Tab. 28 Fünf Schritte auf dem Weg zum Erfolg.

Was soll erledigt werden?	Bis wann? Datum, Uhrzeit
Thema	
1. Schritt	
2. Schritt	
3. Schritt	
4. Schritt	
5. Schritt	
6. Schritt	
7. Schritt	
8. Schritt	
9. Schritt	
...	

gen Sie unten einen neuen hinzu. Führen Sie das so lange durch, bis Sie feststellen, dass sich der Prozess der Veränderungen verselbstständigt hat.

Dieses Modell der fünf Schritte können Sie bei einem gegebenen Veränderungsbedarf bei Ihren Patienten ebenfalls anwenden. Lassen Sie die Patienten so lange immer fünf Schritte vor sich haben, bis die Patienten das Gefühl haben, dass ihre Angelegenheit von selbst ins Laufen gekommen ist.

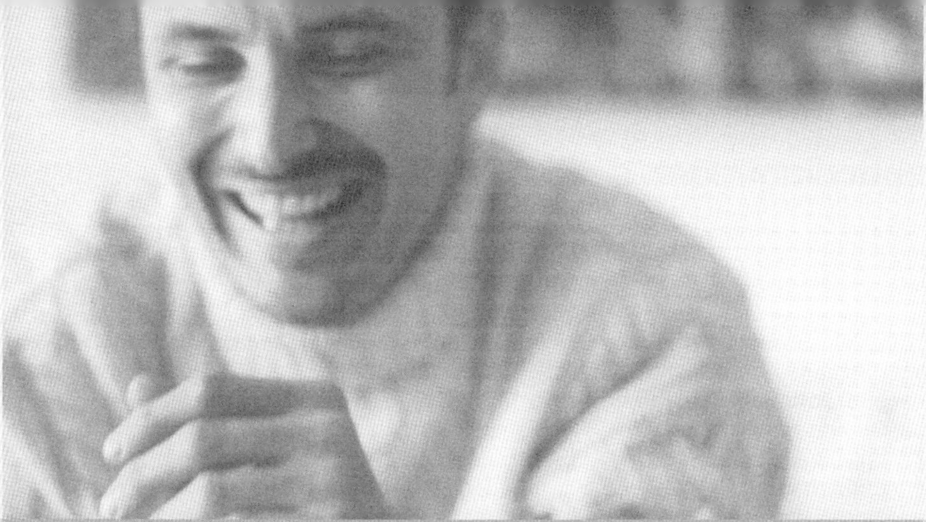

Praxis 2

4 Rahmenbedingungen der praktischen Arbeit

Bevor wir uns der Tätigkeit zuwenden, die Sie gern ausüben möchten, nämlich Patienten oder Klienten zu behandeln oder psychotherapeutisch zu begleiten, wenden wir uns zunächst banaler erscheinenden, aber nicht minder wichtigen Fragen zu: Wie komme ich überhaupt an Patienten oder Klienten, also wie vermarkte ich mein Leistungsangebot? Wie gestalte ich meine Praxisräume? Wie viele Termine will ich täglich bewältigen? Und was soll die Behandlung kosten? Auch wenn Sie bereits in eigener Praxis arbeiten, finden Sie in den folgenden Ausführungen möglicherweise noch hilfreiche Hinweise.

4.1 Marketing, Kontaktaufnahme und Termine

Also: Warum sollte der Patient zu Ihnen kommen? Können Sie sich selbst diese Frage beantworten? Wie machen Sie auf sich aufmerksam? Es gibt verschiedene Möglichkeiten, zunächst einmal die Menschen im Stadtteil Ihrer Praxis auf Sie aufmerksam zu machen. Dazu gehören Informationsbroschüren, Flyer, Vorträge in der Kirchengemeinde oder in Ihrer Praxis zu Themen Ihrer Wahl. Laut Vorgabe Ihres Berufsverbandes dürfen Sie drei Mal in Ihrer lokalen Tageszeitung darüber informieren, dass Sie Ihre Praxis eröffnet haben. Der Wert dieser Möglichkeit wird unterschiedlich eingeschätzt.

4.1.1 Werbung – die Praxis bekannt machen

Wie ist der Patient auf Sie aufmerksam geworden? Es ist interessant, sich ein Feedback darüber geben zu lassen, welche Ihrer verschiedenen möglichen Marketingmaßnahmen zu einem Patientenbesuch geführt haben. Wenn Sie diese Informationen sammeln, wissen Sie, wovon Sie mehr machen sollten. Es gibt eine Reihe von Möglichkeiten des Marketings, die Sie je nach Umgebung unterschiedlich intensiv nutzen sollten.

Entwickeln Sie einen **Flyer**, ein Faltblatt, das Sie an den richtigen Stellen in der Umgebung Ihrer Praxis auslegen. Bioläden, Kindergärten, das Gemeindehaus Ihrer Kirchengemeinde sind geeignete Plätze, an denen Interessierte Ihre Informationen gezielt aufnehmen. Der Standard ist DinA4, auf drei Drittel gefaltet. In diesen Faltblättern finden Sie häufig zusätzlich zu den Informationen über die Praxis auch Ankündigungen von Seminaren oder Workshops. In einigen Läden gibt es die Möglichkeit, gezielt solche Flyer auszulegen.

Sie können **Vorträge** anbieten, die Ihnen Bekanntheit bei Ihrem Publikum verschaffen. Diese Vorträge können Sie in der Volkshochschule abhalten, besser und gezielter noch in der Kirchengemeinde oder den Kindergärten und auf den Elternabenden der Schule Ihres Stadtteils. Die Themen sollten allgemein interessant und leicht verständlich sein und Angebote enthalten, die schnell umgesetzt werden können. Oder Sie wenden Sich an örtliche Selbsthilfegruppen oder Beratungsstellen, die sich mit Ihrem Thema beschäftigen, um die Zusammenarbeit anzuregen oder um dort einen Vortrag zu halten.

Wenden Sie sich an **Selbsthilfegruppen**. Es gibt eine Menge von Interessenten. Stellen Sie gegebenenfalls Ihre Räume zur Verfügung. Selbsthilfegruppen suchen oft nach geeigneten Räumen. Wenn es noch keine Selbsthilfegruppe für Ihr Spezialthema gibt, gründen Sie eine. Als nicht selbst Betroffener dürfen Sie diese allerdings nicht leiten, da in einer solchen Gruppe alle Mitglieder gleich sein müssen, in diesem Fall heißt das, dass Sie persönlich betroffen sind. Es gibt überregionale Foren, die die Angebote von Selbsthilfegruppen koordinieren, und für diese Foren hat der Status der Selbsthilfegruppe eine Bedeutung: Arbeiten Sie als Therapeut mit, dann ist es keine Selbsthilfegruppe mehr. Dennoch können Sie natürlich eine Art Beraterfunktion einnehmen, gelegentlich zu aktuellen Themen referieren oder Ähnliches. Wenn Sie eine solche Gruppe selbst als Experte leiten möchten, können Sie sie als **Therapiegruppe** deklarieren.

Fragen Sie bei Gesundheitsmagazinen und bei den Redakteuren vom Gesundheitsteil Ihrer regionalen Tageszeitung oder Kinder-, Gesundheits- oder Stadtzeitung nach, ob Interesse an **Medienbeiträgen** oder einem Fachartikel besteht. Auch die Redakteure kleinerer Radiosender oder sogar der privaten Fernsehanstalten sind manchmal dankbar, wenn sie bei aktuellen Fragen einen Spezialisten zurate ziehen können. In den meisten Fällen wird Ihnen dafür zwar kein Geld angeboten, aber dafür ist es eine Möglichkeit, sich und Ihre Praxis bekannt zu machen und auf diesem Weg auch Einzelpatienten zu gewinnen.

Bieten Sie **Workshops** mit Kurzthemen in der eigenen Praxis an. Es ist dabei sinnvoll, etwaige Kostenbeiträge niedrig zu halten, ihnen quasi einen symbolischen Gehalt zu geben, denn die eigentliche Zielklientel ist der einzelne Patient. Auch Gesprächsgruppen zu bestimmten Themen können Sie anbieten. Nutzen Sie dabei die Möglichkeit, in Stadtmagazinen Werbung für Workshops und Vorträge zu machen. Die Themen werden dabei natürlich Ihren Interessen entsprechen, denn Sie werden sich auf diese Weise für eine lange Zeit thematisch festlegen.

Schließen Sie sich mit Kollegen zusammen und veranstalten Sie einen **Tag der offenen Naturheilpraxis** oder eine offene Sprechstunde für die kleinen Sorgen und Nöte in Ihrer Umgebung. Seien Sie an dem Sonntag in Ihrer Praxis und stehen Sie den Interessenten Rede und Antwort.

Grundsätzlich steht Ihnen die Möglichkeit offen, unter bestimmten Bedingungen **Anzeigen** in der lokalen Tageszeitung aufzugeben. Diese Bedingungen sind: Praxiseröffnung, Urlaubszeiten und nennenswerte Veränderungen Ihrer Öffnungszeiten sowie Terminbesonderheiten (über Ostern ...). Oder bieten Sie Seminare an und werben dafür in unterschiedlichen Publikationen, beispielsweise im Veranstaltungsblatt Ihrer Stadt.

Lassen Sie sich in **die Gelben Seiten**, städtische Themenangebote oder ähnliche Einrichtungen eintragen.

Therapeutendatenbanken im **Internet** werden von Patienten zunehmend genutzt; tun auch Sie das. Viele Kollegen haben eine Homepage, auf der sie sich und ihre Arbeit einem breiten Publikum vorstellen. Die Datenbanken sind zum Teil mit der Homepage eines Therapeuten verlinkt.

Zeichen oder **Signets** bieten einen Wiedererkennungswert, der auch von großen Firmen eingesetzt wird; denken Sie an die Signets verschiedener Automarken. Die Wiedererkennung wird vor allem in dem Stadtteil, in dem sich Ihre Praxis befindet, von Bedeutung sein. Für die meisten Anbieter von Waren und Dienstleistungen reicht es heute aus, in der Werbung ihr Logo oder ihr Signet zu zeigen, um sich mit der Wiedererkennung von Bekanntheit in Erinnerung zu bringen und den Eindruck zu erzeugen, dass Wiedererkennen Gutfinden bedeutet.

Es gibt Kollegen, die ihr **Praxisschild** neben der Eingangstür ihrer Praxis anbringen und dann noch einmal im Fenster ihrer Praxisräume. Damit werden sie gesehen, und das allein ist oft schon wichtig. Das ist natürlich nur dann sinnvoll, wenn es Laufkundschaft gibt und das Signet also auch gesehen werden kann. Denken Sie daran, dass unter Umständen eine Wahrnehmung nur aus dem fahrenden Auto heraus erfolgt: Einfachheit und Einprägsamkeit zählen. Einige Kollegen haben ein Institut für ihr spezielles Arbeitsgebiet gegründet und nutzen die damit verbundenen erweiterten Werbungsmöglichkeiten.

4.1.2 Telefonischer Erstkontakt

Der Erstkontakt mit dem Patienten findet fast immer am Telefon statt, wenn er sich einen Termin bei Ihnen geben lässt.

Haben Sie schon einmal bei einer Firma angerufen und als erstes gehört: „Herzlich willkommen bei der Deutschen Immatrikulationsgesellschaft für fortgeschrittene soziologische Studien in Heidelberg, Sie sprechen mit Frau Bauerfeind-Schmelzer, guten Tag, was kann ich für Sie tun"? Zu lang, nicht wahr? Sie fragen sich, was Sie da eben gehört haben und mit wem Sie gerade sprechen. Die Information ist untergegangen. Gerade ältere Patienten, das Gros unserer Patienten, sind von einer solchen Informationsflut überfordert. Es gilt: kürzer (als oben) ist besser. Was möchten Sie hören, wenn Sie jemanden anrufen? „Naturheilpraxis Möhringen, Peter Stein, guten Tag." Uns geht es jedenfalls so, dass wir wissen, wo wir anrufen und daher eigentlich nur den Namen des Angerufenen hören wollen. Und sprechen Sie im richtigen Tempo – also langsam und deutlich, ohne aufgesetzt zu klingen.

Lächeln Sie auch am Telefon

Ist Ihnen schon einmal aufgefallen, dass Sie am Telefon angelächelt werden können? Üben Sie das. Stellen Sie sich vor, Ihr Patient steht am Tresen und möchte jetzt persönlich einen Termin von Ihnen erhalten. Lächeln Sie. Nicht wie ein al-

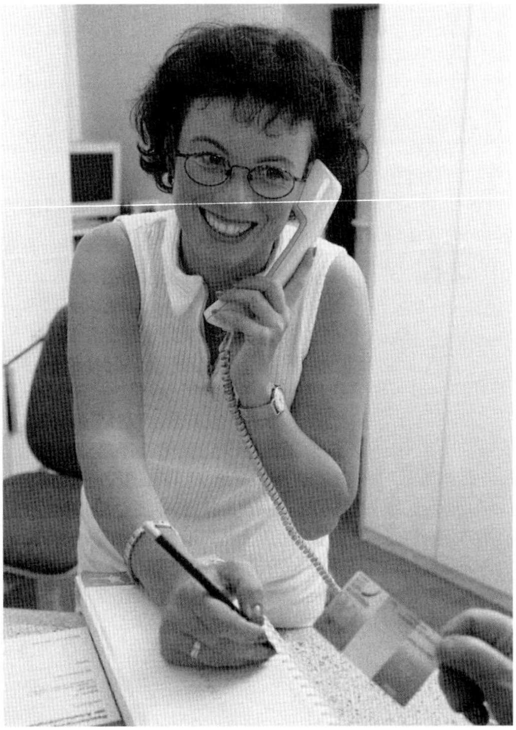

Abb. 20 Lächeln Sie auch am Telefon (Medizin & Gesundheit).

bernes Honigkuchenpferd, sondern freundlich zugewandt, aufmerksam, auf einen Menschen gerichtet, auf Ihren Patienten. Er soll das Gefühl bekommen, dass er für einen Augenblick ganz allein im Zentrum Ihrer persönlichen Aufmerksamkeit steht. Hier am Telefon können Sie Patienten gewinnen – und verlieren.

Anrufbeantworter

Für die Zeiten, in denen Ihre Praxis nicht besetzt ist oder in denen Sie sich gerade in einer Behandlung befinden, brauchen Sie einen Anrufbeantworter. Sprechen Sie Ihren Ansagetext langsam und deutlich auf und bitten darum, eine Telefonnummer zu hinterlassen mit dem Versprechen, so schnell wie möglich zurückzurufen. Ein Versprechen, das Sie gerne einhalten werden, denn hier kommt Ihr nächster Patient.

> ***Tipp***
>
> Verzichten Sie auf Musik im Hintergrund Ihrer Ansage; wir haben festgestellt, dass von den professionellen Anrufbeantwortern unser Geschmack noch nicht getroffen wurde und wir uns eher belästigt fühlten von den fröhlich gemeinten Jingles oder dem getragenen Streichquartett, das wir uns notgedrungen anhören mussten.

4.1.3 Erste Eindrücke von Person und Anliegen

Machen Sie sich bewusst, was Sie hören, wenn Sie Menschen sprechen hören. Eine gute Übung dafür ist es, sich in ein Café zu setzen und mit Ihren Ohren die Umgebung zu sondieren. Nehmen Sie die Stimmen wahr und versuchen Sie, sich ein Bild von dem Sprecher zu machen: Geschlecht, Alter, Größe, Aktivitätsstatus, momentane Stimmung, Bildungsstand und so weiter. Machen Sie sich bewusst, was die Worte, die Sie hören, über den Sprecher aussagen und überprüfen Sie Ihre Wahrnehmung immer wieder an der Realität. Die Fähigkeit, Menschen ohne Ansehen einzuschätzen, ist eine wichtige und hilfreiche Fähigkeit. Sie wird Ihnen bei Ihrer Arbeit in der Praxis von Nutzen sein.

Es besteht die Möglichkeit, gleich beim ersten Gespräch zu sondieren, welche Art von Problemen Ihr Patient hat. Viele Patienten nutzen die Gelegenheit des Nachfragens, sich schon einmal ein wenig von ihren Sorgen von der Seele zu reden, und so ist bereits der erste Kontakt ein heilsamer Kontakt. Es kann darüber hinaus sein, dass Sie verschiedene Therapieangebote haben, die unterschiedliche Terminplanungen nötig machen. So wird ein Erstbesuch, bei dem eventuell eine Blutuntersuchung zur Diagnosestellung notwendig ist, nur oder eher am Wochenanfang sinnvoll sein, weil ein Wochenende eine Auswertung des Untersuchungsmaterials unnötig verzögert oder unmöglich macht.

Bitten Sie Ihren Patienten, die Beipackzettel oder mindestens die Namen aller Medikamente mitzubringen, die er regelmäßig einnimmt. Er soll auch an Mineral- und Vitaminpräparate denken, die er als Nahrungsergänzungsmittel einnimmt. Sie werden die Möglichkeit nutzen müssen zu fragen, weshalb er sie einnimmt.

Außerdem soll er Ihnen bereits vorliegende Untersuchungsergebnisse, Diagnosen und Befunde mitbringen, die Sie sich kopieren können. Bitten Sie den Patienten, Ihnen die Unterlagen bis zum nächsten Termin zu überlassen. Manche Patienten bringen von sich aus Kopien mit.

Wenn Sie Harnuntersuchungen durchführen, fragen Sie den Patienten gegebenenfalls, ob er weiß, was Sie mit Mittelstrahlmorgenurin meinen, denn manche Patienten haben nach ihrem morgendlichen Wasserlassen und in der etwas aufregenden Situation in der unbekannten Umgebung Ihrer Praxis Schwierigkeiten, noch einmal einen Becher zu füllen.

4.1.4 Termine, Verabredungen

Bei Ihrer Praxisgründung werden Sie vorerst, das heißt in der Anlaufphase, die Entscheidung fällen müssen, ob Sie eine reine Terminpraxis führen oder ob Sie sich ein Wartezimmer oder einen Wartebereich einrichten wollen. Vorerst zum einen deshalb, weil sie in der Gründungsphase einer Praxis meist noch nicht so viele Patienten haben, dass sich eine Wartepraxis regeln lässt, zum anderen deshalb, weil Sie das Konzept ja noch ändern können. Die reine Terminpraxis funktioniert nur, wenn Sie telefonisch gut erreichbar sind oder eine zusätzliche Praxishilfe haben, die die Anrufe entgegennimmt und Termine vereinbart.

Sie befinden sich da in einer nicht ganz einfachen Situation: Wenn jemand für Sie am Empfang sitzt und die Termine organisiert, dann kostet das Geld, nämlich das Gehalt für diese Praxishilfe, das Sie bei einer Praxisgründung vielleicht noch nicht haben. Wenn Sie eine solche Praxishilfe nicht oder noch nicht haben, müssen Sie die Termine selbst telefonisch organisieren (siehe Kapitel 4.1.2 Telefonischer Erstkontakt).

Folgetermine

Folgetermine werden auf einem Terminzettel mit Ihrer Praxistelefonnummer notiert. Wenn mehrere Folgetermine, beispielsweise wegen wiederholter Behandlungen, notwendig sind, so können Sie die frühzeitig verabreden. Das nützt beiden Seiten: Sie wissen, welche Termine Sie sich frei halten müssen, und auch Ihr Patient kann seine Zeit besser planen. Außerdem macht eine professionelle Terminplanung einen guten Eindruck.

Terminabsagen

Sollte der Patient absehen können, dass er einen Termin nicht einhalten kann, bitten Sie ihn, rechtzeitig abzusagen. Es gibt zwar die Möglichkeit, beispielsweise in einer psychologischen Praxis für nicht rechtzeitig abgesagte Termine einen Prozentsatz des anfallenden Honorars zu berechnen. Sie müssen dann einen entsprechenden Vermerk auf Ihrem Terminzettel machen, denn diese Regelung gilt anders als bei dem Behandlungsvertrag, über den wir später noch sprechen werden, nicht als stillschweigend vereinbart, wie der juristische Passus lautet.

Aber wir haben von dieser Möglichkeit bisher keinen Gebrauch gemacht. Es hinterlässt auf beiden Seiten einen merkwürdigen Beigeschmack. Wir haben es zwar auch schon erlebt, dass in einer Woche drei Patienten erst im letzten Augenblick wegen Grippe abgesagt haben, in einer grippefreien Saison, aber das ist der Preis, den wir für guten Service zahlen.

Beachten Sie einmal, wie es auf Sie wirkt, dass Ihr Zahnarzt am Empfang einen Zettel liegen hat, auf dem steht: Liebe Patienten, wenn Sie einen Termin nicht wahrnehmen können, dann sagen Sie uns bitte spätestens 24 Stunden vorher Bescheid. Andernfalls müssen wir ein Ausfallhonorar berechnen.

Ausfallhonorar

Andererseits ist es Ihre Zeit, die durch nicht eingehaltene oder kurzfristig abgesagte Termine verschwendet wird. Sinnvoll wird die Regelung von Ausfallhonorar überhaupt erst dann, wenn Sie in der ungewollt frei werdenden Zeit andere Dinge erledigen könnten und nun einfach festsitzen. Dann sind Sie allerdings schon viel beschäftigt und die Überlegungen ändern sich noch einmal. Wir halten es für empfehlenswert, über Ausfallhonorar dann mit dem konkreten Patienten zu sprechen, wenn sich herausstellt, dass er Termine häufiger nicht wahrnimmt oder dass er regelmäßig zu spät kommt. Dann haben Sie eine Verabredung zwischen zwei erwachsenen Menschen, von der die zuverlässigen Patienten nichts wissen.

Termine außerhalb der Praxis

Bei einigen therapeutischen Angeboten sind Verabredungen außerhalb der Praxis denkbar, beispielsweise bei Hausbesuchen oder wenn Sie mit den Methoden der Verhaltenstherapie arbeiten und eine Konfrontationsübung mit dem Patienten durchführen wollen. Notieren Sie auch diese Termine und den verabredeten Ort auf dem Terminzettel, den Sie dem Patienten mitgeben.

4.1.5 Dokumentation

Therapeuten sind dokumentationspflichtig. In dieser Hinsicht findet das Ärzterecht Anwendung auf den Heilpraktiker. Die Dokumentation ist wesentlicher Bestandteil einer therapeutischen Behandlung. Sie muss alle Feststellungen, Ergebnisse und Maßnahmen umfassen, die für die Behandlung des Patienten und ihren Verlauf von Bedeutung sind. Die Diagnosestellung durch den Therapeuten muss sich aus ihr nachvollziehen lassen. Inhalt der Dokumentation sind auch Verordnungen von Arzneimitteln. Sie dient also neben der Überprüfungsmöglichkeit der Diagnostik auch der Überprüfung therapeutischer Maßnahmen.

Die Dokumentation unterliegt in vollem Umfang der Schweigepflicht sowie dem Datenschutz. Die Aufbewahrungsfrist beträgt zehn Jahre. Der Patient hat ein Einsichtsrecht in die über ihn geführten Krankenunterlagen.

Patientenkarteikarten

Es gibt von verschiedenen Verlagen Patientenkarteikarten für unterschiedliche therapeutische Berufe, die zumeist das Format DIN A5 quer haben. Die Karteikarten unterscheiden sich auch in ihrer Ordnungssystematik. Lassen Sie sich Proben zusenden oder studieren Sie das Angebot von Anbietern von Praxisbedarf sorgfältig, bevor Sie sich für ein Karteikartenformat entscheiden. Es wird Sie für eine lange Zeit begleiten, im Idealfall ein ganzes Berufsleben lang. Es kann sein, dass Ihnen eine Änderung des Systems nach zwei Jahren nicht gut gefällt, weil Sie gerne einheitliche Karten und ein einheitliches Sortierungssystem in Ihrem Karteikasten haben.

Jeder Patient bekommt eine eigene Karteikarte. Dazu brauchen Sie noch einen Leitregistersatz mit den Buchstaben A–Z. Diese Registerkarten, müssen Sie sicher und für andere, beispielsweise Ihre Reinigungskraft, unzugänglich aufbewahren.

Wenn Sie sich Karteikarten und Register aussuchen (und zulegen), werden Sie feststellen, dass es vorgedruckte Behandlungsverträge, Honorarvereinbarungen und Patientenerklärungen zur Dokumentation Ihrer Arbeit gibt. Auch wenn diese Formulare im Gegensatz zur Patientenkartei keine Notwendigkeit darstellen, dienen sie doch der Absicherung Ihrer Dokumentationspflicht. Es gibt Komplettlösungen, die

1. Terminkarten,
2. Rezepte,
3. Briefbögen,
4. Praxisbroschüren,
5. Flyer und
6. Poster für das Wartezimmer

mit gewissen individuellen Gestaltungsmöglichkeiten und Ihren persönlichen Daten beinhalten. Sie können verschiedene Pakete (1 bis 3, 1 bis 4 oder 1 bis 6) bestellen.

Computer

Die Möglichkeit, einen Computer in der Praxis zu nutzen, wird sehr unterschiedlich wahrgenommen, allerdings sind Computer heute aus der Firmenführung fast nicht mehr wegzudenken. Es gibt verschiedene Programme und Programmkombinationen, die eine umfassende und datenbankähnliche Terminerfassung und Patientenverwaltung enthalten, die GebüH mit ihren Behandlungen, die Möglichkeit der Rechnungsstellung und -verwaltung anbieten und verschiedene Rezeptvordrucke beinhalten. Einige darin erfahrene Kollegen haben es allerdings vorgezogen, sich für den buchhalterischen Teil ihrer Praxis eigene Dateien zu entwickeln, die sie in Variationen für die Rechnungsstellung, Buchhaltung und die verschiedenen Formulare ihrer Praxis verwenden.

4.2 Raum und Zeit – das Setting

Das Setting, also das Gefüge aus Zeit und Raum, sollten Sie so gestalten, dass darin eine tragfähige therapeutische Beziehung aufgebaut werden kann, die einfühlend, freundlich und aufrichtig interessiert ist.

4.2.1 Zeit

Etwas, was die meisten Menschen von ihrem Heilpraktiker wünschen, ist ausreichend Zeit. Die Schnellabfertigung in vielen ärztlichen Praxen wird häufig als unzureichend empfunden und kann durchaus ein Grund sein, warum der Patient jetzt bei Ihnen sitzt. Wie viel Zeit ein Mensch als ausreichend empfindet, ist jedoch individuell unterschiedlich:

- Einige Menschen sind flink, schnell, kurz entschlossen und mit einer Antwort schlagfertig und schnell bei der Hand.
- Andere sind nachdenklich, ruhig, brauchen ausreichend Zeit, um alles zu reflektieren und wollen erst einmal abwarten, um neue Informationen sacken zu lassen.
- Und dann gibt es Menschen, die mit jeder Zeitvorgabe zurechtkommen.

Diese Unterschiede in der individuellen Zeit sind uns möglicherweise sogar angeboren. Durch Forschung der Chronobiologie, die sich mit der zeitlichen Organisation von Organismen im Allgemeinen und dem Verhältnis des Menschen zu seiner Zeit im Besonderen beschäftigt, ist es inzwischen anerkannt, dass es geborene Morgenmuffel (die Eulen) und geborene Frühaufsteher (die Lerchen), geborene Kurz- und Langschläfer und alle möglichen Mischformen gibt. Der größere Teil der Bevölkerung, vor allem die Kinder und Jugendlichen, gehören zu den Morgenmuffeln und Langschläfern. Diesen Unterschieden sollte natürlich auch in der Therapie Rechnung getragen werden. Trotzdem müssen Sie natürlich für sich einen tragbaren Zeitrahmen festsetzen.

Das Gefühl, unter **Zeitdruck** zu stehen, ist allgegenwärtig. Viele Menschen leiden unter Zeitnot oder haben mit anderen zu tun, die unter Zeitnot leiden. Das Empfinden, unter Zeitdruck zu sein, erzeugt Spannung und macht unkonzentriert. Versuchen Sie also, den Zeitrahmen so zu setzen, dass Sie die an diesem Termin anstehenden Punkte in Ruhe mit Ihrem Patienten besprechen können. So sollten Sie bei der Terminabsprache in Ihrem Kalender eine Notiz über anstehende diagnostische oder therapeutische Maßnahmen machen (Montagmorgen, 7:45, Patient X, Blut – Labor; Patient Y, 8:00, Psychotherapie; Patient Z, 10 : 00, Injektion).

4.2.2 Organisation

Für Ihr Zeitmanagement und die Durchführung der Therapie muss außerdem noch eine Reihe von Fragen beantwortet werden.

- Liegt – als Ergebnis der Diagnose – eine Situation vor, die sich mit einer der von Ihnen angebotenen Therapien bewältigen lässt? Oder ist eine Überweisung geboten? Ist an eine Zusammenarbeit mit einem Arzt zu denken, um medizinische Sachverhalte abklären zu lassen oder um Untersuchungen zu veranlassen?
- Sofern eine Behandlung angezeigt ist: Wie viele Sitzungen wollen Sie dem Patienten anbieten? Wie ist die Sitzungsfrequenz festzulegen – möglicherweise anfangs häufiger, später in größeren Abständen?
- Wie steht es mit Ihrer Präsenz? Ist eine Notfallpräsenz auch außerhalb normaler Dienstzeiten notwendig und gegeben? Wie wichtig sind die rechtzeitige Bekanntgabe von Urlaubszeiten und die Klärung von Vertretungen im Krankheitsfall?
- Erscheint es ratsam, Bezugspersonen, Angehörige oder Eltern, Lehrer usw. mit einzubeziehen? Gibt der Patient sein Einverständnis zu einer solchen Mitarbeit? Sind die angesprochenen Personen bereit mitzuarbeiten?
- Könnte die Teilnahme des Patienten an einer Selbsthilfegruppe nützlich sein? Dabei sollte Sie über die jeweiligen Gruppen informiert sein oder eine Koordinationsstelle kennen, die die Gruppen einschätzen kann, weil Selbsthilfegruppen je nach ihrer Zusammensetzung durchaus nicht immer hilfreich sind.

4.2.3 Sitzmöglichkeiten und ihre Anordnung

Die Anordnung und Auswahl der Sitzgelegenheiten spielt in der Praxis eine Rolle, derer Sie sich bewusst sein sollten, denn schon hier kann über gelingende und misslingende Kommunikation entschieden werden.

Es kann sinnvoll sein, die Gesprächszimmer mit verschiedenen Sitzmöbeln auszustatten. Da gibt es einen Schreibtisch, hinter dem Sie sitzen. Der Schreibtisch kann wuchtig sein und Distanz herstellen, er kann auch filigran oder mit einer Glasplatte ausgestattet sein, um die Distanz nicht zu groß werden zu lassen. Davor sitzt mindestens ein Mensch, manchmal auch zwei.

Das Gespräch am Schreibtisch im Sprechzimmer ist fast immer sachlich, es geht um das Sammeln von Informationen, die Sie schriftlich festhalten. Die Sitzmöglichkeiten sollten dem angemessen sein. Ein Computerbildschirm hat zwischen Therapeut und Patient wirklich nichts zu suchen. Wenn Sie in der Praxis mit einem PC arbeiten, nehmen Sie einen kleinen, flachen Bildschirm und stellen Sie ihn so weit wie möglich an die Seite, sodass er nicht zwischen Ihnen und Ihrem Patienten steht.

Wenn Sie sich in der Beratungs- oder Psychotherapiestunde befinden, werden Sie und Ihr Patient länger an einer Stelle sitzen bleiben. Auch in diesem Gespräch werden Sie sich Notizen machen wollen. Hier hilft ein Klemmbrett. Ein kleines Tischchen dient als Ablage für Notizzettel und Patientenkarteikarte.

Tipps

Ideal wäre es, wenn Sie unterschiedliche Sitzmöbel in den Praxisräumen hätten. In Freischwingern kann der Patient beispielsweise bei längeren Gesprächen angenehm sitzen; allerdings bevorzugen viele ältere Patienten eher einen stabilen Stuhl, in dem sie nicht zu tief versinken und unter Umständen ohne Hilfe nicht mehr hochkommen.

Für Paare oder Eltern mit einem Kind bietet sich z. B. eine Sitzgruppe mit einem Zweisitzer und einem Sessel an. Dann können die Klienten wählen, ob sie nebeneinander oder einander gegenüber sitzen wollen.

Fenster und Beleuchtung

Achten Sie auch auf die Lichtverhältnisse. Wer einem Fenster gegenüber sitzt, kann geblendet werdet. Mit dem Fenster im Rücken liegt das Gesicht im Dunkeln. Optimal ist es, das Fenster seitlich zu haben. Wir halten es für empfehlenswert, eine Lampe anzumachen, sobald ein Patient in der Beratung oder Psychotherapie ist.

Blickkontakt

Manche Patienten scheuen den Blickkontakt, wenn sie über Dinge sprechen, die Trauer oder Scham erwecken, sie sind dem Patienten peinlich oder sie fühlen schuldig, und es kann angebracht sein, dem Gesprächspartner die Gelegenheit zu geben, sich abzuwenden. Diese Möglichkeit ist gegeben, wenn sie die Sitzgelegenheiten so einrichten, dass Sie mit Ihrem Patienten über Eck sitzen. Der Wunsch sollte, wo es möglich ist, respektiert werden.

4.2.4 Nähe und Distanz

Achten Sie darauf, dass die Klienten den räumlichen Abstand zu Ihnen variieren können, indem sie ihre Sitzgelegenheit weiter weg oder näher ran schieben. Empfehlenswert ist eine Distanz, bei der beide Seiten ihre Beine ausstrecken können, ohne sich dabei zu berühren oder vorsehen zu müssen. Beide Parteien sollten jede gewünschte Bewegungsfreiheit haben.

In unserer westlichen Welt empfinden Stehende gemeinhin einen Abstand von mindestens doppelter Unterarmlänge wünschenswert. Beim Sitzen erhöht sich dieser Abstand auf mindestens doppelte Länge der Unterschenkel. Distanzen, die diese Abstände unterschreiten, empfinden wir gegenüber Fremden leicht als beengend. In anderen Kulturen ist das anders.

Die therapeutische Beziehung sollte von Verlässlichkeit, Respekt und der Bereitschaft zur Förderung der Persönlichkeit gekennzeichnet sein, sodass der Patient ein Gefühl von Sicherheit und Akzeptanz entwickeln kann. Es gibt keinen einheitlich richtigen Abstand, der das vermittelt. Es ist eine Frage des Fingerspitzengefühls, den herauszufinden – von Fall zu Fall und von Moment zu Moment.

Zum Nachdenken

- Welche Zeit- und Raumverhältnisse bevorzugen Sie?
- Wie wichtig sind Ihnen diese?
- Was verändert eine veränderte Zeit- und Raumkonstellation in Ihnen?
- Unter welchen Bedingungen sind Sie am kreativsten, unter welchen können Sie keinen klaren Gedanken fassen?

4.3 Bezahlung

Menschen in heilenden Berufen haben bisweilen eine idealistische und altruistische Ader und der Gedanke von körperlich oder seelisch kranken Menschen Geld zu fordern, erscheint ihnen zunächst verwerflich. Die Vorstellung es auf Kosten der Patienten gar zu Wohlstand zu bringen, kommt ihnen sehr fragwürdig vor, und der Wohlstand, den sie sich mit ihrer Arbeit erarbeiten können, scheint manchem Kollegen nur schwer genießbar zu sein. Natürlich weiß ein Therapeut, dass auch er regenerieren muss, und das funktioniert nur, wenn der Lebenserhalt sichergestellt ist, aber ihm ist auch die Perspektive des Patienten bewusst. Der ist der Leidende, der Hilfebedürftige, der Kranke. Es ist nicht immer zu vermeiden, dass Erleichterung aufkommt bei dem Gedanken, dass man selbst die Diagnose nicht hat, dass die Freiheit des Handelns nicht durch eine dialysepflichtige Niereninsuffizienz eingeschränkt ist.

Andererseits: Ihre Leistung kostet Geld. Nicht nur Sie, denn Sie haben in der Vergangenheit Zeit und Geld in Ihre Ausbildung, das Inventar Ihrer Praxis und in verschiedene Geräte investiert, sondern auch Ihre Familie, denn Sie müssen Geld für die Miete Ihrer Praxis, für Steuern und die Kreditrückzahlungen aufbringen.

4.3.1 Heilpraktiker

Wenn Sie sich mit dem Gedanken, Geld für Ihre Leistungen zu nehmen – schließlich müssen Sie von Ihrer Arbeit leben –, ausgesöhnt haben, stellt sich die Frage, wie Sie Ihre Honorarforderungen bekannt geben. Sie haben natürlich die Möglichkeit, Ihre Preise im Wartezimmer auszuhängen. Damit sichern Sie sich bei Ihren Honorarforderungen ab, und Sie müssen über das schwierige Thema Geld nicht verhandeln. Andererseits sieht das merkwürdig aus, die Preisliste im Wartezimmer auszuhängen, es ist nicht üblich und wird merkwürdige Fragen aufwerfen wie: „Warum macht der das? Ist das hier ein Restaurant, in dem alle Angebote ausgezeichnet sind?“

Es gibt „den üblichen Rahmen“ (§ 612, Abs. 2 BGB) der Honorarforderungen, der dann unausgesprochen als verabredet gilt, wenn keine anderen Verabredungen getroffen wurden. Die Bezahlung ist nicht von einem Heilerfolg abhängig, da Sie eine Heilung oder auch nur Linderung von Symptomen nicht versprechen können.

Krankenkassen

Sie haben als Heilpraktiker und Heilpraktiker für Psychotherapie drei verschiedene Arten von Patienten: private Patienten, die selbst zahlen, Privatpatienten mit einer gesetzlichen Krankenversicherung (GKV) und Patienten mit einer privaten Krankenversicherung (PKV).

Darüber hinaus gibt es bei der Bezahlung Ihrer Leistung vier Zahlungsmodalitäten:

- Die gesetzliche oder private Krankenversicherung oder bei Beamten anteilig die Beihilfe erstattet Ihre Kosten,
- der Patient bezahlt die Rechnungen bar und im Anschluss an die Behandlung,
- der Patient bekommt Zwischenrechnungen oder
- der Patient bekommt eine Abschlussrechnung.

Die Bezeichnung Privatpatient mit einer gesetzlichen Krankenversicherung resultiert aus der Tatsache, dass die gesetzlichen Krankenkassen die Leistungen von Heilpraktikern nicht erstatten dürfen, da Heilpraktiker eine sogenannte **Kassenzulassung** nicht besitzen und ihre Therapiemethoden wie Homöopathie oder Akupunktur nicht oder nur eingeschränkt als wirksam anerkannt sind. Die **evidenzbasierte Medizin** (aus dem Englischen: evidence = Beweis, Nachweis, Hinweis. Eine korrekte Übersetzung wäre also „beweisgestützte Heilkunde“) ist jede Form von medizinischer Behandlung, bei der Behandlungsentscheidungen ausdrücklich auf der Basis von bewiesener Wirksamkeit getroffen werden.

Sie steht damit im Gegensatz zu Behandlungsformen, bei denen kein Wirksamkeitsnachweis vorliegt. Die alternativen Heilmethoden müssten damit einen **Wirksamkeitsnachweis** erbringen. Tun sie dies nicht, sind sie von der Erstattungsfähigkeit ausgeschlossen. Wo dies bereits geschehen ist, wie beispielsweise bei der Akupunktur bei Rücken- oder Knieschmerzen, gilt immer noch, dass die Behandlung von einem Arzt durchgeführt worden sein muss, damit die Rechnungen von den gesetzlichen Krankenversicherern überhaupt erstattet werden dürfen. Dass die Heilpraktiker trotz einer häufig niedrigeren Rechnung zur Kassenerstattung nicht zugelassen werden, liegt am Sozialgesetzbuch fünftes Buch (**SGB V**). Das fünfte Buch ist in Kraft seit dem 1. Januar 1989. Es stammt aus der Reichsversicherungsordnung, die am 19. Juli 1911 als gesetzliche Grundlage des solidarisch organisierten Sozialstaates in Deutschland verabschiedet wurde. Das SGB V regelt die Organisation, Versicherungspflicht und Leistungen der gesetzlichen Krankenkassen sowie deren Rechtsbeziehungen zu weiteren Leistungserbringern wie Ärzten, Zahnärzten, Apothekern, Krankenhäusern, Masseuren und so weiter.

Gesetzliche Krankenversicherung

Da es sich bei den gesetzlichen Krankenversicherungen um solidarische Pflichtversicherungen handelt, muss gesetzlich geregelt sein, was aus diesen Solidarkassen gezahlt wird. Die Kosten für die Behandlung durch einen Heilpraktiker gehören nicht dazu. Es ist nicht zu erwarten, dass sich das in der deutschen und europäischen Rechtslage ändern wird. Sollte eine gesetzliche Krankenversicherung einmal eine Heilpraktikerrechnung erstatten, so wird sie unter Berufung auf das SGB V, also rechtens darauf verweisen, dass sie das im Ausnahmefalle tut und dass sich aus der einmaligen Erstattung der Kosten kein Rechtsanspruch ableitet.

Vertrag

Die Tätigkeit des Heilpraktikers beruht also auf einem Dienstvertrag (nach § 611 BGB, nach dem in Deutschland jede Dienstleistung behandelt wird) mit dem Patienten, der nicht an eine (schriftliche) Form gebunden ist. Der Vertrag kommt durch schlüssiges Handeln zustande, das erkennen lässt, dass eine „berufs- oder gewerbsmäßig vorgenommene Tätigkeit zur Feststellung, Heilung oder Linderung von Krankheiten, Leiden oder Körperschäden bei Menschen" (Heilpraktikergesetz, § 1 (2)) vorgenommen wird. Der Vertrag verpflichtet den Heilpraktiker dazu, therapeutische Maßnahmen zu ergreifen und den Patienten dazu, diese Handlungen zu bezahlen. Wenn nicht über eine Bezahlung gesprochen wurde, so gilt sie doch als vereinbart.

Gebührenordnung für Heilpraktiker

Die Höhe der Bezahlung ist der Vereinbarung zwischen Therapeut und Patient überlassen. Wenn keine Vereinbarung über die Höhe der Vergütung getroffen wurde, so ist „die übliche Vergütung" als vereinbart anzusehen. Diese übliche Vergütung geht aus einer Gebührenordnung für Heilpraktiker (GebüH) hervor, die 1985 von den Heilpraktikerverbänden der Bundesrepublik Deutschland herausgegeben wurde. Die GeBüH können Sie auf den Internetseiten verschiedener Heilpraktikerverbände einsehen, beispielsweise auf http://www.paracelsus.de/frames.html?/recht/hp_geb.html (Stand: Juni 2008).

Private Krankenversicherung

Sollten Sie eine Aktualisierung der Gebühren für Ihre Praxis vornehmen, so seien Sie sich dessen bewusst, dass Sie Ihre Patienten mit einer privaten Krankenversicherung darauf hinweisen müssen, denn auch die PKVen erstatten die Leistungen von Heilpraktikern nur im Rahmen der Gebührenordnung für Heilpraktiker. Darüber hinausgehende Honorarforderungen werden nur in Ausnahmefällen und nach Schriftverkehr erstattet.

Rechnung

Bei einer Rechnungsstellung sind folgende Daten anzugeben:

- Der Name und der Wohnort des Patienten,
- die vollständige Diagnose, die auch als ICD-Ziffer angegeben werden darf,
- das Datum der jeweiligen Behandlung,
- jede einzelne Leistung mit der dazugehörigen GebüH-Ziffer,
- der Einzelbetrag jeder einzelnen Leistung, die Sie erbracht haben,
- die Arzneimittel, die Sie eingesetzt haben.

Sollten Fremdleistungen erbracht worden sein, beispielsweise Laboruntersuchungen oder andere Behandlungen im Auftrag, beispielsweise bestimmte manuelle Behandlungstechniken (Massagen, Krankengymnastik), die Sie selbst nicht anbieten, so dürfen die nur in der Höhe des tatsächlichen Preises zur Rechnung kommen.

4.3.2 Psychologischer Berater

Als Psychologischer Berater haben Sie ausschließlich Privatpatienten, die ihre Rechnungen selbst bezahlen. Das heißt, Sie schreiben keine Rechnung, die bei einer privaten Krankenversicherung eingereicht wird, da PKVen die Leistungen von Psychologischen Beratern nicht erstatten.

5 Typischer Ablauf einer Behandlung

Wir stellen Ihnen im Folgenden zwei unterschiedliche Verläufe und Beobachtungsschwerpunkte des Erstgesprächs vor. Das erste Kapitel 5.1 beschäftigt sich mit dem Erstgespräch beim Heilpraktiker, in dem es vornehmlich um körperliche Erkrankungen und Beschwerden geht. Um die psychische Situation des Patienten kennenzulernen, kann der Heilpraktiker auf das Instrumentarium zugreifen, das wir danach beschreiben. In Kapitel 5.2 geht es um die Anamnese psychischer Erkrankungen oder Befindlichkeitsstörungen, wie sie typischerweise bei Heilpraktikern für Psychotherapie, Psychotherapeuten oder Psychologischen Beratern vorkommt.

5.1 Anamnese bei körperlichen Erkrankungen

Anamnese heißt Erinnerung und bezeichnet die im Gespräch ermittelte Vorgeschichte eines Patienten in Bezug auf seine aktuelle Erkrankung. Die Inhalte einer Anamneseerhebung unterscheiden sich je nach Lage des Falles zum Teil erheblich, die grundsätzlichen Bestandteile sind dennoch immer die gleichen.

*Sie entsprechen der Definition der WHO von Gesundheit vom 22. Juli 1946, in der es heißt: „**Gesundheit** ist ein Zustand vollkommenen körperlichen, geistigen und sozialen Wohlbefindens und nicht die bloße Abwesenheit von Krankheit oder Gebrechen.“*

- Es werden aktuelle und vergangene **körperliche Beschwerden** und vorangegangene Behandlungen sowie Medikamenteneinnahmen erfragt, aber auch sonstige Besonderheiten wie körperliche Belastungen während der Arbeit oder in der Freizeit, Ernährungsgewohnheiten, Auslandsaufenthalte und weitere Dinge, die Hinweise auf den körperliche Hintergrund der aktuellen Erkrankung liefern könnten.
- Die Frage nach **psychischen Beschwerden** ist ein weiterer wichtiger Bestandteil der Anamnese. Stimmungsänderungen, Stimmungsschwankungen, veränderte Wahrnehmungen der Umgebung oder auch der eigenen Person und andere Abweichungen vom vertrauten Zustand des Patienten können Hinweise auf psychische, aber auch auf körperliche Krankheiten sein. Besonders bei chronisch Erkrankten ist auch die Einstellung zu und der Umgang mit den Beeinträchtigungen ein wesentlicher Faktor für den weiteren Verlauf und die Prognose der Erkrankung.
- Ebenfalls eng mit der Gesundheit und dem Wohlbefinden verknüpft sind die **sozialen Umstände**, in denen ein Patient lebt. Dass ein Patient sein Umfeld, beispielsweise seinen Arbeitsplatz oder die familiäre Situation, als belastend empfindet oder dass er die gewünschte Unterstützung erfährt, kann sowohl eine mögliche Erklärung für eine Erkrankung darstellen als auch einen Ansatzpunkt für die Therapie bieten. Für die einzelnen Faktoren, die darauf Einfluss nehmen, gilt dies in gleichem Maße.

Die Anamnese beginnt mit der Erhebung der Krankengeschichte.

5.1.1 Was gehört zur Krankengeschichte?

Fragen Sie Ihren Patienten nach Kontakten mit anderen Therapeuten oder Ärzten sowie danach, ob schon eine Diagnose vorliegt. Wenn das der Fall ist, überprüfen Sie, ob die Symptome mit der Diagnose übereinstimmen und das Bild vollständig ist.

Zur Grundanamnese gehört die Frage nach **Allergien**. Sie wird immer häufiger mit Ja beantwortet werden, die Zahl der Allergiker nimmt aus noch ungeklärtem Grunde ständig zu. Besonders wichtig ist es, dass Sie alles über eventuell vorliegende **Medikamentenunverträglichkeiten** Ihres Patienten erfahren. Das wird die Behandlung natürlich entscheidend beeinflussen.

Wichtig für eine richtige Beurteilung des Gesundheitszustandes eines Betroffenen ist auch, welche **Medikamente** er einnimmt. So müssen

Sie danach fragen, welche Medikamente eingenommen werden, in welcher Dosierung und wie häufig. Fragen sie auch nach pflanzlichen Medikamenten wie beispielsweise Johanniskraut oder nach Vitaminpräparaten, die der Patient sich ohne Rezept besorgt hat, außerdem auch nach anderen rezeptfreien Medikamenten wie Schmerzmittel, Abführmittel, Stärkungsmittel etc. Fragen Sie nach dem Grund der Einnahme von Vitamin- oder Mineralstoffpräparaten. Es ist sinnvoll, den Patienten zu bitten, er möge schon zu Hause eine Liste mit den Namen der regelmäßig eingenommenen Medikamente schreiben.

Die Frage nach Aufenthalten in **Krankenhäusern** gibt unter Umständen Aufschluss über Vorerkrankungen, die mit der aktuellen Erkrankung in Verbindung stehen können.

5.1.2 Unterschiedliche Anamneseformen

Bei der Fallerhebung oder Anamnese kommen verschiedene Aspekte der Befragung in Betracht:
- die aktuelle Beschwerdeanamnese
- die Eigenanamnese
- die Anamnese der Vorerkrankungen
- die Familien- und
- die Fremdanamnese

In diesem Kapitel werden wir sie Ihnen vorstellen und ihre Bedeutung erläutern.

Aktuelle Beschwerdeanamnese

Die aktuelle Beschwerdeanamnese ist die genaue Befragung nach den aktuellen Beschwerden, der Grund für den Therapeutenbesuch. Hierbei lassen Sie sich den Anfang, den Verlauf und die Bedingungen der aktuellen Beschwerden so genau wie möglich schildern. Sammeln Sie alle Informationen, die Sie bekommen können, Sie sind bei einer Detektivarbeit, und es kann sein, dass das Krümelchen, das Sie finden, einmal eine wichtige Information darstellt.

Die Symptomcharakterisierung umfasst: Lokalisation der Beschwerden, Qualität und Quantität, Beginn und Dauer der Beschwerden, die Frequenz und der Verlauf der Symptome, Modalitäten, also bessernde und verschlimmernde Faktoren sowie die Begleitsymptomatik.

Fragen Sie nach der bisherigen Diagnostik, nach bereits durchgeführten Therapien sowie nach körperlichen und seelischen Beeinträchtigungen, die aus der Symptomatik resultieren.

Die Anamnese sollte immer mehrdimensional erfolgen (**Tab. 29**).

Eigenanamnese

Die Eigenanamnese ist die Befragung des Patienten nach seiner eigenen Krankengeschichte. Er schildert seine persönliche Wahrnehmung der Situation, was Vor- und Nachteile hat: Der Patient selbst ist der einzige, der wissen kann, was in ihm vorgeht, weshalb seine Aussagen unersetzlich sind. Andererseits sind Selbstauskünfte meist subjektiv und geprägt von Vorstellungen darüber, wie Dinge sein sollen, selbst wenn diese Vorstellungen völlig unrealistisch sind. Die Aussagen eines Patienten über sich selbst sind daher nur solange vertrauenswürdig, wie keine triftigen Gründe dafür vorliegen, an den Darstellungen zu zweifeln.

Vorerkrankungen

Es gibt eine Reihe von Vorerkrankungen, die Spuren hinterlassen und weitere Erkrankungen nach sich ziehen. Fragen Sie nach der allgemeinen Krankheitsgeschichte des Patienten. Operationen, Unfälle, Frakturen, Traumata, Krankenhausaufenthalten, Erkrankungen im Kindesalter sowie die durchgeführten Vorsorgeuntersuchungen sowie der Impfstatus des Patienten sollten Ihnen bekannt sein.

Welche Medikamente nimmt der Patient ein? Welche sind verordnet, welche werden aus eigenem Entschluss eingenommen? Warum nimmt er sie ein? Wie regelmäßig? Hat der Patient die verordneten Medikamente in der verordneten Regelmäßigkeit eingenommen? Wenn nicht, warum nicht? Wurden Therapien mit Antibiotika durchgeführt und beendet oder vorzeitig abgebrochen? Wann war das, was war der Anlass?

Hat der Patient Allergien? Interessant ist auch, ob er auf Substanzen reagiert, mit denen er bei Ihnen in der Praxis in Kontakt kommen kann. Dazu gehören Medikamente, Desinfektionsmittel, Latex und Pflaster. Welche Reaktionen zeigt der Patient, wenn er mit den Substanzen in Kontakt kommt? Darüber hinaus fragen Sie nach Heuschnupfen, Urtikaria und Asthma bronchiale. Menschen, die eine Allergie haben, bekommen leichter neue Allergien als Menschen, die keine Allergie haben.

Tab. 29 Dimensionen der Anamnese.

Anamnesedimension	Fragen / Bemerkungen
zeitliche Dimension	• Wann war der Beginn der Symptome? • Wie ist der Verlauf (abnehmend, zunehmend, fluktuierend, anfallsweise) der Symptome? • Bei fluktuierendem oder anfallsweisem Verlauf: – Frequenz, – Dauer, – Synchronisation (mit Tageszeit, Jahreszeit, Arbeitszeit, Menstruation) der Symptome.
räumliche Dimension	• wo (betroffene Körperregion) • wie (umschrieben / ausgedehnt) • wohin ausstrahlend?
kausale Dimension	Wirkungen auf das Symptom: • ursprünglicher Auslöser • Einflüsse: – was löst das Symptom aus, – was verbessert es, – was verschlimmert es? Auswirkungen des Symptoms: • somatische Begleitsymptome • psychische Auswirkungen • biografische, familiäre oder soziale Auswirkungen
Intensität	• bei Schmerz: visuelle Analogskala oder Graduierung von 0 (keine Beschwerden) bis 10 (maximale Beschwerden) • Reaktion des Patienten (Abbruch der Arbeit, Hinlegen)
iatrogene Faktoren	• bisherige Therapie (medikamenteninduzierte Probleme, Abhängigkeit, Operationsfolgen) • ärztliche Erklärungen
subjektive Dimension	• eigene Erklärungsmodelle, Schuldzuschreibungen, Stellenwert in der Biografie des Patienten

Familienanamnese

Zur Krankengeschichte des Patienten gehört auch die Familienanamnese, bei der Informationen über die Verwandten eines Patienten eingeholt werden. Besonders wesentlich sind diese Informationen im Hinblick auf möglicherweise vorliegende **genetisch bedingte Krankheiten** beziehungsweise Anfälligkeiten für bestimmte Erkrankungen, wie sie beispielsweise das gehäufte Auftreten von Tumoren, Allergien, Herz-Kreislauf-Erkrankungen, Stoffwechselerkrankungen, Dickdarmpolypen, Bluthochdruck, Epilepsie oder psychiatrischen Erkrankungen nahe legen.

Der Gesundheitszustand, Erkrankungen und das Alter von Großeltern, Eltern, Geschwistern und Kindern soll erfragt werden. Interessant sind hier in erster Linie die Eltern: „Wie alt sind Ihre Eltern? Sind sie gesund? Woran sind sie erkrankt? In welchem Alter sind sie woran gestorben?“ Auch der Status der Großeltern ist aufschlussreicher als der von Geschwistern oder gar Kindern.

Fremdanamnese

Die Fremdanamnese besteht im Gegensatz zur Eigenanamnese aus der Befragung von Personen aus dem Umfeld eines Patienten. Sie kann wichtige Zusatzinformationen erbringen, da Angehörigen oftmals Dinge auffallen, die der Patient selbst nicht sehen kann oder nicht sehen will. Bei Personen, die sich nicht ausreichend verständigen können, ist die Fremdanamnese oft das einzige Mittel, Informationen zur Krankengeschichte zu erhalten, beispielsweise bei kleinen Kindern, bewusstseinsgestörten, geistig verwirrten oder durch Entwicklungsstörungen beeinträchtigten Patienten.

Von entscheidender Bedeutung ist die Fremdanamnese zudem bezüglich Informationen, die der Patient selbst nicht wahrnehmen kann, weil sie beispielsweise nur während des Schlafens auftreten. Viele Menschen, die schnarchen, eine Schlafapnoe haben oder nächtliche Unruhe aufweisen, wissen das nur aus dem Bericht ihres Partners, der aus diesem Grunde unter Umständen schon ein eigenes Schlafzimmer bezogen hat.

5.1.3 Allgemeine und vegetative Anamnese

Wir stellen Ihnen hier ein Anamnesemodell vor, das sich am Harvard Medical International Standard orientiert. Dieses Anamnesemodell wird im weiteren Verlauf in die klinische Anamnese und die körperliche Untersuchung übergehen. Manche Fragenbereiche, z. B. die nach Kopfschmerzen, wiederholen sich, weil diese Symptome in mehreren Zusammenhängen stehen können. Wenn Sie Ihren Patienten darauf hinweisen, wird er das als Ausdruck von Sorgfalt verstehen.

Die Befragung in der allgemeinen und der vegetativen Anamnese kann sich über sehr viele Faktoren erstrecken, die alle Einfluss auf das Gesamtbefinden des Patienten, aber auch auf seine Gesundheit oder den Krankheitsverlauf haben können (**Tab. 30**). Sie sollten sich für diese Anamnese ausreichend Zeit nehmen, damit der Patient Gelegenheit hat, alle Beschwerden vorzutragen und Sie alle Informationen sammeln können, die Sie brauchen, um eine zutreffende Diagnose zu stellen.

Tab. 30 Allgemeine und vegetative Anamnese.

Bereich	Fragen	Mögliche Bedeutung, Besonderheiten
Kopfschmerzen	• Seit wann sind sie vorhanden? • Wann treten sie auf? • Wie lange bleiben sie? • Wodurch werden sie schlimmer? • Wodurch werden sie besser?	Die meisten Menschen haben hin und wieder Kopfschmerzen. Fragen Sie, ob der Patient unter bestimmten Bedingungen regelmäßig Kopfschmerzen hat.
Übelkeit, Erbrechen	• Seit wann? • Wie oft? • Wann? • Wodurch?	Bulimiker weisen das selbst induzierte Erbrechen auf.
Schlaf	• Wie viel Schlaf brauchen Sie (unter sechs und über acht Stunden sind ungewöhnlich)? • Wie schlafen Sie?	Veränderungen des Schlafrhythmus treten auf bei: • Schilddrüsenfunktionsstörungen • endokrinen Erkrankungen • psychiatrischen Erkrankungen • Depressionen Sie können aber auch bedeutungslos sein.
Schnarchen, Schlafapnoe	• Dieses Symptom ist meist nur in der Fremdanamnese zu erheben. Fragen Sie den Patienten nach der Aussage seines Partners.	Schnarchen und vor allem Schlafapnoe beeinträchtigen die Lebensqualität mehr, als der Laie glaubt. Sie sind an der Entstehung von Herzerkrankungen, Blutdruckstörungen, chronischer Müdigkeit wie auch an depressiven Verstimmungen beteiligt.

Tab. 30 (Fortsetzung)

Bereich	Fragen	Mögliche Bedeutung, Besonderheiten
Tagesmüdigkeit	• Schlafen Sie regelmäßig ungewollt ein?	Das kann ein Hinweis auf Schnarchen und Schlafapnoe sein. Ein weiterer ist die Monotonie-Intoleranz.
Schwitzen, Nachtschweiß	• Schwitzen Sie ohne erkennbaren Grund? • Müssen Sie nachts bisweilen die Wäsche wechseln, weil Sie so schwitzen?	Einige wichtige Ursachen für vermehrtes Schwitzen: • Stress • chronische Entzündungen • Infektionen • Tumoren • Wechseljahre und andere hormonelle Veränderungen
Fieber	• Schüttelfrost • Schweißausbrüche	• schneller Fieberanstieg • kritischer, schneller Fieberabfall
Leistungsfähigkeit	• Schaffen Sie Ihr Tagespensum? • Was hält Sie davon ab?	Körperliche wie psychische Erkrankungen beeinflussen die Leistungsfähigkeit eines Menschen.
Heiserkeit	• Seit wann sind Sie heiser?	Lang anhaltende Heiserkeit kann ein Hinweis auf ein Kehlkopfkarzinom sein.
Husten	• Husten oder hüsteln Sie regelmäßig? • Seit wann?	Nicht jede chronische Bronchitis zeigt sich von Anfang an durch Husten, es fängt oft scheinbar harmlos an.
Sputum	• Haben Sie Auswurf? • Welche Farbe hat er? • Welche Konsistenz?	Vor allem Blutbeimengungen sind ein Hinweis auf Atemwegskarzinome.
Belastungsdyspnoe	• Kommen Sie durch Anstrengung in Atemnot?	Ein guter Maßstab ist die Fähigkeit, Treppen zu steigen. Sie können die Etagen zählen lassen.
Ruhedyspnoe	• Haben Sie Atemprobleme auch in Ruhe? • Werden die beim Hinlegen schlimmer?	Atemprobleme mit Verschlimmerung in Rückenlage verweisen auf eine Herzbeteiligung, im schlimmsten Falle auf eine dekompensierte Herzinsuffizienz.
Rauchen	• Rauchen Sie? • Wie viele Zigaretten am Tag?	Dass der Patient einsieht, wie gesundheitsschädigend Rauchen ist, heißt nicht, dass er es beenden will oder kann.
Alkohol	• Trinken Sie regelmäßig Alkohol? • Wie oft? • Wie viel, was?	Durch eine Anamnese überführen Sie keinen Alkoholiker. Manche Menschen finden erstaunliche Konsummengen nicht erwähnenswert.
Durst	• Haben Sie Durst? • Trinken Sie ausreichend? • Wenn nicht, warum nicht?	Ältere Menschen trinken manchmal wenig, weil sie den nächtlichen Harndrang aus Angst vor Stürzen vermeiden wollen.
Appetit	• Haben Sie ungewöhnlichen Appetit? • Seit wann? • Worauf?	Vor allem Infektionskrankheiten haben Appetitlosigkeit in der Begleitsymptomatik. Psychische Erkrankungen sind bisweilen von Appetitvariationen begleitet.

Tab. 30 (Fortsetzung)

Bereich	Fragen	Mögliche Bedeutung, Besonderheiten
Schluckstörungen	• Haben Sie Beschwerden beim Schlucken?	Das kann ein Hinweis auf Erkrankungen des Ösophagus oder des Larynx sein. Auch neuronale Erkrankungen kommen infrage.
Sodbrennen	• Haben Sie Sodbrennen, eventuell nachts?	Nächtlicher ösophagealer Reflux ist eine Quelle von Schlafstörungen.
Unverträglichkeiten	• Gibt es Lebensmittel, die Sie nicht vertragen? • Wie äußert sich die Unverträglichkeit?	Unverträglichkeiten sind gegen Allergien abzugrenzen. Denken Sie an Milch, Weizen und Getreide allgemein bzw. Gluten (Zöliakie, Sprue).
Miktion	• Haben Sie Miktionsstörungen? • Wie sehen die aus? • Wann treten sie auf?	Die häufigsten Ursachen bei Frauen: mehrere Geburten (Inkontinenz), bei Männern: Prostataadenome (Harnverhalten).
Inkontinenz	• Haben Sie unwillkürliche Harn- oder Stuhlabgänge beim Husten, Heben oder Niesen?	Inkontinenz zeigt sich nach mehreren Geburten oder in höherem Lebensalter.
Herzinsuffizienz	• Haben Sie Herzprobleme bei Belastung? • Haben Sie Herzprobleme in Ruhe?	Die Organsysteme Herz und Lunge weisen eine hohe Interaktivität auf. Daher können Erkrankungen des einen Organs Symptome am anderen Organ auslösen.
Angina pectoris	• Haben Sie krampfhafte Herzschmerzen? • Wohin strahlen die aus?	Jeder Herzschmerz kann Symptom eines Herzinfarkts sein und ist damit ein Hinweis auf einen medizinischen Notfall.
Nykturie	• Müssen Sie nachts Wasser lassen? • Regelmäßig? • Wie oft pro Nacht?	Nykturie ist ein Zeichen für eine Erkrankung der unteren Harnwege, ein Prostataadenom und vor allem für eine Herzinsuffizienz.
Gewichtsverlauf	• Haben Sie eine unerklärliche Gewichtszunahme zu verzeichnen? • Haben Sie eine unerklärliche Gewichtsabnahme bemerkt?	Gewichtsverluste kommen hauptsächlich vor bei: • Krebs • AIDS • Tbc • Schilddrüsenerkrankungen • Depressionen • Essstörungen
Periode	• Nehmen Sie Kontrazeptiva? • Sind Sie in der Menopause? • Wann war die letzte gynäkologische Untersuchung?	
Potenz	Leiden Sie unter • Impotentia erectionis • Impotentia satisfactionis • Impotentia generandi	Das sind: • Erektionsunfähigkeit • Orgasmusunfähigkeit • Unfruchtbarkeit

5.1.4 Soziale Anamnese und Beruftätigkeit

Eine Reihe von Erkrankungen lässt sich aus dem sozialen Umfeld erklären. Machen Sie Ihren Patienten klar, dass dies der Grund dafür ist, dass Sie ihn nach seinen Lebensumständen befragen. Äußere Lebensumstände können eine Erkrankung und auch das allgemeine Wohlbefinden wesentlich beeinflussen. Deshalb werden auch Fragen nach dem sozialen Umfeld gestellt (**Tab. 31**). Befindet sich der Patient in der von ihm gewünschten Situation oder in einem unerwünschten Umfeld? Hat er den Bildungs- und Familienstand, den Beruf oder Wohnort, den er sich gewünscht hat? Lassen sich Erkrankungen der Haut durch den Wohnort erklären?

Tab. 31 Soziale Anamnese und Berufstätigkeit.

Bereich	Fragen	Mögliche Bedeutung, Besonderheiten
Schulbildung	• Welches ist Ihr höchster erreichter Schulabschluss? • Entspricht der Ihren Wünschen?	Manchmal verweist eine abgebrochene Bildungskarriere auf eine krisenhafte Familie.
Beruf	• Üben Sie Ihren Wunschberuf aus? • Gibt es besondere Belastungen im Beruf?	Das Nichtausüben des Wunschberufs hat biografische oder psychosoziale Hintergründe und kann eine erhebliche Unzufriedenheit verursachen.
Familienstand	• Ist der Familienstand gewollt? • Haben Sie einen funktionierenden Freundeskreis?	Störungen und Missstände im Privat- und Familienleben werden als fundamental empfunden und haben Auswirkungen auf alle Lebensäußerungen eines Menschen.
Sexualanamnese	• Wie beurteilen Sie Ihr Sexualleben?	Störungen im Sexualleben stellen eine der häufigsten Ursachen für Partnerschaftsprobleme dar.
Hobbys	• Haben Sie ein Hobby? • Üben Sie es aus?	Das Aufgeben eines Hobbys weist auf einen krisenhaften Hintergrund hin.
Urlaubsaufenthalte	• Gab es Aufenthalte im Ausland?	Manche Symptome lassen sich durch Infektionen im Ausland erklären, besonders Magen-Darm-Symptome, Atemwegserkrankungen und Hauterkrankungen.
Wohnungsumgebung	• Wo und wie wohnen Sie?	Manche Erkrankung kann durch ungesunde Umgebung erklärt werden. Die Abzahlung von Raten für ein Eigenheim kann eine psychosoziale Belastung darstellen.
Drogen- und Medikamentenkonsum	• Nehmen Sie regelmäßig Drogen oder Medikamente ein?	
Ernährung	• Wie ernähren Sie sich?	Bei Alleinlebenden ist die Ernährung oft von schlechter Qualität.
Versorgung durch den ambulanten Pflegedienst	• Nehmen Sie einen Pflegedienst in Anspruch? • Was ist der Grund dafür?	
Versorgung im Pflegeheim	• Sind Sie in einem Pflegeheim? • Seit wann? • Warum?	

5.1.5 Anamnese des Allgemeinzustands

Der klinische Befund umfasst die allgemeine körperliche Untersuchung nach der Disco-Regel: Angucken – Ansprechen – Anfassen. Manche Anamnese- und Untersuchungsvorschläge wiederholen sich, weil sie in zwei oder mehr der aufgeführten Kategorien auftreten können (**Tab. 32**).

Tab. 32 Anamnese des Allgemeinzustands.

Bereich	Fragen	Mögliche Bedeutung, Besonderheiten
Allgemeinbefinden	• Wie geht es Ihnen unabhängig von Ihren Symptomen?	Hier können Sie Hinweise auf andere vorliegende Erkrankungen bekommen.
Größe, Gewicht, BMI	• BMI = Gewicht (kg) / Körpergröße (m)^2	Adipositas (krankhaftes Übergewicht) ist die Grundlage für viele Erkrankungen: • Stoffwechselkrankheiten • Herz-Kreislauf-Erkrankungen • Erkrankungen des Bewegungsapparats • Karzinome des Magen-Darm-Trakts
Ödeme		
Ödeme	• Haben Sie Ödeme? • Wann und wo treten die auf?	Differenzialdiagnostik von Ödemen: • kardiale Ödeme: abends an den Knöcheln • renale Ödeme: morgens an den Augen • venöse Ödeme: einseitig, vorgelagert, Druckdellen verstreichen schnell • lymphatische Ödeme: einseitig, vorgelagert, Druckdellen verstreichen langsam • Myxödem: generalisiert, teigig, verdickte Hand- und Fußgelenke • hepatisch, Hungerödem: Aszites • Quincke-Ödem: auf Schleimhäuten • Urtikaria: oft Flecken im Gesicht und Dekolleté
• am Körper	• abends, Unterschenkel	Hinweis auf eine Herzinsuffizienz.
• im Gesicht	• morgens, Unterlider	Hinweis auf eine Nierenfunktionsschwäche.
• auf der Schleimhaut	• Quincke-Ödem (submukös = unterhalb der Schleimhaut)	Hinweis auf eine allergische Reaktion. Möglicherweise ein medizinischer Notfall wegen des Erstickungsrisikos.
• am Rumpf	• Anasarka (ausgedehntes Unterhautödem)	Rechtsherzinsuffizienz mit Oligo- oder Anurie.
• am ganzen Körper	• Myxödem	bei einer Hypothyreose
• am Bauch	• Aszites	bei einer Leberzirrhose
• an Beinen oder Armen	• Lymphödem	meist einseitig
• meist Beine	• venöses Ödem	eher einseitig
Ikterus	• prähepatischer Ikterus • intrahepatischer Ikterus • posthepatischer Ikterus	• v. a. wegen verstärkter Hämolyse • v. a. wegen infektiöser oder toxischer Hepatitis • v. a. wegen Gallenwegsstauung
Pflegezustand	Hierbei beurteilen Sie den gesamten Patienten.	Einige psychische Erkrankungen gehen mit Vernachlässigung der Körperpflege einher.

5.1.6 Anamnese und klinische Befunde: Kopf und Hals

Eines der häufigsten Symptome ist der chronische oder rezidivierende Kopfschmerz. Eine der häufigsten Ursachen für Kopfschmerz ist die Verspannung im Bereich Schultern und Hals. Hier ist eine besonders gründliche Anamnese und körperliche Untersuchung notwendig. Hier ist der mehrdimensionale Ansatz wichtig (siehe **Tab. 29**: Dimensionen der Anamnese, S. 95). In **Tab. 33** finden Sie die Anamnesefragen zu Symptomen im Kopf- und Halsbereich.

Tab. 33 Symptome im Bereich Kopf und Hals.

Bereich	Fragen, Maßnahmen	Mögliche Bedeutung, Besonderheiten
Beweglichkeit	• aktive und passive Beweglichkeit des Kopfes	Die meisten Kopfschmerzen haben ihre Ursache in der Halswirbelsäule.
Nervenaustrittspunkte 1. Foramen supraorbitale 2. Foramen infraorbitale 3. Foramen mentale	• Druckdolenz	DD der Trigeminusneuralgie. Der Schmerz gehört zu den stärksten für den Menschen vorstellbaren Schmerzen und bedarf einer kompetenten Therapie.
Sensorium	• Sehen Sie gut? • Hören Sie alles? • Haben Sie Störungen des Gleichgewichts? • Können Sie alles Riechen? • Können Sie alles Schmecken? • Spüren Sie alle Berührungen? • Nehmen Sie Ihren Körper wahr?	• Kopfschmerz wegen Visusstörungen oder falscher Brille? • Liegt eine Isolation wegen Schwerhörigkeit vor? • Angststörungen wegen Verlust der räumlichen Orientierung? • Periphere oder zentrale Störung? • Periphere oder zentrale Störung? • Probleme mit der Wirbelsäule? • ZNS-Problem?
Augen	• Visusverlust? • Sehstörungen? • Augenbeweglichkeit? • Doppelbilder? • Tränende Augen? • retrobulbäre Schmerzen?	Bei jeder Störung, die ein Hinweis auf eine Hirnnervenstörung sein kann, muss die Funktionsfähigkeit der benachbarten Hirnnerven abgeklärt werden. Siehe auch **Tab. 39**.
Ohren	• Hörverlust? • Tinnitus? • Schwindel? • Ohrenschmerzen?	
Nase	• Geruchssinn? • Nasennebenhöhlen? • Nasenbluten? • Polypen?	
Mund	• Zahnstatus? • Mundschleimhaut? • Zahnfleischbluten? • Mundaphthen? • Ulzerationen? • Zungenbefund? • Tonsillenstatus?	Manche systemische Erkrankung ist auf einen schlechten Zahnbefund oder eine chronische Tonsillitis zurückzuführen.

Tab. 33 (Fortsetzung)

Bereich	Fragen, Maßnahmen	Mögliche Bedeutung, Besonderheiten
Schilddrüse	• Haben Sie Schluckstörungen? • Haben Sie eine Vergrößerung Ihrer Schilddrüse bemerkt?	
Halsumfang	• In cm gemessen.	
Karotiden	• Palpationsbefund: gibt es eine Pulsdifferenz?	Arteriosklerotische Ablagerungen befinden sich häufig an der Teilungsstelle der A. carotis interna und externa. Daher sind Pulsdifferenzen eher in der A. temporalis zu tasten.
Halsvenen	• Stauungszeichen?	

5.1.7 Anamnese und klinische Befunde: Brust, Lunge und Herz

Die häufigste Todesart in den industrialisierten Ländern ist der Herzinfarkt. Er wird fast immer durch eine Koronarsklerose hervorgerufen. Eine Arteriosklerose der Herzkranzgefäße macht eine Entwicklung durch, die auch durch eine Anamnese verdachtsweise erfasst werden kann und zu einer Überweisung an einen Kardiologen veranlassen muss. Unter den Krebserkrankungen, dritthäufigste Todesart in Industrieländern, ist das Bronchialkarzinom an führender Stelle.

Fragen Sie Ihren Patienten auf jeden Fall nach Herzbeschwerden und klären Sie die Differentialdiagnostik (**Tab. 34**). Manche Patienten haben den Brustschmerz bereits auf Herzbeschwerden abklären lassen. Lassen Sie sich vorhandene Untersuchungsergebnisse vorlegen, veranlassen Sie gegebenenfalls aktuellere Untersuchungen, nehmen Sie die vorgelegten Ergebnisse als Kopie zu Ihren Unterlagen.

Andererseits sollten Sie es vermeiden, Ihren Patienten durch Fragen oder einen bedrohlichen Unterton in Angst und Schrecken zu versetzen. Bis Sie die gewünschten Untersuchungsergebnisse haben, kann ein Patient, der Krebs fürchtet, eine heillose Zeit verbringen.

Tab. 34 Die Symptome der Brustorgane.

Bereich	Fragen, Maßnahmen	Mögliche Bedeutung, Besonderheiten
Mammae	• Knoten • Laktation • Schmerzen • Selbstuntersuchung	Die meisten (malignen) Erkrankungen der weiblichen Brust werden im Rahmen einer Selbstuntersuchung durch die Frau oder ihren Partner entdeckt.
Brustwandbeschwerden	• Haltungsanomalien • Schmerzen • Veränderungen der Haut	
Lunge		
Atmung	• Haben Sie irgendwelche Auffälligkeiten oder Probleme mit der Atmung?	
Zyanose	• Beobachten Sie bei sich ab und zu bläuliche Fingernägel?	Eine Zyanose kann zentrale (Herz, Lunge) oder periphere (Gefäße) Ursachen haben.
Rötung, Blässe	• Gibt es Situationen, in denen Sie auffällig rot oder blass werden?	Abgesehen von psychischen Reaktionen kann auch eine Durchblutungsstörung vorliegen.

Tab. 34 (Fortsetzung)

Bereich	Fragen, Maßnahmen	Mögliche Bedeutung, Besonderheiten
Thoraxwand	• Haben Sie Schmerzen? • Ist die Sensibilität verändert? • Thoraxform? • Deformitäten?	• Segmente beachten • Segmente beachten • Fassthorax • Kyphose, Lordose, Skoliose
Atemgeräusche	• Untersuchung mit dem Stethoskop	
Perkussionsbefund	• bimanuelle Perkussion	
Stimmfremitus	• bimanuell am Rücken	
Herz		
Herzschmerzen	• Haben Sie Schmerzen in der Brust?	Jeder Brust- oder Herzschmerz kann Symptom eines Herzinfarkts sein und ist damit ein möglicher Hinweis auf einen medizinischen Notfall.
Rhythmusstörungen	• Nehmen Sie manchmal Rhythmusstörungen wahr?	
Herzklopfen	• Haben Sie manchmal Herzklopfen	
Herztöne	• Auskultation am Erbschen Punkt	3. ICR links parasternal
Herzgeräusche	MiTrAP-Schema: Auskultation • Mi–tralklappe • Tr–ikuspidalklappe • A–ortenklappe • P–ulmonalklappe	 • 5. ICR links medioclaviculär • 4. ICR rechts parasternal • 2. ICR rechts parasternal • 2. ICR links parasternal
Nykturie	• Müssen Sie nachts Wasser lassen? • Wie oft? • Regelmäßig? • Warum?	Nykturie ist ein möglicher Hinweis auf eine Herzinsuffizienz wegen Koronarsklerose. Einmalige Nykturie ist fast immer bedeutungslos.
Pulsoximetrie	apparative Untersuchung: SpO2: ......Puls:	

5.1.8 Anamnese und klinische Befunde: Abdomen

Eines der schwierigen Beschwerdebilder ist „der unklare Bauch". Sollte Ihnen der Patient von diffusen Bauchbeschwerden berichten, so sind Sie mit all Ihren detektivischen Fähigkeiten gefragt (**Tab. 35**). Nehmen Sie sich ein Herz und fragen Sie den Patienten auch nach seinem Stuhlgang aus. Appetitlichkeit ist kein Kriterium der medizinischen Praxis.

Tab. 35 Die Symptome des Bauchraums.

Bereich	Fragen, Maßnahmen	Mögliche Bedeutung, Besonderheiten
Magen-Darm-Trakt		
Übelkeit und Erbrechen	• Ist Ihnen regelmäßig übel? • Wenn Sie erbrechen, wann ist das?	Magen-Darm-Erkrankungen, Schwangerschaft, Intoxikationen, Migräne, zentrale Erkrankungen sind ein paar mögliche Ursachen.
Nahrungsmittelallergien	• Sind Ihnen Nahrungsmittelallergien bekannt? • Wie reagieren Sie auf das Allergen?	In einigen Fällen muss der Verdacht durch eine Auslassdiät erhärtet werden.
Bauchdecke	• Schwellungen • Caput medusae • Sahlihscher Venenkranz • Petechien • sichtbare Bruchpforten	• gut- oder bösartige Tumoren • bei Leberzirrhose • bei Leberzirrhose • bei Leberzirrhose • Hernien
Bauchumfang	• Ist er proportional (Adipositas) oder unproportional (Aszites)?	
Bruchpforten	• Haben oder hatten Sie – einen Leistenbruch, – einen Nabelbruch, – einen Narbenbruch, – Gleithernien?	
Druckdolenz	• Ausüben eines mäßigen Drucks, der nicht von sich aus schmerzt.	Die Kenntnis der Anatomie des Bauchraums ist die Voraussetzung für eine Interpretation der Palpation.
pathologische Resistenzen	• Wo treten sie auf? • Sind sie verschieblich? • Sind sie druckdolent?	
Kolon-Verlauf	• Palpation der Bauchdecke im Verlauf des Kolons	• Schmerzen rechts unten: Appendix • Schmerzen auf der linken Seite absteigend: Divertikel
Darmgeräusche	• Sind Geräusche zu hören? • Liegt Grabesstille vor?	• physiologischer Befund • Beim Ileus
Hämorrhoiden	• Haben Sie Hämorrhoiden? • Haben Sie Juckreiz oder Blutungen am After?	
Stuhlgang	• Konsistenz • Farbe • Frequenz • Blut- oder Schleimabgänge • Laxantieneinnahme	• Voluminös und schaumig (schwimmt oben) bei Kohlenhydratverdauungsinsuffizienz. • Schleimig und stinkend bei Eiweißverdauungsinsuffizienz. • Klebrig, eventuell hell bei Fettverdauungsstörungen. • Die normale Frequenz liegt zwischen dreimal täglich und dreimal pro Woche.

Tab. 35 (Fortsetzung)

Bereich	Fragen, Maßnahmen	Mögliche Bedeutung, Besonderheiten
Leber	• Tastbarkeit des Leberrandes • Kratztest	
Aszites		Geringe Flüssigkeitsansammlungen sind meist symptom- und auch schmerzlos. Der Aszites ist ein Zeichen einer Leberzirrhose, einer Peritonitis oder einer Rechtsherzinsuffizienz.
Gallenblase	• Haben Sie Beschwerden im rechten Oberbauch? • Werden die durch Kaffee ausgelöst oder verschlimmert? • Haben Sie manchmal hellen Stuhlgang?	1. Cholestase, 2. Cholelithiasis und 3. Cholezystitis bzw. Cholangitis sind die häufigsten Ursachen.
Milz	• Haben Sie Beschwerden im linken, eher hinteren Oberbauch?	
Urogenitalsystem		
Nierenlager	• Untersuchung auf Klopfdolenz	
Miktionsfrequenz	• Wie häufig müssen Sie Wasser lassen? • Haben Sie Probleme bei längerem Unterwegssein?	
Probleme beim Wasserlassen	• Liegt eine Entleerungsstörung vor?	
Infektionen	• Haben oder hatten Sie Harnwegsinfektionen? • Traten sie gehäuft auf? • Wann war die letzte Infektion?	
Inkontinenz	• Haben Sie Probleme damit, die Harnausscheidung zurückzuhalten?	
Libido	• Liegt ein Libidoverlust vor? • Falls ja: woran liegt das?	Beim Libidoverlust unterscheiden Sie: • dauerhaft oder begrenzt • partnerbezogen oder global • praktikbezogen oder allgemein
Menarche, Menopause	• Bei der jungen Patientin: Hat der Zyklus schon begonnen? • Bei der älteren Patientin: Ist die Menopause eingetreten?	
Zyklusstörungen	• Haben Sie Unregelmäßigkeiten in Ihrem Zyklus?	Vor allem Schmerzen in der Zeit um den Menstruationsbeginn herum sind häufig.
Schwangerschaften	• Wie viele Schwangerschaften hatten Sie? • Wie viele Geburten hatten Sie?	

Tab. 35 (Fortsetzung)

Bereich	Fragen, Maßnahmen	Mögliche Bedeutung, Besonderheiten
Fehlgeburten, Aborte	• Waren sie spontan? • Warum? • Liegt eine ungewollte Kinderlosigkeit vor?	
Prostata	• Haben Sie Probleme beim Wasserlassen? • Haben Sie nächtlichen Harndrang?	
erektile Dysfunktion	• Haben Sie Probleme mit der Erektionsfähigkeit? • Dauerhaft oder vorübergehend? • Partnergebunden? • Situationsgebunden?	Mögliche organische Ursachen sind Rauchen, Alkoholabusus, Diabetes mellitus, Bluthochdruck, Prostataoperation, Verletzungen am Schwellkörper. Die häufigste Ursache ist jedoch im psychischen Bereich zu suchen.
Penis, Hoden	• Liegt eine Beschneidung vor? • Sind beide Hoden im Skrotum?	Das Infektionsrisiko ist ohne Zirkumzision erhöht, auch für die Partnerin. Das Risiko für Hodenkarzinome ist signifikant erhöht.

5.1.9 Anamnese und klinische Befunde: Bewegungsapparat

Eine abschließende Frage jeder gründlichen Anamnese könnte lauten: „Haben Sie sonst noch Beschwerden, von denen ich wissen sollte?", und der Patient sagt eventuell nein. Wenn Sie ihn dann nach Rückenschmerzen fragen, fällt ihm doch noch das eine oder andere Beschwerdebild ein (**Tab. 36**).

Die Erkrankungen des rheumatischen Formenkreises sind neben den Erkrankungen der Atemwege verantwortlich für die meisten Krankschreibungen. Hier ist besonders viel Prävention möglich. Über spinale Reizungen bei Wirbelsäulenfehlstellungen können Organerkrankungen imitiert oder hervorgerufen werden. Hinter manchem funktionellen Syndrom kann eine Fehlhaltung der Wirbelsäule stehen.

Tab. 36 Die Beschwerden des Bewegungsapparats.

Bereich	Fragen, Maßnahmen	Mögliche Bedeutung, Besonderheiten
Trommelschlegelfinger, Uhrglasnägel	• Ist Ihnen eine Veränderung der Finger- und Zehenendglieder aufgefallen?	Infolge einer chronischen Sauerstoffminderversorgung bei • chronischen Atemwegserkrankungen • chronischen Herzerkrankungen
Wirbelsäulenbefund	• Hyperkyphose • Hyperlordose • Skoliose • Wirbelfehlstellungen	Wirbelsäulenfehlstellungen können die Grundlage für viele organische oder organisch funktionelle Erkrankungen sein.
Beinlängen	• Gibt es Unterschiede? • Liegt ein Beckenschiefstand vor? • Wo hat der seine Ursache?	Es muss sorgfältig durch Beinlängenmessung differenziert werden.
Beinumfänge	• Oberschenkel rechts – links in Zentimetern • Unterschenkel rechts – links in Zentimetern • Gelenke	

5.1.10 Anamnese und klinische Befunde: Haut und Haar

Besonders allergische Reaktionen, die sich auf Haut und Schleimhäuten zeigen können, sind Ursache von Beschwerden auf der Haut. Und besonders Patienten mit einer Neurodermitis suchen Heilpraktiker auf, da ihnen in der Schulmedizin zwar geholfen werden kann, aber meist zum Preis einer dauerhaften Medikamenteneinnahme. Ein Patient sagte einmal: „Ich will gesund sein und nicht Medikamente einnehmen."

„Seit wann haben Sie die Neurodermitis? Wodurch wird sie schlimmer? Wodurch wird sie besser? Was haben Sie bisher dagegen unternommen? Was davon hat geholfen? Warum wenden Sie das nicht mehr an? Warum kommen Sie jetzt zu mir? Hat es in der letzten Zeit eine Verschlimmerung gegeben? Wie ist die zu erklären? Haben Sie eine eigene Erklärung für Ihre Erkrankung?" So könnten die Fragen bei einem Patienten mit Neurodermitis lauten. Die weitere Befragung wird natürlich durch die jeweiligen Antworten bestimmt (**Tab. 37**).

Tab. 37 Erkrankungen von Haut und Haar.

Bereich	Fragen, Maßnahmen	Mögliche Bedeutung, Besonderheiten
Allgemeinzustand	• Welchen Eindruck machen Haut, Haare und Nägel des Patienten auf Sie?	Beachten Sie die Korrelation zu Leber- und Nierenerkrankungen.
Temperatur, Farbe	• Haben Sie in letzter Zeit Fieber gehabt? • Bei welcher Gelegenheit? • Was haben Sie vorher getan? • Welche weiteren Symptome gab es?	Fieber ist häufig ein Hinweis auf das Vorliegen einer Infektionskrankheit.
Pigmentation	• Haben Sie Veränderungen von Leberflecken bemerkt?	Das maligne Melanom gehört zu den aggressivsten Malignomen.
Petechien	• Ist Ihnen das Auftreten von roten Flecken (meistens am Rumpf) aufgefallen?	Diese punktförmigen Einblutungen in die Haut sind ein Hinweis auf eine Störung der Blutungsstillung oder der Hautgefäße.
Exantheme	• Haben Sie Hautveränderungen bemerkt? • Wo treten sie auf? • Wodurch werden sie schlimmer oder besser?	Neurodermitis zeigt sich eher auf der Beugeseite der Extremitäten. Psoriasis zeigt sich ehr auf der Streckerseite der Extremitäten.
Juckreiz, Kratzspuren	• Sind Kratzspuren zu sehen? • Fällt Ihnen in letzter Zeit ein verstärkter Juckreiz auf?	Die Differenzialdiagnostik ist umfangreich: • Hautentzündungen, Neurodermitis, Psoriasis • Hautinfektionen, Parasiten • Allergien • Urtikaria • Medikamentenunverträglichkeit • Pflanzen- oder Insektengifte • Cholestase • Niereninsuffizienz mit Urämie • Diabetes mellitus • Leukämien
Verletzungen	• Inspektion des Patienten.	Selbstverletzungen zeigen sich vor allem an den Armen und Beinen.
Dekubitus	• Ist der Patient bettlägerig? • Hat er eine kompetente Pflege?	

Tab. 37 (Fortsetzung)

Bereich	Fragen, Maßnahmen	Mögliche Bedeutung, Besonderheiten
Turgor	• Manuelle Untersuchung auf den Spannungszustand der Haut.	Ein reduzierter Hautturgor ist ein Hinweis auf eine unzureichende Flüssigkeitsaufnahme.
Haarwuchs	• Hat sich in der letzten Zeit Ihr Haarwuchs verändert? • Bauchglatze? • Haarwuchs an einer Extremität?	Eine Bauchglatze kann ein Hinweis auf eine Leberzirrhose sein, verstärktes Haarwachstum ist bei endokrinen Erkrankungen sowie beim Morbus Sudeck zu beobachten.
Aussehen der Nägel	• Tüpfelbildung • Liegen Auftreibungen vor?	Diese sind vor allem bei der Psoriasis zu beobachten.

5.1.11 Anamnese und klinische Befunde: Gefäße

Die Häufigkeit der arteriellen Hypertonie in den Industrieländern liegt seit den 80er Jahren konstant bei 10–20% der Gesamtbevölkerung. Die Auswirkungen dieses an sich symptomarmen Befunds auf Herz, Hirn, Nieren und Augen sind teilweise vernichtend: Herzinfarkt, Schlaganfall, Niereninsuffizienz, Netzhautablösungen und teilweise Erblindung sind nur einige von den Risiken, die eine besonders gründliche Anamnese und Untersuchung erforderlich machen (**Tab. 38**).

Tab. 38 Die Gefäße.

Bereich	Fragen, Maßnahmen	Mögliche Bedeutung, Besonderheiten
Blutdruck	• Bei Hochdruckverdacht wiederholte Messung des Blutdrucks über einen längeren Zeitraum, frühestens zehn Minuten, nachdem der Patient in der Praxis angekommen ist.	Die Blutdruckamplitude ist ein Bestandteil der Read-Formel. Hypertonie wird durch mehrmaliges Messen des Blutdrucks in zeitlichen Abständen diagnostiziert. Die Verdachtsdiagnose Hypotonie wird durch den Schellong-Test verifiziert.
Puls	• Die Pulstastung kann an verschiedenen Körperstellen mit unterschiedlicher Intention ausgeführt werden. Wichtigster Grund ist die Feststellung der Pulsfrequenz.	Die Pulsfrequenz ist ein Bestandteil der Read-Formel.
• A. radialis	am Handgelenk, im Seitenvergleich	Ausschluss arteriosklerotischer Durchblutungsstörungen im Stadium 1, gekennzeichnet durch Pulsdifferenz.
• A. carotis	am Hals, im Seitenvergleich	
• A. dorsalis pedis	am Fußrücken, im Seitenvergleich	
Grundumsatz	Bestimmung über die Read-Formel	Erhöhungen oder Absenkungen des Grundumsatzes können einen Hinweis auf Funktionsstörungen geben.
Strömungsgeräusche	• Abhören von arteriellen Gefäßen, die dicht unter der Hautoberfläche liegen.	Sie werden durch Turbulenzen in den Gefäßen verursacht und können ein Hinweis auf ein Gefäßaneurysma sein, auf arteriovenöse Fisteln sowie eine starke Herabsetzung der Blutviskosität.

Tab. 38 (Fortsetzung)

Bereich	Fragen, Maßnahmen	Mögliche Bedeutung, Besonderheiten
Schellong-Test		So kann zwischen konstitutioneller Hypotonie und einer Kreislaufregulationsstörung unterschieden werden.
Varikosis, Besenreiser	• Haben Sie Krampfadern oder Besenreiser bei sich beobachtet?	Besenreiser sind vor allem im Unterschenkelbereich anzutreffen. Können ein Hinweis auf instabile Gefäße und Bindegewebsschwäche sein.
Hämatome	• Bekommen Sie leicht blaue Flecke?	Möglicher Hinweis auf eine Bindegewebsschwäche.

5.1.12 Anamnese und klinische Befunde: Nervensystem

Symptome des Nervensystems können Hinweise auf körperliche und psychische Erkrankungen sein. Nach wie vor gehen wir davon aus, dass das zentrale Nervensystem des Menschen der anatomische Repräsentant seines Wesens ist.

Es kann sich als sehr schwierig herausstellen, organische gegen psychosomatische Beschwerden abzugrenzen. Hier ist die gründlichste Anamnese notwendig. Bedenken Sie alles, was für ein Symptom als Erklärung infrage kommt (Tab. 39).

Tab. 39 Der neurologische Status.

Bereich	Fragen, Maßnahmen	Mögliche Bedeutung, Besonderheiten
Hirnnerven	I. N. olfactorius II. N. opticus III. N. occulomotorius IV. N. trochlearis V. N. trigeminus VI. N. abducens VII. N. facialis VIII. N. vestibulocochlearis IX. N. glossopharyngeus X. N. vagus XI. N. accessorius XII. N. hypoglossus	I: Riechprobe II: Sehfähigkeit III: Augenbewegung IV: Augenbewegung V: Sensibilität, Kaumuskulatur VI: Augenbewegung VII: Schmecken und Beweglichkeit VIII: Hören und Gleichgewicht IX: Schmecken, Sprechen, Schlucken X: Organregulation XI: Schulterbewegungen XII: Zungenbewegungen
Reflexe Hier finden Sie eine kleine Auswahl von Reflexen	• Bizepssehnenreflex • Trizepssehnenreflex • Patellarsehnenreflex • Tibialis posterior-Reflex • Achillessehnenreflex	• C5–C6 • C6–C7 • L2–L4 • L5–S1 • S1–S2
Pyramidenbahnzeichen	• am Arm: Wartenbergzeichen • am Fuß: Babinski-Reflex	Diese Zeichen treten bei einer Schädigung der Pyramidenbahn, des ersten motorischen Neurons, auf.
Pupillenstatus	• Miosis • Mydriasis • Anisokorie	• Parasympathikotonie • Sympathikotonie • Zentrale oder periphere neurologische Störung, Verletzung. Unterschiede bis zu 1 mm können auch beim Gesunden auftreten.

Tab. 39 (Fortsetzung)

Bereich	Fragen, Maßnahmen	Mögliche Bedeutung, Besonderheiten
Schwindel	• Haben Sie Schwindelgefühle? • Haben Sie Probleme mit dem optischen Fixieren von Gegenständen? • Haben Sie einen linearen Schwindel (horizontal oder vertikal), einen Drehschwindel oder eine Mischung aus beiden?	Ein möglicher Hinweis auf zentrale Durchblutungsstörungen, Störungen der optischen Funktionen, Gleichgewichtsstörungen oder einen Morbus Ménière sowie auf Migräne. Die Körpersensibilität kann gestört sein oder der Patient hat einen zu niedrigen Blutdruck.
Synkopen, Bewusstlosigkeit	• Ist Ihnen Bewusstlosigkeit bekannt? • Wie lange dauern diese Anfälle?	• vaskuläre Ursachen • zentrale Ursachen • Herz-Kreislauf-Störungen • Stoffwechselentgleisungen • Exsikkose • Hunger
Apoplexie	• Hatten Sie einen Schlaganfall? • Haben Sie Symptome behalten (postapoplektisches Syndrom)? • Welche Art von Schlaganfall lag bei Ihnen vor (arteriell, venös, Blutung)?	Alle Erkrankungen mit Gefäßbeteiligung weisen ein erhöhtes Risiko auf erneutes Auftreten auf.
Epilepsie	• Haben Sie Krampfanfälle? • Wodurch werden die bei Ihnen ausgelöst?	Manche Patienten reagieren schon auf Schmerzen, beispielsweise bei einer Injektion, mit einem Anfall.
Tremor	• Haben Sie bei sich ein unwillkürliches und nicht durch Kälte, Kaffee oder Angst zu erklärendes Zittern beobachtet?	• physiologisch (niedrig frequent, peripher) • essenziell (Hände – Arme – Beine, progredient; ein Haltetremor) • orthostatisch (vor allem im Stehen, eskalierend bis zum Sturz) • aufgabenspezifisch (z. B. beim Schreiben) • psychogen (bei einer akuten Belastungsstörung) • dyston (Fehlfunktion der Bewegungskontrolle, schmerzhaft) • Morbus Parkinson (feinschlägig, in Ruhe verstärkt) • Flapping Tremor (bei der hepatischen Enzephalopathie)
Gangunsicherheiten, Koordinationsstörungen	• Haben Sie Probleme beim Gehen oder bei bestimmten Bewegungen? • Ist Ihnen schwindelig?	Gangunsicherheiten und Koordinationsstörungen sind ein Hinweis auf zentrale Durchblutungsstörungen, Gleichgewichtsstörungen oder einen Morbus Ménière.
Paresen	• Haben Sie schlaffe oder spastische Lähmungen?	Schlaffe Paresen sind peripher, spastische Paresen zentral verursacht.
Sensibilität	• Haben Sie Sensibilitätsprobleme? • Objektivierung durch die 2-Punkt-Diskrimination	Wir unterscheiden nach der Art des Reizes in • Mechanorezeptoren (Druck, Vibration, Dehnung usw.) • Temperaturempfindung • Schmerzempfindung • Chemorezeption

Tab. 39 (Fortsetzung)

Bereich	Fragen, Maßnahmen	Mögliche Bedeutung, Besonderheiten
Meningismus	• Nackensteifigkeit • Schmerzempfindlichkeit der Extremitätenknochen • Bewusstlosigkeit • Übelkeit und Erbrechen • sensorische Empfindlichkeit	Infektionen, Blutungen, Sepsis und Sonnenstich kommen als Ursache infrage.
Stimmungslage	• Sind Ihnen plötzliche und unerklärliche Veränderungen Ihrer Stimmungslage bewusst?	Begründete Stimmungsänderungen, beispielsweise durch einen Todesfall, haben keine weiterweisende Bedeutung.

5.1.13 MMSE – einfacher Demenztest

Hier finden Sie den standardisierten Test (MMSE, Mini Mental State Examination) zur Beurteilung einer Demenz (**Tab. 40**). Eine genauere Diagnosestellung der Demenzform ist damit nicht möglich und erfordert eine weitere neurologische Diagnosestellung. Die häufigste Ursache für eine Demenz ist die Alzheimer-Erkrankung, die zweithäufigste ist die gefäßbedingte Demenz. Sie haben also mit diesem MMSE die Möglichkeit, eine Früherkennung zu betreiben. Voraussetzungen für die Durchführung des Tests sind:

- Kann der Patient hören und sehen?
- Hat er Schmerzen?
- Ist der Patient schüchtern oder schämt er sich?
- Ist der Patient schon längere Zeit gesundheitlich eingeschränkt?
- Haben Sie 7 Minuten Zeit?

Tab. 40 Mini Mental State Examination (Folstein, Folstein, McHugh 1975).

Mini Mental State	Aufgaben	Punktzahl
1. Orientierung	Frage nach • Jahr • Jahreszeit • Monat • Wochentag • Datum je 1 Punkt • Land • Bundesland • Stadt • Klinik • Stockwerk je 1 Punkt	0–5 Punkte 0–5 Punkte
2. Merkfähigkeit	Nennen von drei Gegenständen, z. B. • Ball • Haus • Schlüssel je 1 Sekunde pro Objekt Patient soll die Gegenstände wiederholen, je 1 Punkt	0–3 Punkte
3. Aufmerksamkeit, Rechnen	Patient soll von 100 jeweils 7 subtrahieren (100–93–86–79–72). Pro Antwort 1 Punkt, Abbruch nach fünf Antworten	0–5 Punkte

Tab. 40 (Fortsetzung)

Mini Mental State	Aufgaben	Punktzahl
4. Kurzzeitgedächtnis	Patient soll die Gegenstände (siehe 2.) wiederholen. Pro Gegenstand 1 Punkt.	0 – 3 Punkte
5. Sprache, Sprachverständnis	Zeigen von zwei Gegenständen, z. B. Stuhl und Papier. Der Patient soll die Gegenstände benennen. Patient soll nachsprechen: „Bitte kein Wenn und Aber.“ Der Patient soll einen dreiteiligen Befehl ausführen: „Nehmen Sie das Blatt, falten Sie es in der Mitte und legen Sie es auf den Boden.“ 1 Punkt pro Handlung	0 – 2 Punkte 0 – 1 Punkt 0 – 3 Punkte
6. Lesen	Der Patient soll die Aufforderung lesen und ausführen: „Schließen Sie die Augen.“	0 – 1 Punkt
7. Schreiben	Der Patient soll einen kurzen Satz eigener Wahl aufschreiben.	0 – 1 Punkt
8. Zeichnen	Der Patient soll zwei sich überschneidende Fünfecke auf einem separaten Blatt nachzeichnen.	0 – 1 Punkt

Auswertung:
minimal: 0 Punkte
maximal: 30 Punkte
Normalbefund: 24 – 30 Punkte
unter 23 Punkte: möglicher Hinweis auf Demenz

5.1.14 Was Sie bei der Anamnese körperlicher Beschwerden beachten sollten

Wie Sie sehen, ist der Umfang dessen, was Sie in der Anamnese und körperlichen Untersuchung erfragen, beobachten und an Informationen sammeln können, erheblich. In seltenen Fällen kann eine solche Erstanamnese bis zu zwei Stunden dauern, für die Sie gut ausgeruht sein sollten, wenn Sie nicht Routine haben. Die meisten Patienten schätzen es sehr, wenn ihnen in laienverständlicher Sprache erklärt wird, was Sie mit ihnen machen. Das ist der Anlass für sie, Ihnen mit weiteren Informationen entgegenzukommen, und da die zutreffende Diagnosefindung häufig ein Detektivspiel ist, sind wir für jede noch so kleine Information dankbar.

Manche Menschen brauchen Unterstützung dabei, sich ihre Sorgen von der Seele zu reden. Gehen Sie Ihrem Patienten entgegen, indem Sie ihm die Unterstützung anbieten. Häufig besteht eine Unterstützung darin, dass Sie in aller Vorsicht, **suggestive Fragen** stellen: „Treten die Ödeme eher abends auf oder eher morgens?“ Die offenen Fragen werden in der Naturheilpraxis im Laufe der Anamnese seltener. Wenn der Patient über Oberbauchschmerzen klagt, wird er den Sinn der Frage nach klebrigem Stuhlgang (Fettstuhl) nicht verstehen, wenn er die physiologischen Zusammenhänge nicht kennt.

Eine Beobachtung zeigt, dass die Grenze zwischen aktivem Zuhören und suggestivem Fragen schmal ist. Wir scheuen uns manchmal, die Frage, die wir auf der Zunge haben, so zu stellen, wie wir sie meinen, weil dies das Risiko birgt, dass wir die Antworten zu hören bekommen, von denen der Patient meint, dass wir sie hören wollen.

Wir haben im Kapitel 3.1 ausführlich das **aktive Zuhören** beschrieben als die Fähigkeit, auf den Ebenen der Sachinformation, der Selbstoffenbarung, der Beziehungsebene und der Appellebene im richtigen, das heißt vom Patienten als dem Sender der Informationen gewünschten Maße zuzuhören. Zudem bedeutet es auch, dem Patienten die Möglichkeit zu geben, dass er sich einmal richtig aussprechen kann, alles sagen kann, was er auf dem Herzen hat, und jemand Kompetentes hört ihm zu. Das ist der erste Schritt zur Besserung seiner Situation.

Nicht jeder Patient kann sich verbal klar ausdrücken, manchen Menschen fällt es leichter, komplizierte Maschinen zusammenzusetzen, als ihre Befindlichkeit zu beschreiben. Das kann an den erlernten Fähigkeiten liegen, aber ebenso an der individuell ausgerichteten Aufmerksamkeit: Es entgeht ihnen einfach, dass es ihnen schon seit geraumer Zeit nicht mehr gut geht. Diese Menschen, die ja das gleiche Recht auf Unterstützung haben wie die wortgewandten, brauchen das therapeutische Entgegenkommen.

Tipp

Machen Sie sich frühzeitig klar, welche besondere Art der Unterstützung und Fragestellung Ihr konkreter Patient braucht: Welcher Persönlichkeitstyp ist er, wo liegen seine besonderen Fähigkeiten und wo hat er seine Schwachpunkte?

5.2 Anamnese psychischer Beschwerden

Der Aufbau einer professionellen Beziehung, die Sammlung wichtiger Informationen über den Patienten, seine Symptome und soziokulturellen Begleitumstände und die Absprache über den bevorstehenden Therapieverlauf sollten Bestandteile des Erstgesprächs sein. Diese Aufgaben allerdings werden auch in die eigentliche Beratung, in die weiteren Beratungsgespräche einfließen.

Einer der häufigsten Anfangssätze von Seiten des Patienten lautet: „Ich weiß gar nicht, wie ich anfangen soll." Schauen wir uns daher ein Beispiel für die mögliche **Eröffnung** eines Erstgesprächs mit der Technik der erweiterten vermutenden Paraphrase und Verbalisation an.

Beispiel

Therapeut: „Sie hatten vermutlich einerseits ein mulmiges Gefühl, diesen Schritt hierhin zu gehen, andererseits haben Sie sich gesagt, jetzt muss es sein!"

Patientin: „Ja, es ist mir nicht leicht gefallen, aber so kann es nicht weitergehen mit meinem Stress!"

Therapeut. „Stress, den Sie privat oder beruflich haben?"

Patientin: „Nein, nein, privat bin ich sehr zufrieden, meine große Stütze ist mein Mann, es ist beruflich, ich kann für diese Firma nicht mehr so arbeiten!"

Die folgenden Fragen sind Leitfragen, die für den Therapeuten handlungsweisend sein sollen und im Verlauf des Gesprächs Antwort finden sollen.

- Gibt es bereits einen Befund, eine Diagnose?
- Was spielt hinsichtlich der Biografie für das aktuelle Problem für den Patienten eine Rolle?
- Wie ist die gegenwärtige Situation?
- Wie sieht der Patient die Aufgabe und Funktion der Beratung?

Die Methoden zur Diagnosestellung in den psychotherapeutischen Berufen sind: Anamnese (um die es in diesem Kapitel geht), Beobachtung, Verdichtung, Wertung und Gewichtung der erworbenen Informationen und Testdiagnostik.

Wir unterscheiden verschiedene Arten der Patientenbefragung:

- Die unstrukturierte Befragung (in der Praxis),
- die strukturierte Befragung (in der Praxis),
- das Erstinterview (in der Praxis),
- das semistandardisierte Interview (eher in der Klinik) sowie
- das standardisierte Interview (in der Klinik).

5.2.1 Unstrukturierte Befragung

Beim Erstkontakt in der ambulanten Praxis ist die unstrukturierte Befragung in Form eines ausführlichen Gesprächs mit dem Patienten die Standarduntersuchungsmethode. Ziel ist die Bestandsaufnahme der subjektiven Beschwerden und die Ermittlung des aktuellen psychopathologischen Befunds.

Prinzip

Diese klassische klinische Routineuntersuchung dient der raschen, wenn oft auch nur vorläufigen diagnostischen und differenzialdiagnostischen Orientierung insbesondere bei akuteren psychiatrischen Krankheitsprozessen. Die Informationssammlung kann bedarfsgerecht globaler oder detaillierter gestaltet werden.

Durchführung

Anzustreben ist ein nur wenig gelenktes Explorationsgespräch durch offene Fragen, in ungezwungener, ungestörter und vertrauensbildender Atmosphäre. Der hinreichend orientierte und kommunikationsfähige Patient sollte sich frei und ohne Zeitdruck äußern können.

Sie richten Ihre Aufmerksamkeit in erster Linie auf die Phänomenologie, weniger auf Pathogenese und mögliche psychodynamische Hintergründe der Symptome und Beschwerden. Therapeutisch wirksam kann bereits die Entlastung infolge der Aussprache werden.

Die Gesprächsdauer sollte 50 bis 60 Minuten nicht überschreiten.

Aussage

Bei gutem Einfühlungsvermögen und beruflicher Erfahrung besitzen die gewonnenen Informationen eine ausreichende diagnostische Valenz; manchmal gelingt eine verlässliche Diagnose bereits nach kurzer Kontaktaufnahme.

Auf der anderen Seite kann es infolge der hohen subjektiven Evidenz des ersten Eindrucks sowie von Gegenübertragungsprozessen zu Wahrnehmungs- und Interpretationsverfälschungen kommen. Bei weniger Geübten sind daher dringend Nachuntersuchung und Supervision erforderlich; auf jeden Fall ist eine Absicherung durch fremdanamnestische Angaben anzustreben.

5.2.2 Strukturierte Befragung

Die strukturierte Befragung ist eine Untersuchungsmethode der klinischen Psychiatrie in Form einer gezielten Befragung des Patienten, die sich an einer bestimmten Intention des Untersuchers orientiert.

Prinzip

Hinsichtlich der Thematik und der Inhalte ist die strukturierte Befragung ein mehr oder weniger gelenktes Gespräch mit vorgegebener Zielsetzung, unter Umständen auch im Rahmen strafferer zeitlicher Begrenzung.

Durchführung

Die strukturierte Befragung eignet sich vor allem bei wiederholten Nachuntersuchungen zur katamnestischen Beobachtung einer Erkrankung mit dem Ziel, Umfang, Ausprägung und Intensität bestimmter Symptome oder Syndrome gezielt zu verfolgen und in ihrem Verlauf zu vergleichen.

Die Patienten müssen ausreichend reflexions- und kommunikationsfähig sein und sich verständlich äußern können.

Die Dauer sollte 40 bis 50 Minuten nicht überschreiten.

Aussage

Bei bereits gesicherter Diagnose bzw. zur Überprüfung der Differenzialdiagnose ist diese Untersuchungsmethode ausreichend zuverlässig. Die Validitätsproblematik liegt hier weniger in der Gefahr von Wahrnehmungs- und Urteilsverzerrungen als in einer möglichen Verfestigung einer vorgefassten diagnostischen Meinung. Auch hier sind daher Gegenkontrollen und Supervision durch Fachkollegen empfehlenswert.

5.2.3 Erstinterview

Das Erstinterview ist ein frei flottierendes, eher breit angelegtes Gespräch, das vor allem in der tiefenpsychologisch orientierten Psychotherapie Verwendung findet.

Prinzip

Diese Regeluntersuchungsmethode der dynamischen Psychiatrie bzw. aller aufdeckenden Psychotherapieformen dient der Abklärung von Entstehungsbedingungen und Entwicklung psychischer Störungen, insbesondere solcher, die erlebnisreaktiver Art sind.

Der tiefere Einstieg in die Psychodynamik berührt immer auch schon therapeutische Aspekte auf der Basis der sich entwickelnden Übertragungseinwirkungen.

Durchführung

Vom Untersucher wird das Gespräch hinsichtlich der Themen kaum gelenkt – die Initiative liegt beim Patienten. Obgleich es keine schärfere zeitliche Begrenzung gibt, liegt die Dauer im Allgemeinen um 90 Minuten.

Die Atmosphäre muss weitgehend ungestört und von gegenseitigem Vertrauen geprägt sein. Der Untersucher bemüht sich um einen umfassenden Eindruck über Persönlichkeit und Biografie wie auch aktuelle Symptomatik des Patienten. Erforderlich ist dessen volle Kommunikationsfähigkeit und -bereitschaft.

Aussage

Je nach Introspektionsfähigkeit und Verbalisationsvermögen des Patienten verschafft sich der Untersucher ein möglichst geschlossenes Bild über Persönlichkeit und Lebenslauf und die daraus abzuleitenden pathogenetischen Faktoren. Die so gewonnene biografische Anamnese sollte die spezifischen dynamischen Krankheitsfaktoren weitgehend authentisch beinhalten.

Da der Gesprächsverlauf vom Patienten bestimmt wird, sind Informationsdefizite oft nicht zu vermeiden, die in weiteren Sitzungen auszugleichen sind.

5.2.4 Semistandardisiertes Interview

Das semistandardisierte Interview als Einzelbefragung ist eine eher einseitige Erhebungsmethode, bei der Art, Inhalt und Umfang der Fragen weitgehend vom Untersucher bestimmt werden. Er hat ein zielgerichtetes Interesse an definierten Informationen.

Prinzip

Infolge der zweckgebundenen Zielsetzung wird der Kommunikationsprozess zwischen Untersucher und Patienten asymmetrisch, lässt aber noch Spielraum für Abweichungen zu. Die atmosphärischen Bedingungen treten eher in den Hintergrund. Der Fragenkatalog liegt mehr oder weniger fest; die Antworten dienen meist größeren Datenerhebungen etwa zu Forschungszwecken.

Durchführung

Im Gegensatz zur unstrukturierten Befragung ist diese Untersuchungsmethode durch eine wesentlich ökonomischere Informationsgewinnung gekennzeichnet, die sich auch in der strafferen Gesprächsführunng mit thematischer Leitlinie widerspiegelt.

Die Antworten werden nur stichwortartig festgehalten; die Gesprächsdauer liegt um 30 bis 40 Minuten. Die Patienten müssen voll orientiert, kommunikationsfähig und kooperativ sein.

Aussage

Im Vergleich zu den vorher genannten Untersuchungsverfahren bessere Objektivität und höhere Operationalisierbarkeit; die Einbeziehung statistischer Methoden zur Auswertung ist möglich und wird auch meist angestrebt.

Demgegenüber werden nicht abgefragte Symptome kaum erreicht, da der Antwortspielraum des Patienten erheblich reduziert ist.

5.2.5 Standardisiertes Interview

Das standardisierte Interview ist eine zielgerichtete Befragung des Patienten mittels nach Anzahl und Inhalt fest vorgegebener Fragen oder Aufgaben (Items), meist in Form sogenannter Persönlichkeitsinventare.

Prinzip

Diese am meisten standardisierte Explorationsform hat die Erfassung bestimmter, vorformulierter psychopathologischer Daten zum Ziel. Große Ähnlichkeit besteht mit psychologischen Tests durch Übernahme der entsprechenden Reliabilitäts- und Validitätskriterien. (Reliabilität bezieht sich in diesem Zusammenhang auf die Genauigkeit, mit der ein bestimmtes Merkmal gemessen wird; die Validität bestimmt den Grad der Exaktheit, mit der ein Test das misst, was er vorgibt, zu testen.) Ziel ist eine besonders hohe Objektivität und Vergleichbarkeit zu Forschungszwecken etwa bei Studien oder zur Aufstellung systematisierter Therapie- und Trainingsprogramme.

Durchführung

Der Patient wird mit Hilfe eines Fragenkatalogs untersucht; die Antworten sind im Extremfall nur noch bejahend oder verneinend gestaltet. Er muss nicht nur voll orientiert und kommunikationsfähig sein, sondern auch hinsichtlich seiner Antworten korrekt und motiviert.

Im Gegensatz zu den anderen Gesprächsformen wird die Herstellung eines therapeutischen Klimas nicht angestrebt.

Die Dauer des Interviews liegt in der Regel um 30 Minuten. Einige Tests über- oder unterschreiten diesen Zeitrahmen deutlich.

Aussage

Diese sehr spezielle Untersuchungstechnik, die der empirischen Sozialforschung entstammt, ist gekennzeichnet durch standardisierte, einfache Auswertungsmöglichkeiten, deren Resultate statistisch bearbeitet werden können. Die Befunde sind weitgehend unabhängig vom Untersucher und anderen Variablen. Andererseits besteht ein erheblicher Informationsverlust infolge des einseitigen Abfragens; einige Beiträge des Patienten gehen im Allgemeinen verloren.

5.2.6 Schematischer Überblick der psychologischen Anamnese

Die Informationssammlung der unstrukturierten und strukturierten Befragung in der psychologischen Anamnese kann nach folgendem Schema durchgeführt werden (**Tab. 41**).

Tab. 41 Psychologische Anamnese.

Bereich	Fragen, Maßnahmen	Mögliche Bedeutung, Besonderheiten
Symptomatik		
Was?	• Wie genau sehen Ihre Symptome aus? • Was bedeutet die Symptomatik für Ihr Leben?	Lassen Sie den Patienten erzählen und hören Sie mit allen Sinnen zu. Manches sagt der Patient über sich aus, ohne sich dessen bewusst zu sein.
Zeitliche Dimension		
Seit wann?	• Seit wann haben Sie die Symptome? • Was ist damals geschehen? • Was hat sich verändert, dass Sie (erst) jetzt in die Therapie kommen?	Meistens gibt es irgendeine vielleicht sogar unwesentliche Verschlimmerung, die dazu führt, dass der Patient nun nicht mehr warten kann.
Wann?	• Wann treten die Symptome auf? • Gibt es eine Regelmäßigkeit im Auftreten des Symptoms? • Wenn ja, welche?	Hier werden manchmal schon ursächliche Zusammenhänge klar.
Wie oft?	• Wie oft haben Sie Ihre Symptome? • Konnten Sie situative Zusammenhänge beobachten?	Dauernd, stündlich, täglich, mehrmals wöchentlich, wöchentlich, monatlich?
Wie lange?	• Wie lange ist das Symptom anwesend, wenn es erst einmal aufgetreten ist? • Haben Sie Einfluss darauf? • Wie ist der Verlauf der Symptomatik?	• Perakut: sehr kurzer Zeitraum, beispielsweise eine Panikattacke. • Akut: bis zu einer Woche. • Chronisch: allmähliche Verschlechterung, allmähliche Verbesserung. • Rezidivierend: immer wieder auftretend mit beschwerdefreien Intervallen. • Exazerbierend: mit jeder neuen Attacke ein wenig schlimmer.
Raum / Bedingungen		
Wo?	• Treten die Symptome an bestimmten Orten vermehrt auf? • Haben Sie Einfluss darauf? • Was ist das Besondere an diesem Ort?	Auch bei der Eruierung des Orts und der Bedingungen können ursächliche Zusammenhänge klar werden.
Unter welchen Umständen?	• Treten die Symptome unter bestimmten Bedingungen oder in bestimmten Situationen vermehrt auf? • Was ist das Besondere an diesen Bedingungen? • Haben Sie Einfluss darauf?	

Tab. 41 (Fortsetzung)

Bereich	Fragen, Maßnahmen	Mögliche Bedeutung, Besonderheiten
Kausale Zusammenhänge		
Wodurch?	• Wodurch sind die Symptome erstmalig aufgetreten? • Wodurch werden sie zurzeit ausgelöst? • Haben Sie eigene Erklärungen für die Symptome? • Wer ist an ihnen schuld?	
Wodurch schlimmer?	• Wodurch verschlimmert sich die Symptomatik? • Haben Sie Einfluss darauf?	
Wodurch besser?	• Wodurch verbessert sich die Symptomatik? • Haben Sie Einfluss darauf?	
Intensität		
Wie stark?	• Wie stark auf Ihrer persönlichen Intensitätsskala sind die Symptome im schlimmsten Fall? • Wie stark sind sie jetzt?	Lassen Sie den Patienten eine persönliche Skala annehmen, auf der er sein momentanes Befinden einordnet, z. B. „Ich bin jetzt bei 70 % meines Maximums."
Wann am stärksten?	• Wann und unter welchen Bedingungen sind die Symptome am stärksten?	
Wann gar nicht?	• Wann und unter welchen Bedingungen sind die Symptome weg?	
Therapien		
Bisherige Therapien?	• Welche Therapiemaßnahmen haben Sie bisher unternommen? • Welche Diagnose hatten Sie dabei?	
Erfolg oder Misserfolg?	• Welchen Erfolg hatten Sie mit bisherigen Therapien?	
Warum Abbruch?	• Aus welchem Grund haben Sie die damalige Therapie abgebrochen? • Warum nehmen Sie nicht wieder den ehemaligen Therapeuten? • Was soll in dieser Therapie bei mir anders verlaufen als damals? • Was soll genauso sein wie damals?	Der Kollege könnte in den Ruhestand gegangen sein. Es könnte Missverständnisse gegeben haben.
Warum schon wieder?	• Warum sind die Symptome wiedergekommen? • Was ist dieses Mal anders als beim letzten Mal? • Was ist genau so wie beim letzten Mal?	
Betroffenheit		
Begleitsymptome?	• Gibt es körperliche Begleitsymptome? • Gibt es psychische oder andere Begleitsymptome?	

Tab. 41 (Fortsetzung)

Bereich	Fragen, Maßnahmen	Mögliche Bedeutung, Besonderheiten
Private Konsequenzen?	• Welche persönlichen Konsequenzen ergeben sich aus der Symptomatik? • Gibt es biografische Konsequenzen?	Woran hindert Sie das Symptom? Wozu zwingt Sie das Symptom? Manchmal ergibt sich aus der Beantwortung dieser Fragen der Krankheitsgewinn.
Familiäre Konsequenzen?	• Welche familiären Konsequenzen ergeben sich aus der Symptomatik?	Könnten die familiären Konsequenzen des Symptoms die Zielrichtung der Erkrankung sei?
Berufliche Konsequenzen?	• Welche beruflichen Konsequenzen ergeben sich aus der Symptomatik?	Berufs- oder Erwerbsunfähigkeit? Rente?
Vor- oder Nachteil?	• Welche Vor- oder Nachteile haben Sie durch die Konsequenzen? • In welchem Lebensbereich treten die auf?	• Gibt es einen primären (inneren), sekundären (äußeren) oder tertiären (die Umgebung betreffenden) Krankheitsgewinn? • Wie sieht der aus? • Brauchen Sie das Symptom dafür tatsächlich?

5.2.7 Systemische Therapie: Behandlungsschritte und -ziele im Überblick

Im Folgenden geben wir Ihnen einen Überblick, wie nun eine systemische Behandlung von psychischen Störungen ablaufen könnte, wobei wir die verschiedenen Schritte und Zielsetzungen nur kurz skizzieren (Simon et al. 1999).

Erste Begegnung und Aufbau der therapeutischen Beziehung

Der erste Kontakt mit dem Patienten leitet den Weg in die Diagnosestellung ein. Gleichzeitig lernt der Patient seinen zukünftigen Therapeuten kennen. Es hängt also viel davon ab, wie Sie den ersten direkten Kontakt mit Ihrem Patienten gestalten.

- Die erste Begegnung dient dem Herstellen einer auf Vertrauen basierenden Beziehung.
- Es ist die Aufgabe des Therapeuten, die Sprache des Patienten sprechen zu lernen und sein Weltbild verstehen.
- Dazu gibt es folgende weiterführende Fragen:
  - Habe ich das Problem meines Patienten verstanden?
  - Kann ich nachvollziehen, wie der Patient in dieses Problem hineingeraten ist?
  - Kann ich mir vorstellen, bei der Systemkonstellation des Patienten selbst in dieses Problem hineinzugeraten?

Sollten Sie eine der Fragen mit Nein beantworten müssen, dann sollten Sie weiter fragen.

Definierung des Problems und Bestandsaufnahme

- Sie erfolgt durch eine möglichst klare Beschreibung des Problems, durch Verhaltensbeobachtung des Patienten und durch die Untersuchung, in welcher Welt der Patient lebt.
- Dazu gibt es folgende weiterführende Fragen:
  - Welches sind die Symptome des Patienten?
  - Welche Symptome sind sichtbar, welche beschreibt er? Wie ist der Unterschied zwischen sichtbaren und beschriebenen Symptomen zu erklären?
  - Wie definiert der Patient das Problem?
  - Wie manifestiert sich das Problem?
  - In wessen Gesellschaft ergibt sich das Problem, verschlimmert sich, maskiert sich oder taucht gar nicht auf?
  - Wo manifestiert es sich in der Regel?
  - Was wurde und was wird (sei es durch den Patienten allein oder zusammen mit anderen) unternommen, um das Problem zu lösen?
  - Wem bringt das Problem Vorteile? Welche?
  - Wer könnte durch die Lösung des Problems Schaden erleiden?
  - Wie kann der Schaden verhindert werden?

> *Psychische Symptome haben im System eines Menschen eventuell eine positive Funktion. Wenn Sie die übersehen und nicht für einen Ersatz sorgen, dann kann der Patient das Symptom nicht aufgeben.*

Erkennen des Systems, welches das Problem aufrechterhält

- Der Therapeut muss nicht nur das Problem selbst klar definieren, sondern er muss auch herausfinden, wie das Problem aufrechterhalten wird und wo ein Eingreifen den größten Erfolg verspricht.
- Er muss entscheiden, ob er bei den versuchten Lösungen intervenieren soll oder auch bei den zwischenmenschlichen Beziehungen, oder ob es von Vorteil ist, nur das Beziehungssystem neu zu organisieren und die versuchten Lösungen außer Acht zu lassen.
- Dazu gibt es folgende weiterführende Fragen:
  - Unter welchen Bedingungen ist das Problem bisher am häufigsten aufgetreten?
  - Was haben Sie bisher getan, um Ihre Situation zu verbessern?
  - Was ist danach geschehen?
  - Wer hat wie auf Ihre Interventionsversuche reagiert?
  - Was hat sich dadurch verändert?
  - Was müssten Sie tun, um Ihre Situation zu verschlechtern?

Einigung über die Therapieziele

- Die Einigung über die Therapieziele ist ein wichtiger methodologischer Führer, da sie die Behandlung in eine bestimmte Richtung weisen.
- Die Einigung übt auf den Patienten einen positiven Einfluss aus. Die absehbare Dauer und Zielsetzung der Behandlung motivieren den Patienten zur aktiven Mitarbeit.
- Bedeutsam ist es hier, nur zu kleinen Schritten aufzufordern, damit der therapeutische Prozess nicht bedrohlich und angsterregend wirkt.
- Dazu gibt es folgende weiterführende Fragen:
  - Ist das Ziel erreichbar und realistisch?
  - Ist es konkret formuliert und sein Erreichen erkennbar?
  - Woran erkennt der Patient, dass er das Ziel erreicht hat?
  - Ist es richtig dimensioniert, nicht zu groß und illusorisch oder zu klein?

Wahl des therapeutischen Programms und der therapeutischen Strategien

- Die Therapie muss sich dem Patienten anpassen, nicht der Patient der Therapie. Nicht der Patient muss die Sprache der Therapiemethode erlernen, sondern der Therapeut die des Patienten.
- Wählen Sie therapeutische Strategien aus, die Sie bereits mit Erfolg eingesetzt haben.
- Dieser Prozess ist natürlich von Ihrer Erfahrung abhängig. Erfolgreiche Strategien können Sie sowohl in der Ausbildung, den entsprechenden Lehrbüchern, in kollegialen Supervisionen als auch in der Praxis sammeln. Legen Sie sich eine Sammlung von Behandlungsstrategien bereit.
- Dazu gibt es folgende weiterführende Fragen:
  - Kann ich genau beschreiben, wo das Problem konkret liegt?
  - Welche Kräfte treiben den Patienten tiefer in das Problem hinein?
  - Kann er diese Impulse einfach ändern? Ist das realistisch?
  - Ist mir eine Strategie zum Umgang mit diesem Problem bekannt?

Abschluss der Behandlung

- Der Abschluss der Behandlung spielt eine wichtige Rolle. Er dient einerseits der Konsolidierung des Erfolgs und der Autonomie des Patienten. Er soll andererseits das Abhängigwerden von der Therapie verhindern.
- Hier findet eine Rekapitulation des Therapieverlaufs statt: Vor allem der spontane, überraschende Erfolg kommt aus einer systematischen und wissenschaftlichen Intervention und nicht durch irgendeine dubiose Zauberei. Die einleuchtendste Erklärung ist:
  - Es wurden Fähigkeiten und Eigenschaften aktiviert, die bereits vorher vorhanden waren.
  - Die kann der Patient jetzt eigenständig einsetzen.
  - Der Patient hat gelernt, die Wirklichkeit anders wahrzunehmen und einer veränderten Wahrnehmung entsprechend zu handeln.

5.3 Weitere Behandlung und Gespräche

Nach dem Erstgespräch folgen weitere Termine des Patienten mit Ihnen. Hierbei haben Sie die Chance, Ihren Informationskatalog zu vervollständigen. Nicht nur dem Patienten kann es geschehen, dass er einzelne Informationen vergisst, einfach nicht an sie gedacht hat, weil seine Aufmerksamkeit gerade auf andere Dinge gelenkt war, sondern auch dem Therapeuten fällt manchmal erst später ein, dass ihm einige Informationen noch fehlen, die er braucht, um das Puzzle der Symptome zu einem Bild der Diagnose zusammenfügen zu können. Daher ist es wichtig, sich Notizen zu machen, wenn Ihnen weiterführende oder vertiefende Fragen einfallen.

Die Notwendigkeit einer Einladung zu weiteren Gesprächen oder Behandlungen wird auf jeden Fall bestehen. Der häufigste Grund aber für weitere Gespräche ist die Notwendigkeit, eine begonnene Behandlung fortzusetzen. Das sind entweder psychotherapeutische Bemühungen oder naturheilkundliche Behandlungen, die wiederholt werden müssen.

5.3.1 Verschiedene Beratungsstrategien und Interventionsformen

Es ist möglich und manchmal auch sinnvoll, mit dem Patienten eine Beratungsstrategie zu verhandeln, wenn er nämlich ein konkretes Problem hat, das er konkret gelöst haben möchte. Nehmen wir an, er hat Probleme, mit seinem Chef über eine Gehaltserhöhung zu verhandeln oder einer Patientin fällt es schwer, in ihrer Familie konkrete Interessen durchzusetzen, dann ist es möglich, genau dieses eine Verhalten in einem verhaltenstherapeutischen Prozess zu üben, ohne mit dem Patienten seine möglicherweise vorhandene Autoritätsproblematik bearbeiten zu müssen (siehe Kapitel 2.6.1).

Die Frage lautet: „Was haben Sie sich vorgestellt?", danach folgt die zweite Frage, die Sie allerdings schon eher sich selbst stellen: „Was ist sinnvoll und machbar?" oder „Ist es möglich, den Vorstellungen des Patienten zu folgen?"

Sollte es sich herausstellen, dass der Patient mehrere Probleme hat, dann ist es empfehlenswert, eine **Hierarchie der Probleme** zu erstellen und damit zu verabreden, in welcher Reihenfolge Sie die Störungen lösen. Ein mögliches Beispiel lautet:

1. diverse gesundheitliche Probleme:
   a. Schwindelattacken
   b. Verdauungsbeschwerden
   c. Acne vulgaris
2. Probleme mit der bevorstehenden Prüfung
3. Partnerschaftsprobleme.

Diese Hierarchie muss nicht für den Rest des therapeutischen Prozesses bindend sein, denn es kann passieren, dass sich durch die Lösung eines vorrangigen Problems nachrangige Probleme auflösen oder an Bedeutung verlieren, oder dass ein Problem durch die Umstände plötzlich an Priorität gewinnt. Lassen Sie Ihren Patienten diese Hierarchie gegebenenfalls in einer Hausaufgabe vorbereiten, Sie können sie aber auch mit ihm gemeinsam erstellen.

Darüber hinaus haben Patienten in der psychotherapeutischen Praxis eher selten konkrete Vorstellungen davon, welche Art von therapeutischer Intervention sie bevorzugen. Das liegt vor allem daran, dass sie in den meisten Fällen nicht beschreiben könnten, wo der Unterschied zwischen einer verhaltenstherapeutisch orientierten und einer systemischen Therapie liegt. Die Beschreibung des Unterschieds erfordert auch eine Beschäftigung mit der Materie, wie sie von den meisten Laien nicht erbracht wird. Es ist Fachwissen und gehört nicht zu den Aufgaben des Patienten, sich darin auszukennen. Er sollte sich darauf verlassen können, dass Ihre Vorschläge in seinem Interesse liegen. Außerdem gehen Patienten oft nicht zu einem Therapeuten, weil der eine bestimmte Therapie anbietet, sondern weil sie aus dem Bekanntenkreis Gutes von ihm gehört haben.

5.3.2 Behandlungswünsche

Andererseits gibt es im naturheilkundlichen Bereich eine ganze Reihe von Vorschlägen und Wünschen, die der Patient mitbringt. Er hat einmal von einem Bekannten gehört, dass bei diesen Beschwerden jene Therapie funktioniert und möchte die nun auch selbst einmal ausprobieren, da er die gleichen Beschwerden hat. Besonders häufig ist dieser Fall gegeben, wenn ein Mensch eine von den sogenannten Volkskrankheiten hat, die im Bekanntenkreise kommuniziert werden können. Diabetes mellitus, Bluthochdruck, Übergewicht, Krebs kommen so häufig vor, dass man mindestens jemanden kennt, der jemanden kennt, der einmal etwas gehört hat. Er hat gehört, dass Homöopathie oder Bachblüten, die Heilkraft der Steine oder Reiki helfen, und nun will er diese Behandlung ebenfalls erhalten.

Dies ist die Grundlage für die Mundpropaganda, die Ihnen einige Patienten bescheren kann. Tatsächlich glauben einige Patienten, dass es irgendwo auf der Welt, vielleicht in den Hochtälern Tibets, im Alten Ladakh oder in den Archiven des geheimen Wissens alter Heiler und Schamanen, ein Wissen gibt, in dessen Besitz sie nur gelangen müssten oder irgendjemand sonst, und damit wären auch die unlösbaren Probleme und unheilbaren Krankheiten gelöst und geheilt. Wenn dieses Wissen existiert, dann in den alten Archiven des geheimen Wissens am Grunde der Seele jedes Menschen. Eine Stelle, die charismatische Heiler oder Behandler besonders ansprechen. Mit diesem Wissen in Kontakt zu treten, ist Gegenstand der Kommunikation. Es ist nur so bedingt erlernbar, wie Charisma zu haben.

Ob die Wünsche oder Vorstellungen immer sinnvoll sind, müssen Sie als Fachmann entscheiden; ob sie im Rahmen des Erlaubten liegen, ebenfalls. Bei einer Virusgrippe ist eine Behandlung durch einen Heilpraktiker nicht gestattet, dies ist im Infektionsschutzgesetz festgelegt.

5.3.3 Achten Sie grundsätzlich auf die Körpersprache

Bitte achten Sie im Kontakt mit Ihrem Patienten sowohl auf seine körperlichen Signale, seine Haltung, Gestik und Mimik, als auch auf Ihre eigene Körpersprache (siehe Kapitel 2.2). Vergegenwärtigen Sie sich bitte den Musculus mentalis. Er befindet sich am Unterkiefer im Kinnbereich. Sein Ursprung ist die Kinnkante, der Ansatz die Haut unter den unteren Eckzähnen. Er ist V-förmig angelegt und bildet bei John Travolta das Grübchen am Kinn. Dieser Muskel hat eine merkwürdige Eigenschaft. Er hat zwar funktional betrachtet nur die Aufgabe, die Haut am Kinn anzuheben, und man mag sich fragen, wozu diese muskuläre Leistung gut sein soll. Aber er hat einen kommunikativen Informationsgehalt: er zuckt, als sei er von einem Hieb getroffen, wenn bei einem Menschen die empfindlichste Stelle berührt wurde. Für einen Sekundenbruchteil erscheint das Weinen im Gesicht, und schon ist es wieder verschwunden. Erstaunlicherweise, obwohl der Muskel zur willkürmotorischen Muskulatur des Körpers gehört, kann diese Regung weder vorsätzlich herbeigeführt noch unterdrückt werden.

5.3.4 Mit Unzufriedenheit umgehen

Die Unzufriedenheit eines Patienten kann sich auf die Behandlung beziehen oder auf sein eigenes Leben. Schauen wir uns zunächst den Patienten an, der mit der Behandlung und der Praxissituation unzufrieden ist.

Zunächst einmal ist es wichtig, dass Sie bei sich selbst bleiben. Lassen Sie sich keinesfalls auf einen verbalen Schlagabtausch ein, da ist Ihnen ein notorischer Nörgler überlegen. Erkunden Sie die Interessen des Patienten und finden Sie eine gemeinsame Lösung. Trennen Sie dabei konsequent Sachebene und emotionale Ebene. Holen Sie nach Möglichkeit also Ihren Gesprächspartner wieder auf die Sachebene zurück, wenn es ins Persönliche driftet.

Mitunter hilft auch ein bisschen Small Talk, den Nörgler abzulenken. Eine Untersuchung hat ergeben, dass Gäste in Restaurants mehr Trinkgeld geben, wenn es der Bedienung gelingt, den Gast einmal, wenn auch ganz unauffällig oder wie zufällig, zu berühren: an der Schulter, am Arm oder auch im persönlichen Gespräch. Diese Art der Berührung in Ihrer Praxis kann die Nachfrage nach dem Hobby oder der Familie sein. Behandeln Sie den unzufriedenen Patienten zuvorkommend. Sie behalten so die Fäden in der Hand und laufen nicht Gefahr, dass sich der Patient anschließend noch bei Freunden über Sie beschwert und Ihnen eine negative Mundpropaganda verschafft.

> ***Mitgefühl*** *sorgt beim Gegenüber für eine emotionale Bestätigung und lindert damit seinen Hunger nach Anerkennung. In der Sache sollten Sie Nörgeleien aber möglichst konsequent unterbrechen. Besteht tatsächlich ein Anlass zur Kritik, greifen Sie den Punkt auf. Selbstverständlich können wir alle immer etwas noch verbessern, und mancher Kritikpunkt von Patienten trifft eben auch zu.*

Andererseits ist es natürlich auch möglich, dass sich ein Patient zu Recht beklagt. Immerhin befinden Sie sich mit Ihrer Praxis an exponierter Stelle und sind Tag für Tag der Beobachtung durch empfindliche, weil kranke Erwachsene ausgesetzt, die ihren Lebensweg ebenso gegangen sind wie Sie. Die Auseinandersetzung und Akzeptanz von Kritik sowie der Umgang mit notwendigen Hinweisen auf verbesserungsfähige Zustände sollten Bestandteil Ihres Verhaltensrepertoires sein. Eine gute Entgegnung für zutreffende Kritik ist: „Danke für den Hinweis.“ Üben Sie das. Es hat eine entwaffnende Wirkung, falls die nötig sein sollte. Wie sehr auch immer der Pfeil der Kritik und Unzufriedenheit auf Sie persönlich oder auf Ihre Praxis gerichtet war: dieser Pfeil ist gelandet, ohne Schaden anzurichten.

Der Patient, der mit seinem Leben insgesamt unzufrieden ist, ist unter dem Aspekt der praxisrelevanten Kommunikation weniger interessant: Er wird Ihnen im Allgemeinen den Gegenstand seiner Unzufriedenheit beschreiben und damit das Thema der therapeutischen Kommunikation vorgeben.

5.3.5 Auf besondere Bedürftigkeit eingehen

Erkrankt zu sein, bedeutet neben allem anderen und dem Leid an den Symptomen immer auch, Möglichkeiten und Fähigkeiten zu verlieren. Verloren ist die eigene Kraft, die Bewegungsfreiheit, die sichere Zukunftsperspektive. Der Patient ist in der Krise, Verbitterung kann sich einstellen, mancher Mensch hat das Gefühl, er könne sich genauso gut gleich aufgeben. Wann immer ein Mensch seine Gesundheit verliert, wann immer er erkennt, dass er seine körperliche Integrität nicht mehr allein erhalten kann, erkrankt mehr als nur der Körper. Er ist jetzt auf den Therapeuten, den Arzt, den Heiler oder besser noch einen Schamanen angewiesen, der ihm ein günstiges Schicksal zuweisen und seine Welt in die gewohnte Ordnung zurückbringen möge.

Dieser Blickwinkel ist der Erkrankung immanent, und wer zum Therapeuten geht, hat die Auseinandersetzung mit diesen Gedanken schon hinter sich und hat sich entschieden, wie er sich zu seiner Resignation stellen will. Ein Patient beschrieb seine Situation mit folgenden deutlichen Worten: „Der Kranke von uns beiden bin ich. Der Bedürftige bin ich. Der aus der Bahn Geworfene und auf Hilfe Angewiesene bin ich.“

Chronisch Kranke

Die umfassende Verarmung, die der chronische oder schwer Kranke erfährt, belastet den Menschen nicht selten verstärkt im Gegensatz zum empfundenen Reichtum des Therapeuten, zu dessen Wissensvorsprung und dessen Verfügungsgewalt über die medizinischen und therapeutischen Techniken. Diese asymmetrische Situation zwischen Therapeut und Patient wird umso stärker wahrgenommen, je aussichtsloser die Krankheit und tiefgreifender die anstehende Behandlung ist. Wo die Medizin vor einer aufwendigen Auseinandersetzung mit dem Patienten als verarmtem Menschen steht, droht dem Erkrankten das zusätzliche Leiden an der Beziehungslosigkeit und Anonymität. An dieser Stelle kann nur das Gespräch helfen, die Begegnung mit einem anderen Menschen, der die Hand öffnet und sich auf Nähe einlässt. Daher lautet die Forderung an Sie: Seien Sie da, hören Sie Ihre Patienten an. Lassen Sie sie von ihren Sorgen sprechen.

Neben den oben beschriebenen Verhaltensweisen von Patienten gibt es noch weitere, mit denen ein Therapeut umzugehen lernen muss. Die Kompetenz eines Patienten, was psychologisches Wissen angeht, kann ganz unterschiedlich ausgeprägt sein, worauf Sie sich einstellen müssen.

5.3.6 Kompetenz des Patienten

Die Sprache gegenüber dem kompetenten Patienten wird anders sein als die gegenüber einem Patienten, der von der Materie seiner Krankheit nichts weiß. Sie können davon ausgehen, dass der kompetente Patient über sich und seine Krankheit bescheid weiß, dass er mit den Informationen, die er von Ihnen erhält, umgehen kann und sie einzuordnen weiß, dass er sie kritisch hinterfragen und auf Unstimmigkeiten hin abklopfen kann. Sie haben einen Kommunikationspartner auf Augenhöhe. Wenn er einen Kommunikationspartner braucht, dann allenfalls, um den Prozess der „allmählichen Verfertigung der Gedanken beim Reden“ (H. v. Kleist) voranzutreiben.

Der Patient, der diese Kompetenz nicht besitzt, weil er vielleicht Diplomingenieur für Brückenbau ist, wird mit den erhaltenen Informationen wie der Diagnose, den Konsequenzen aus ihr, den Therapievorschlägen und den damit verbundenen Risiken anders umgehen. Er wird sich eher überrollt fühlen, ratlos sein, nicht wissen, was das bedeutet und wie er sich entscheiden soll. Er wird eher geneigt sein, die Diagnose hinzunehmen wie ein Urteil, er wird nicht wissen, dass die Diagnose lediglich Ausdruck der Untersuchungsmethoden der abendländischen Medizin ist. Ihm bleibt nichts als seine Intuition angesichts einer Materie, in der er sich als Laie fühlt. Schlechte Karten, mit einem Wort. Dieser Patient braucht in all seinen Belangen wesentlich mehr Unterstützung. Sollte er eine zweite Meinung einholen und die weist Abweichungen auf, dann ist er aufgeschmissen und ratlos. Machen Sie diesem Patienten klar, dass er sich irgendwann entscheiden muss (und wird), welchem Therapeuten er vertrauen will. Das ist das Problem, das er allein zu lösen hat. Die meisten Menschen lösen dieses Problem, ohne sich dessen bewusst zu sein, indem sie bei einem Hausarzt, bei einem Therapeuten bleiben.

Zielführende Fragen:

- „Haben Sie schon Informationen über Ihre Krankheit oder die bevorstehende Behandlung?"
- „Möchten Sie etwas von mir erklärt bekommen?"
- „Kann ich Ihnen bei Ihrer Entscheidung behilflich sein?"
- „Brauchen Sie vielleicht noch etwas Zeit, um sich zu informieren oder zu entscheiden?"

5.3.7 Unabhängigkeit unterstützen

Manchen Menschen ist ihre Unabhängigkeit besonders wertvoll. Wenn Sie einen solchen Menschen kennen, dann fragen Sie ihn einmal, was für ihn der besondere Wert der Unabhängigkeit ist. Für manche Patienten bedeutet Unabhängigkeit in erster Linie Selbstständigkeit, Selbstbestimmung, Autonomie. Besprechen Sie mit diesem Patienten: „Inwieweit sehen Sie Ihre Autonomie gefährdet? Was brauchen Sie, um sie zu wahren?" Allerdings ist auch klar, dass Dialysepatienten ihre Autonomie verloren haben.

Für andere Menschen bedeutet Unabhängigkeit vor allem Emanzipation, Freiheit, z.B. von Druck, Angst, Schmerz, Not, Autorität und so weiter. Damit kommt die Frage auf, wovon der Mensch sich emanzipieren oder befreien möchte. „Brauchen Sie Unterstützung dabei, sich von einengenden Verhaltensweisen oder Menschen zu lösen?" – „Gibt es bestimmte Dinge in Ihrem Leben, die Sie loswerden wollen? Brauchen Sie Unterstützung dabei?"

5.3.8 Umgang mit manipulativem Verhalten

Wenn wir von einem manipulativen Patienten sprechen, dann meinen wir hier nicht den Menschen, der kommuniziert und damit unvermeidlich Manipulation betreibt. Wir sprechen von dem Patiententypus, der Sie durch manipulierte Informationen dazu bewegen will, Dinge zu tun, die oberflächlich betrachtet im Interesse des Patienten liegen, die aber jedenfalls nicht in Ihrem Interesse sind. Von Manipulation eines Menschen im negativen Sinne sprechen wir, wenn die Annahme eines Angebots nicht zu seinem Vorteil, sondern zu seinem Schaden und zum Vorteil des Manipulators führt. Der Schaden eines Therapeuten könnte beispielsweise eine illegale Handlung wie die unangemessene Verordnung betäubungsmittelpflichtiger Medikamente sein. Als Beispiel denken Sie an einen Menschen, der chronische Schmerzen vortäuscht, um Opiate als Schmerzmittel zu erhalten. Wir haben in diesem Buch den Begriff der Manipulation schon einmal in einem wertneutralen Sinne verwendet, im Falle des manipulativen Patienten allerdings sprechen wir von dem Menschen, der Sie gegen Ihr Interesse und oberflächlich betrachtet in seinem Interesse handeln lassen will.

Grundsätzlich wird jeder Patient auf uns Einfluss nehmen; das ist nicht zu vermeiden. Es stellt sich allerdings die Frage, ob er dies offen tut („Ich weiß nicht mehr weiter, helfen Sie mir bitte!") und damit die Wahlfreiheit lässt, oder ob er mit verdeckten Karten spielt und seinen Kommunikationspartner verdeckt zu beeinflussen versucht („Im Grunde weiß ich schon weiter, aber ich will mal sehen, ob Sie mir helfen können oder ob Sie genauso scheitern wie alle anderen Therapeuten auch.").

Manipulationsversuche aufdecken

Manipulationsversuche zu entdecken, gehört zu den Aufgaben von Therapeuten. Entscheidend für die Feststellung, dass eine Manipulation vorliegt, die beendet werden sollte, ist die Wahl der Mittel der Einflussnahme. Die ist für die Wertung bedeutsam. Eine Manipulation, die auf gezielter Täuschung beruht, ist problemerzeugend und nicht problemlösend. Hier bedeutet Manipulation z.B. die Verminderung der Willensfreiheit und Kontrolle des Manipulierten. Seitens des Manipulierenden liegt eine Wahl unfairer, undurchsichtiger oder täuschender Mittel vor, die eine Entscheidung erschweren. Wir können von einer Manipulation im negativen Sinne sprechen, sobald jemand unfreiwillig Opfer einer Manipulation geworden ist.

Tipp

Die Antwort auf einen Manipulationsversuch ist die Erklärung der Entdeckung. Lassen Sie den Patienten wissen, dass Sie den Versuch wahrgenommen haben oder dass Sie das Gefühl haben, der Patient versuche, Sie zu manipulieren. Fragen Sie den Patienten, was er erreichen möchte und verhandeln Sie das mit ihm.

5.3.9 Vorgehen bei Besserwisserei

Die eigene Gesundheit ist jedem wichtig, da ist es mehr als verständlich, dass sich Patienten auch außerhalb der Praxis ausgiebig zu gesundheitlichen Themen informieren. Während das früher die Überlieferungen der Großeltern waren und danach die gedruckten Ratgeber, ist seit ein paar Jahren das Internet Informationsquelle Nummer eins. Das hat die Situation noch einmal deutlich verschärft. Während Omas Ratschläge zumindest irgendwann einmal geholfen hatten und Gesundheitsbücher sich oft auf fachlich hohem Niveau bewegen, herrscht im Internet die große Unsicherheit, und jeder darf zu fast jedem Thema veröffentlichen, was er gerade will, auch wenn sich gefährlicher Unsinn dabei befindet. Das heißt: Therapeut und Praxisteam müssen sich bisweilen an dem messen lassen, was irgendwer zu einem Thema veröffentlicht hat.

Der Besserwisser ist in der Regel ein unsicherer Typ, der sich hinter seinem Wissen oder seinen Vermutungen versteckt. Es geht ihm auch nicht um eine sachliche Problemlösung, sondern um **Anerkennung**. Ungeachtet der Richtigkeit der Information nutzen Besserwisser ihren vermeintlichen Informationsvorsprung gerne als Ausdruck ihrer Kompetenz. Insofern betrachten sie Kritik an der Sache sofort auch als Kritik an der Person.

Das macht den Umgang mit Besserwisserei zu einem Drahtseilakt. Auf der einen Seite ist es wichtig, den Patienten mit seinem Problem ernst zu nehmen, ihm auch zu zeigen, dass Eigenengagement durchaus wichtig und anerkennenswert ist und in der Praxis geschätzt wird. Auf der anderen Seite muss er verstehen, dass die medizinische Kompetenz beim Therapeuten und nicht im Internet liegt.

Wie Sie reagieren sollten

Argumente gegen Besserwisserei (siehe Kapitel 2.7) könnten lauten: „Ich kann Ihnen versichern, dass wir uns ständig fortbilden und so immer informiert sind, wenn es relevante neue Entwicklungen gibt." Gehen Sie aber behutsam vor und lassen Sie sich nicht in den Strudel von Halbwissen hineinziehen. Ein gutes **Argument** ist immer der individuelle Verlauf. „Sie wissen doch, dass Krankheitsverläufe ganz unterschiedlich sein können – eine für alle Fälle gültige Antwort im Internet kann es da gar nicht geben." Sagen Sie nicht rundweg „Nein" zu dem Patienten, sagen Sie vorsätzlich „Ja aber ...". Damit behalten Sie die Verhandlungsfähigkeit, ohne Widerstand zu erzeugen.

Besserwisser sind wenig kritikfähig, sie wollen es einfach nur besser wissen als Sie und es Sie auch spüren lassen, deshalb sollten Sie selbst groben Unfug nicht gleich Unfug nennen, sondern eher versuchen, durch geschicktes Fragen **Sachlichkeit** in die Diskussion zu bringen. Wiederholen Sie dazu seine Aussagen ganz sachlich. „Sie sagen ... – habe ich Sie da richtig verstanden?" ist eine Rückmeldung, die dem Besserwisser persönliche Anerkennung gibt. Ein vorsichtiges Umformulieren des Sachverhalts in Ihrem Sinn hilft dabei. Im nächsten Satz bringen Sie dann ein neues Argument ein: „Ich weiß aber von unserer letzten Fortbildung ..."

Und wenn alle Stricke reißen? Eine Unterhaltung, die mit: „Ich habe aber gelesen" anfängt, hat selten ein Happy End: „Dann zeige ich es Ihnen schwarz auf weiß – hier ist der Ausdruck." Diskussionen dieser Art sollten Sie besser vermeiden. Wenn sich der Patient aber nur ungenau an die Details erinnern kann, sollten Sie ihn ruhig auffordern, seine Informationen doch beim nächsten Mal mitzubringen. Auch das schafft Anerkennung beim Besserwisser und liefert Ihnen oft gute Argumente – etwa indem Sie sehen, dass der Hinweis auf einer russischen Website veröffentlicht ist und der Patient zum sofortigen Bestellen eingeladen wird.

5.4 Hausaufgaben für den Patienten

Der Patient kann gerade in der Psychotherapie Hausaufgaben bekommen, die sich auf die Problematik beziehen. Sie haben den Zweck, die Therapiezeit zu verkürzen, indem sie unerwünschte Erfahrungen korrigieren, Einstellungen des Patienten ändern und ihm vor allem die Gelegenheit geben, neue Erfahrungen zu machen, die sein möglicherweise Probleme erzeugendes Welt-, Menschen- oder Selbstbild optimieren. Im Rahmen der Verhaltenstherapie sind Hausaufgaben Standard, da es sich um eine übende Therapieform handelt. Im Rahmen der systemischen Therapien werden ebenfalls Hausaufgaben gegeben, die allerdings weniger einen übenden als einen umstrukturierenden Charakter haben.

Die Hausaufgaben im Bereich der somatischen Medizin kommen meist nicht mit diesem Namen daher: Der Patient möge weniger rauchen, sich gesünder ernähren, mehr Sport treiben. All diese Empfehlungen sind hinreichend bekannt und werden hinreichend selten befolgt. Von vielen Menschen bevorzugt werden Problemlösungen, die das Einnehmen von Medikamenten beinhalten und den aktiven und manchmal anstrengenden Eigenanteil weitgehend gering halten. So soll der Therapeut eine Spritze geben, die macht, dass der Patient nicht mehr rauchen will, eine Tablette gegen depressive Verstimmungen ohne Nebenwirkung wäre auch recht angenehm, und da beides nicht möglich ist, ist es für den Patienten leichter, die Ärzte allesamt für unfähig zu halten.

5.4.1 Bei erforderlichen Verhaltensänderungen unterstützen

Wenn Sie mit Ihrem Patienten konkrete Verhaltensänderungen verabreden, so bieten Sie ihm an, ihn in der schwierigen und von Entzugssymptomen gezeichneten Anfangsphase der Veränderung zu begleiten. Machen Sie sich dabei bewusst, dass der wichtigste Faktor in der Veränderung von Verhalten der Mensch selbst ist und seine Bereitschaft, sich auf die Schwierigkeiten einzulassen, die mit einer Veränderung verbunden sind. Weisen Sie ihn auf Selbsthilfegruppen hin, die die Raucherentwöhnung, die Alkoholabstinenz oder die Umstellung im Essverhalten unterstützen. Ein wichtiger Schritt bei der Verhaltensänderung kann darin bestehen, dass Sie Ihrem Patienten die Aufgabe geben, sich nach Selbsthilfegruppen, z. B. für Herz-Kreislauf-Training oder Gewichtsreduktion zu erkundigen und innerhalb einer verabredeten Frist Kontakt zu der Gruppe aufzunehmen. Diese Frist zu verabreden, ist für den Patienten eine Unterstützung. Der Patient hat damit zugleich die Aufgabe, von seinen Fortschritten zu berichten.

Schwierigkeiten prognostizieren

Eine Strategie zur Erleichterung von scheinbar schwierigen Aufgaben ist die Prognose von Schwierigkeiten. Sie nimmt Anerkennung vorweg und erzeugt Solidarität zwischen Ihnen und dem Patienten. Das könnte etwa so aussehen: „Ich habe nun eine Aufgabe für Sie. Ich weiß, dass sie schwer ist, aber trotzdem sollten Sie sie durchführen …“ Danach können Sie dem Patienten zunächst leichtere Aufgaben stellen, deren Erfüllung bei ihm den Eindruck erzeugt, er sei ja doch zu Veränderungen in der Lage.

Vorgehen bei Rückschlägen

Sollten sich Rückschläge einstellen, so korrigieren Sie erstens die Behandlungsziele, überprüfen Sie zweitens, wie realistisch der Veränderungswunsch ist, und hüten Sie sich drittens vor der Interpretation, der Patient wolle die Veränderung in Wirklichkeit wohl gar nicht so sehr oder er sei einfach zu schwach.

> ***Beispiel***
>
> „Ich weiß, dass es ganz schön schwierig sein kann, das Gewicht zu reduzieren, vor allem, wenn es schon so lange erhöht ist. Dabei gibt es immer wieder auch einmal Rückschläge, die Sie entmutigen können. Daher sollten wir Ihre Zielvorstellungen überprüfen und eher etwas niedriger ansetzen. Es ist grundsätzlich sowieso schädlich, auch für die Leber, zu viel Gewicht auf einmal zu verlieren.“

Verabreden Sie dann eine möglichst kleine Veränderung. Ausnahmen von diesem Vorschlag sind Rauchen und Alkoholabhängigkeit.

Eine Reihe von Hausaufgaben, die Patienten regelmäßig bekommen, lässt sich verschiedenen Gruppen zuordnen.

5.4.2 Verhaltensaufgaben

Verhaltensübungen haben den Zweck, ein bestimmtes erwünschtes Verhalten einzuüben oder ein unerwünschtes Verhalten zu kanalisieren oder zu unterlassen. Verhaltensübungen können beispielsweise in gruppentherapeutischen Konstellationen erstmalig durchgeführt und dann in einem ungeschützten Rahmen vertieft werden. Gegenstand von Verhaltensübungen sind beispielsweise Gespräche mit einem Chef um eine Gehaltserhöhung, der Umgang mit einem Ehepartner ohne aggressiven Unterton, das Loben des eigenen Kindes, das Betreten eines Fahrstuhls bei Klaustrophobie und ähnliche Dinge. Insgesamt ist es das Einüben von Nicht-Gelerntem oder das Neuüben von Falsch-Gelerntem.

Beispiel

Sagen Sie dem Patienten beispielsweise: „Jedes Mal, wenn Sie das Verlangen nach einer Zigarette verspüren, massieren Sie die Ohrakupunktur-Dauernadel und legen sich eine von diesen homöopathischen Tabletten unter die Zunge."

5.4.3 Symptomverschreibungen

Symptomverschreibungen ähneln oberflächlich betrachtet den Verhaltensaufgaben, weisen aber auch signifikante Unterschiede auf. Eine Symptomverschreibung beruht vereinfacht gesagt darauf, dass der Patient aufgefordert wird, das Verhalten vorsätzlich herbeizuführen, das er fürchtet. So soll er bei Schlafstörungen erst einen Tag später um zweiundzwanzig Uhr zum Schlafen ins Bett gehen, er soll das Auftreten einer Erektion bei nicht organischer erektiler Dysfunktion so lange es geht verhindern, er soll seine Angststörung jeden Tag eine viertel Stunde lang zu einem verabredeten Zeitpunkt vorsätzlich herbeiführen und so weiter. Symptomverschreibungen wirken oft paradox, da ja der Patient das Verhalten gerade unter Kontrolle bringen wollte, und nun soll er es vorsätzlich herbeiführen? Allerdings richten sich Symptomverschreibungen weniger gegen das Symptom als vielmehr gegen die versuchte dysfunktionale Lösung, die im Verlaufe einer Eskalation aus einer Schwierigkeit ein Problem gemacht hat. Im Rahmen der systemischen Therapien haben sich Symptomverschreibungen bewährt (siehe S. 73).

In der Naturheilpraxis stoßen Symptomverschreibungen auf ethische Probleme. Einem Patienten mit chronischer Bronchitis oder rezidivierenden Kopfschmerzen sein Symptom, das er ja loswerden will, zu verschreiben, ist nicht möglich. Der Unterschied zwischen der Symptomverschreibung in der psychologischen und der naturheilkundlichen Praxis beruht im Wesentlichen darauf, dass bei psychischen Problemen Menschen oft zu ineffektiven Maßnahmen der Behebung wie Einsichtsversuchen oder dem gesunden Menschenverstand greifen („Ich sehe es ja ein, aber …"), während der Patient mit chronischer Bronchitis oft genug hofft, um die Raucherentwöhnung herumzukommen, ja sie oft nicht einmal versucht hat, obwohl er weiß, er sollte.

5.4.4 Paradoxe Aufgaben

Paradoxe Aufgaben haben einen Hintergedanken: Sie sind bisweilen so konzipiert, dass absehbar ist, dass der Patient sie nicht ausführen wird. Eine paradoxe Aufgabe beinhaltet einen scheinbar unauflösbaren Widerspruch.

Eine paradoxe Aufgabe besteht beispielsweise darin, einen Menschen mit einer Zwangsstörung ein genaues Tagebuch mit konkreten Angaben führen zu lassen, seine Zwangshandlung präzise zu verschreiben oder dem Patienten mit der Diagnose einer Angststörung aufzutragen, er möge einmal am Tag zu einer unvorhersehbaren Zeit in seiner Familie Angstsymptome produzieren, sodass die Familie nicht weiß, ob der Patient gerade Symptome hat oder seine Hausaufgabe macht.

Beispiel

Für den Patienten mit einer **Zwangsstörung** könnte das z. B. so aussehen: „Jedes Mal, und sei es hundertmal am Tag, wenn Sie sich das Leben besonders schwer machen, wenn Sie in Schwierigkeiten und Probleme geraten, Stress aufsteigen fühlen und so weiter, nehmen Sie dieses Tagebuch aus der Tasche und schreiben alles auf, was passiert. Dabei halten Sie sich genau an die angegebene Anleitung und beantworten alle gestellten Fragen. In der nächsten Sitzung geben Sie mir die Seiten über die vergangenen Tage, und ich werde sie mir genau ansehen."

Dann können Sie dem Patienten Blätter aushändigen, auf denen er 1. das Datum, 2. die Uhrzeit,

3. den Ort, 4. Anwesende, 5. die Symptome, 6. die Gedanken und 7. die Dauer der Störung notieren soll (**Tab. 42**, S. 128).

Die meisten Patienten werden die Ausführung dieser Aufgabe schnell verweigern, auch wenn sie sagen, sie hätten es nicht geschafft im Sinne von: „Ich kann nicht." Wenn sie diese Erklärung in ein „Ich will nicht" umbenennen, dann sind sie auf dem Weg, sich gegen ihre Zwangsstörung zu wehren.

Oder der Patient wird aufgefordert, den Ablauf bestimmter Ereignisse schriftlich zu begleiten, also beispielsweise jedes Mal, wenn die Wut auftritt, die oben genannte Reihe von Fragen nach dem Ort, dem Zeitpunkt, den anwesenden Personen, dem Anlass, dem Auslöser sowie seine sofortigen Reaktionen in Bezug auf Blutdruck, Puls und Schweißausbruch zu beantworten, auf einem Zettel, der für den Patienten vorbereitet wurde. Hierbei kann die Liste der abgefragten Faktoren so lang sein, dass die Beantwortung den Patienten aus der emotionalen Verfassung heraustragen kann.

Tipp

Verhaltensaufgaben, Symptomverschreibungen und paradoxe Aufgaben sind vor allem für den motivierten Patiententypus des Kunden (siehe Kapitel 7.3.3) geeignet, der definierte Beschwerden hat und sie alsbald überwinden will.

5.4.5 Schreib-, Denk- und Beobachtungsaufgaben

Schreibaufgaben sind in der psychotherapeutischen Arbeit häufig. Der Patient wird aufgefordert, beispielsweise Familienverhältnisse und die damit verbundenen Beziehungen in einem sogenannten Genogramm schriftlich zu fixieren. In einem Genogramm werden nicht nur Namen und Geburtsdaten festgehalten, sondern auch, wie diese zueinander stehen (**Abb. 21**). So können beispielsweise Karrieredaten, innerfamiliäre Konflikte, Krankheiten und Gewohnheiten dargestellt werden. Ein Vorteil ist, dass in einem Genogramm verschiedene Beziehungsarten mit verschiedenen Farben dargestellt werden können. So können verheiratete, geschiedene, getrennt lebende, zusammen lebende und verlobte Paare dargestellt werden. Normalerweise enthält ein Genogramm auch symbolische oder farbliche Darstellungen von Gefühlen füreinander.

Oder der Patient soll alle Gründe aufschreiben, die dafür sprechen, dass er erfolgreich sein wird, soll die Vor- und Nachteile nebeneinander schreiben, gewichten und miteinander vergleichen und so weiter.

Eine andere Schreibaufgabe ist die Erstellung einer Zufriedenheits- oder Symptomskala. Das kann zum Beispiel ein sogenanntes Kopfschmerztagebuch sein, dessen Ziel es ist, die Abhängigkeit der Symptome von bestimmten Umständen herauszuarbeiten.

Denkaufgaben

Die Erfüllung von Denkaufgaben ist für Außenstehende nicht zu erkennen, da wir uns ja beim Denken nicht gegenseitig zusehen können. So soll der Patient mit einer Angststörung jedes Mal, wenn er in die von ihm gefürchtete Situation kommt, an eine bestimmte, eingeübte und entspannende Begebenheit in seinem Leben denken oder einen trainierten Entspannungszustand anstreben, er soll sich zu einer verabredeten Zeit

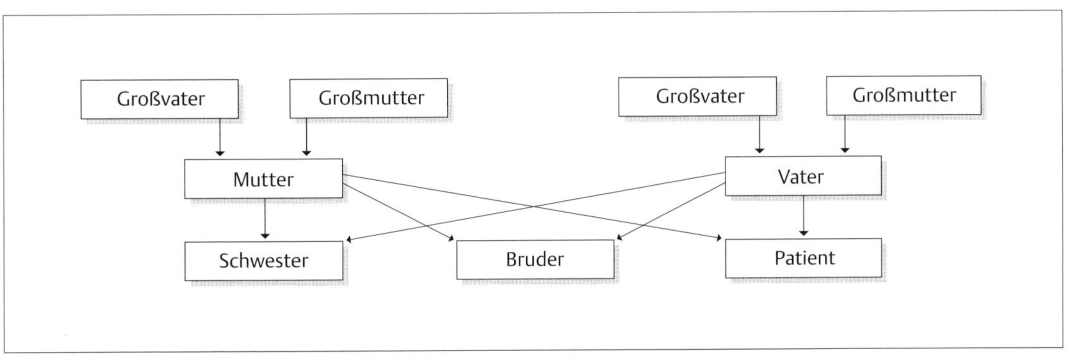

Abb. 21 Beispiel eines Genogramms.

Tab. 42 Symptomtagebuch

Datum	Uhrzeit	Ort	Anwesende	Symptome	Gedanken	Dauer

für eine halbe Stunde in ein Zimmer zurückziehen und an alle Angst auslösenden Dinge seines Lebens denken, so sehr, bis er in maximaler Angst ist; diesen Zustand soll er für eine halbe Stunde aushalten, danach soll er sich das Gesicht mit kaltem Wasser waschen und mit seinen alltäglichen Aktivitäten weitermachen.

Beobachtungsaufgaben

Beobachtungsaufgaben gehören ebenfalls in das Repertoire der möglichen Hausaufgaben. Beobachten Sie, wie Ihr Symptom funktioniert, wann es weniger ist, was dann mit Ihnen geschieht, wann Ihr Partner freundlich zu Ihnen ist und so weiter. Unter Umständen wird der Patient auch gebeten, seine ausgeprägte Aufmerksamkeit, die ihn für jedes seiner Symptome empfindlich macht, dazu zu nutzen, auf der Straße Menschen mit ähnlichen wie den seinen Symptomen zu erkennen. Dem liegt der Gedanke zugrunde, der Patient soll seine bisher gegen sich selbst gerichtete Fähigkeit nicht unterlassen, sondern in eine neue Richtung lenken.

> ***Tipp***
>
> Schreib-, Denk- und Beobachtungsaufgaben sind vor allem für den Patiententypus des Klagenden (siehe Kapitel 7.3.2) geeignet, der wissen will, woher seine Beschwerden kommen und was ihre Ursache ist.

5.5 Abschlussgespräch

Der vorletzte Schritt einer Therapie ist das Abschlussgespräch. Es spielt eine wichtige Rolle, es dient der Konsolidierung des erreichten Erfolgs und der Wiedererlangung der Autonomie des Patienten. Innerhalb des therapeutischen Prozesses hat der Patient seine Autonomie vorübergehend und teilweise delegiert. Nun wird er sie wieder übernehmen, darauf muss er vorbereitet sein.

5.5.1 Rückblick

Manchmal entsteht bei Patienten der Eindruck, ein therapeutischer Erfolg sei auf eine Art Wunder zurückzuführen, auf irgendetwas, woran er keinen Anteil hat, vor allem, wenn Sie mit den Mitteln der Kurzzeittherapien oder der systemischen Therapien arbeiten, die auf überraschende Veränderungen ausgerichtet sind. Diese Vorstellung ist nicht sinnvoll, da sie die Autonomie des Patienten untergräbt. Ob ein Wunder eintritt oder nicht, darauf hat er üblicherweise keinen Einfluss. Damit ist er auf einen Heiler angewiesen, an dessen magische Fähigkeiten zu glauben ihm nicht immer möglich ist. Der Zwiespalt, in dem sich der Patient befindet, wenn er im Grunde nicht weiß, was ihm geschehen ist, erhöht das Risiko einer nachträglichen oder vorübergehenden Verschlimmerung seiner Situation durch den schlichten Entzug des Therapeuten. Dadurch könnten Therapieerfolge zunichte gemacht werden, und das ist nicht in Ihrem Interesse.

Den Therapieverlauf rekapitulieren

In der Naturheilpraxis ist es sinnvoll, dem Patienten zu erläutern, was Sie getan haben und wozu das gut war. Vor allem wenn die Therapie die Mitarbeit des Patienten erforderlich gemacht hat, ist es wichtig, den Anteil des Patienten am Erfolg der Therapie zu beschreiben, damit der Patient seinen Anteil an der Lösung erkennen und beibehalten kann. „Denken Sie bitte daran, wie sich Ihr Befinden verbessert hat, als Sie mit dem Rauchen, zuviel Essen aufgehört und mit dem Sport angefangen haben." Üblicherweise haben allerdings gerade die Patienten von Heilpraktikern so viele Fragen, und die Zeit, die Sie einem einzelnen Patienten einräumen, wird eher so bemessen sein, dass die Fragen beantwortet werden können, sodass die Patienten schon wissen, was abgelaufen ist. Wichtig ist das Abschlussgespräch daher für ein anderes Ziel: Welche Dinge hat der Patient in Zukunft zu beachten? Weisen Sie Ihn auf gegebenenfalls bestehende Risiken hin, die für den weiteren Verlauf seiner Erkrankung bestehen.

In der psychologischen Beratung ist eine Rekapitulation des gesamten Therapieverlaufs wichtig. Sie können sich überlegen, ob Sie dem Patienten erläutern wollen, dass der Erfolg aus einer systematischen und wissenschaftlichen Intervention kommt und nicht durch irgendeine dubiose Zauberei. Er verhindert das Abhängigwerden von der Therapie. Es wurden Fähigkeiten und Eigenschaften aktiviert, die bereits vorher vorhanden waren. Die kann der Patient jetzt einsetzen. Der Patient hat keinen Nürnberger Trichter, über den wir ihm ohne Mühe und Aufwand Wissen und Fähigkeiten eintrichtern können. Er hat gelernt, die Wirklichkeit anders wahrzunehmen und entsprechend zu handeln. Er hat gelernt, dass es einen Unterschied zwischen absoluten Wahrheiten und relativen Wirklichkeiten gibt, und dass es in seiner Macht steht, zu entscheiden, wie die Welt, wie sie nun einmal ist, auf ihn wirkt und was sie mit ihm macht. Der Glaube an Wahrheiten macht ihn hilflos, die Ahnung von Wirkungszusammenhängen gibt ihm den Schlüssel zu Veränderungen in die Hand. Sollte er auf jeden Fall wollen, dass die Welt anders ist, seine oder die Welt im Allgemeinen, so ist der Zeitpunkt abzusehen, an dem er sich die Zähne ausgebissen haben wird. Das ist ein Brocken, an dem wir uns üblicherweise verschlucken.

5.5.2 Ausblick

Der Ausblick dient der Beantwortung der Frage: Wie wird es weitergehen? Was erwarten Sie von der nächsten Zukunft? Was versprechen Sie sich von dem bisher erreichten Erfolg der Therapie?

Es ist sinnvoll, eine Stabilisierungsphase zu kontrollieren, die sich nach der Veränderung wieder einstellen wird. Die Zeit der rapiden und geplanten Veränderungen ist mit dem Ende der Therapie vorbei, die jetzt folgenden Veränderungen haben wieder das sehr langsame Tempo der Biografie. Jetzt sollten sich die Erfolge stabilisieren und in den Alltag integriert werden. Besprechen Sie mit Ihrem Patienten auf jeden Fall die nächste Zeit und weisen Sie ihn darauf hin, dass sich zwar noch einiges von selbst verändern wird, das wie ein Zurechtruckeln verstanden werden kann, dass aber nun erst einmal eine Zeit der Ruhe und der Neugewöhnung folgt.

Außerdem muss die Frage beantwortet werden: Was soll der Patient tun, wenn sich eine Verschlechterung einstellt? Unter welchen Bedingungen wird die Therapie noch einmal aufgenommen? Welche Möglichkeiten hat er, wenn sich Veränderungen anders darstellen, als er sich das vorgestellt hat?

Auch für diese Eventualität braucht in erster Linie der Patient Handwerkszeug. Für den Therapeuten stellt sich die Situation einfacher dar. Nachkorrekturen sind wie andere Korrekturen des Verhaltens ein therapeutischer Prozess. Insofern wird sich die therapeutische Technik nicht sehr von den bisher unternommenen Therapieprozessen unterscheiden.

Katamnese durchführen

Führen Sie eine Katamnese durch, die dazu dient, den Behandlungserfolg zu überprüfen und zu dokumentieren? Wir halten es für empfehlenswert, auch wenn es dafür eine Menge Geduld braucht. Die Katamnese ist die Quelle Ihrer therapeutischen Sicherheit und möglicherweise die Grundlage für Erfahrungsberichte in Fachzeitschriften.

In welchem Zeitrahmen soll die Katamnese durchgeführt werden? Eine aufwendige, aber lohnende Regelung ist die Nachuntersuchung nach drei, sechs, zwölf und vierundzwanzig Monaten. Die meisten Patienten werden solche Katamnesen allerdings nicht mitmachen, vor allem dann nicht, wenn sie mit Kosten verbunden sind. Insofern sollten Sie in Erwägung ziehen, sie kostenfrei und lediglich zu einer kurzen Dokumentation anzubieten.

Es wird manchmal vergessen, dass die Resultate von jeder Art von Psychotherapie von der Annahme abhängen, dass das Individuum, wenn ihm geholfen wird, sich zu reorientieren und seine Einstellungen neu zu organisieren, auch zu einer normalen und weniger mühsamen Anpassung gelangen und auf sozial anerkannte Weise Befriedigung finden kann.

5.5.3 Vereinbarungen

Sie können mit dem Patienten Vereinbarungen treffen, die sich auf die Möglichkeit eines Wiederauftretens des Symptoms bezieht. Das kann eine besondere Serviceleistung Ihrer Praxis sein. Es ist möglich, dem Patienten einen besonderen Zeitraum einzuräumen, innerhalb dessen er eine bevorzugte Terminvergabe erfährt. Sollte er diesen Zeitraum ungenutzt und unkommentiert verstreichen lassen, so gelangt er in die normale Terminvergabe zurück. Das kann dann bedeuten, dass er mit längeren Wartezeiten zu rechnen hat.

Außerdem können Sie über den Abschlusstermin hinaus weitere Termine verabreden, die eine Katamnese betreffen.

Ein von den meisten Patienten gern wahrgenommenes Angebot ist die Frage, ob er alles verstanden hat, ob ihm alles klar ist oder noch irgendwelche Fragen offen sind. Die meisten Patienten sind erstaunt, wenn Sie diese Frage stellen und noch einmal alle Türen öffnen.

6 Schwierige Situationen

Während der Behandlung können natürlich auch schwierige oder unangenehme Situationen auftreten, mit denen wir uns in diesem Kapitel beschäftigen.

Der Umgang mit Menschen ist immer dadurch erschwert, dass es verschiedene Vorstellungen über den sinnvollen, richtigen oder überhaupt einen normalen Umgang gibt. Es ist manchmal erstaunlich, dass einige Menschen meinen, es sei in Ordnung, laut und aggressiv zu sprechen, dem anderen ins Wort zu fallen, chronisch zu spät zu kommen oder Termine nicht einzuhalten. An dieser Stelle, die eine Persönlichkeitsstörung darstellen kann, besteht Verhandlungsbedarf.

6.1 Termin nicht eingehalten

Manchmal vergessen Patienten einen Termin, weil sie kurz zuvor eine Zahnextraktion über sich haben ergehen lassen müssen und noch völlig benommen sind. Das kann vorkommen. In den meisten Fällen hat das keinerlei Konsequenzen. Darauf müssen Sie nicht weiter reagieren.

Es gibt allerdings Patienten, die mit unschöner Regelmäßigkeit verabredete Termine nicht einhalten. Einige Menschen halten so gut wie nie einen Termin ein. Sie kommen zu spät oder gar nicht. Sie vertun sich in der Uhrzeit oder im Tag, die manchmal stundenlange Verspätung ist ihr ständiger Begleiter. Müssten sie für die Verspätungen und die damit verbundenen Wartezeiten, die sie in ihrem Leben schon angehäuft haben, zahlen, so wären sie pleite. Zumeist treffen sie aber auf Menschen, die sich über kurz oder lang damit abfinden oder sich einrichten, die eine Zeit lang diskutieren oder sich ärgern, die aber letztlich immer draufzahlen. Sie verhalten sich wie Angehörige von Alkoholikern, wie die sogenannten Co-Alkoholiker. Die Verspäteten leben zugleich auf Kosten anderer, verschwenden deren Lebenszeit und finden das normal. Es ist im Grunde nicht schwierig, mit diesen Menschen umzugehen. Theoretisch. Schauen wir einmal, welche Möglichkeiten Sie haben.

6.1.1 Umgang mit Patienten, die sich notorisch verspäten

Sie können darauf verweisen, dass die Verspätung inakzeptabel ist. Das hat der notorisch verspätete Mensch allerdings schon so oft gehört, dass er gegen diese Aussage schon abgestumpft ist. Möglicherweise erklärt er Ihnen dann auch noch sein Symptom Verspätung, und dann sitzen Sie in einer Falle, wie sie sich bei vielen begründeten Symptomen ergibt: Der Patient hat ein Symptom, dafür gibt es gute Gründe, und Sie sind schließlich der Therapeut.

Sie können die Verspätung in einen Ausdruck der **Respektlosigkeit** umdeuten. Es ist möglich, dass dies Eindruck auf den Patienten macht, weil er das so noch nicht betrachtet hat, zumal aus dem Munde eines Fremden, der dann auch noch Therapeut ist. Den Autoren ist damit schon einmal eine grundlegende Verhaltensänderung bei einem Patienten geglückt. Allerdings hat dies eher anekdotischen Charakter, denn meist machen Sie damit keinen Eindruck und bewirken auch keine Veränderung. Aber was immer an Interventionsversuchen gegen ein bestimmtes Verhalten nicht zu einer Veränderung führt, hat das Potenzial, das Verhalten zu verfestigen, da es den Patienten in seiner pathologischen Haltung bestätigt.

Verspätung berechnen

Sie können die Verspätung nach Ankündigung voll berechnen, wenn Sie Psychotherapie machen und nach Stunden abrechnen. Eine Verspätung um 25 Minuten wird vollständig auf die Therapiesitzung angerechnet, die reservierte Zeit wird um 25 Minuten gekürzt. Sie können dem Patienten sagen, dass es schließlich seine Sache ist, womit er seine Zeit verbringt. Zum wiederholten Male nicht wahrgenommene Termine können Sie nach Ankündigung voll berechnen.

Sie können eine weitere Therapie ablehnen. Manchmal ist das die einzige Lösung, die Sie wählen können, um sich nicht weiterhin Ihre Zeit stehlen zu lassen.

Sollten Sie pauschale Maßnahmen in Bezug auf nicht eingehaltene Termine ergreifen, so ist eine entsprechende Notiz beispielsweise auf dem Bestellzettel zu vermerken: „Nicht einhaltbare Termine bitte rechtzeitig absagen.“ Fügen Sie den Hinweis auf gestaffelte Kostenerstattung bei: Einen Tag vorher abgesagt: keine Kosten. Am selben Tag abgesagt: 50% Erstattung. Unangemeldet nicht erschienen: 100% Erstattung.

Tipp

Wir halten die pauschalen Maßnahmen in der Anfangsphase einer Praxis oder einer Therapie für nicht angebracht, da sie dazu geeignet sind, Patienten zu verschrecken. Andererseits sind Ankündigungen der oben genannten Art ein Hinweis auf Ihre Professionalität. Zwischen diesen beiden Polen befinden Sie sich, hier müssen Sie eine Entscheidung fällen. Wenn Ihre Praxis erfolgreich läuft, werden Sie selbst wissen, was Sie zu tun haben.

6.2 Symptomeskalation und Krisen

Hat das Gespräch über die Probleme des Patienten ruhende Probleme aktiviert? Bisweilen kommt es vor allem am Anfang einer Therapie zu einer **Dekompensation**, die darauf beruht, dass gewissermaßen eingeordnete Probleme aus ihren Regalen geholt werden. Ein kippeliges Gleichgewicht wird verändert, und es wird offensichtlich, dass einige Menschen ihre neuralgischen, also instabilen Themen und latenten Probleme im Alltag lieber meiden, da diese bei ihnen unerwartete Prozesse in Gang setzen können.

Es ist notwendig, den Patienten darauf hinzuweisen, dass dies passieren kann. Vor allem wenn schwere **Traumatisierungen** aufzuarbeiten sind, mit denen der Patient zu leben gelernt hat, muss mit solchen Dekompensationen gerechnet werden, die unter den Umständen, dass dies voraussehbar ist, eine Stabilisierung vorerst notwendig machen. Nicht immer aber ist abzusehen, dass eine massive Traumatisierung vorliegt, es kann ein Patient mit unklaren Bauchbeschwerden kommen und letztlich ein schweres Kindheitstrauma präsentieren. Dann ist es unter Umständen zu spät für eine stabilisierende Vorbereitung des eigentlichen therapeutischen Prozesses. In diesem Falle ist es nötig, den Prozess noch einmal zu verlangsamen oder aufzuhalten, indem das traumatische Thema vorsichtig ausgespart und langsam, behutsam angegangen wird.

Beispiel

„Ich halte es im Moment nicht für empfehlenswert, dass wir dieses Thema besprechen. Bevor Sie sich an dieses Thema heranwagen, sollten Sie bei mir erst einmal Stabilisierungsmaßnahmen erlernen.“

Hat der therapeutische Prozess Veränderungen in dem systemischen Gefüge des Patienten hervorgerufen, die eine **krisenhafte Entwicklung** nehmen können? Gerade bei intensiven Therapieprozessen, wie sie in psychosomatisch arbeitenden Kliniken stattfinden, ist das regelmäßig zu beobachten: Trennungswünsche eskalieren hier so regelmäßig, dass die Therapeuten bisweilen von sich aus die Patienten ermahnen, im Rahmen des Klinikaufenthalts keine grundlegenden Veränderungen des Lebensraums vorzunehmen. Die relative Sicherheit eines fortlaufenden therapeutischen Prozesses lässt den Patienten die eigene Kraft über- und die Schwierigkeiten der Veränderung unterschätzen. So leiten Patienten manchmal lange gewünschte Trennungsprozesse einer Partnerschaft oder halb gewünschte, halb gefürchtete Kündigungen einer Arbeitsstelle ein, deren Komplikationen, die sie aber allein tragen müssen, sie falsch eingeschätzt haben. Insofern ist es auf jeden Fall notwendig, den Patienten auf dieses Risiko hinzuweisen und eine Versorgung über den Zeitpunkt der eigentlichen Trennung hinaus sicherzustellen.

6.3 Begleitung bei schweren Erkrankungen

Die problematischste Diagnose, mit der Sie konfrontiert werden können, ist Krebs. Von dieser Diagnose werden manche Menschen so fundamental erschüttert, dass sie nicht weiterwissen. Von dieser Diagnose sind oft ganze Familien betroffen, Lebenspläne misslingen, das Leben der Kinder muss neu organisiert werden, das Haus kann nicht mehr abbezahlt werden, Arbeitslosigkeit: viele Lebensbereiche und Menschen können in das Geschehen involviert sein.

In einem solchen Fall klären Sie unbedingt mit Ihrem Patienten ab, was er von Ihnen erwartet. Sollten Sie nicht in der Lage sein, die Erwartung zu erfüllen, weil sie Ihre Möglichkeiten überfordert oder weil Sie selbst Probleme mit dieser Erkrankung haben, dann müssen Sie das Ihrem Patienten unbedingt sagen. Beschreiben Sie den Rahmen Ihrer Möglichkeiten.

Beispiel

„Ich kann Ihnen anbieten, dass ich die Behandlung Ihrer Erkrankung mit folgender Therapie begleite. Die Erfolgschancen sehen folgendermaßen aus. Alle bisherigen Beobachtungen lassen den Schluss zu, dass sich Ihre Chancen verbessern, wenn wir in Vorbereitung auf eine nächste Chemotherapie folgendes unternehmen."

Bei einer begleitenden Behandlung von Erkrankungen, die den Lebensentwurf des Patienten beeinflussen, müssen Sie hinnehmen, dass die Bewältigungsmöglichkeiten an Grenzen stoßen und nur noch Erleichterung geschaffen werden kann. Mögliche Ziele einer solchen Behandlung benennt **Tab. 43**.

Die dabei eingesetzten Strategien könnten folgendermaßen aussehen (**Tab. 44**, S. 134)

6.4 Ablehnung und Überweisung

Der wichtigste Grund, die Übernahme der Behandlung eines Patienten abzulehnen, ist die Überforderung durch die Diagnose. Es ist möglich, dass die Aufgabe, diese spezielle Symptomatik oder Krankheit zu behandeln die Kenntnisse, Fähigkeiten und Möglichkeiten des Therapeuten überschreitet. Es gehört zu den Grundlagen des therapeutischen Handwerks, seine Grenzen zu kennen. Ein Therapieversuch, der die Grenzen des Therapeuten überschreitet, kann, vor allem im Falle eines Misserfolgs oder einer Verschleppung einer effektiven Behandlung, als fahrlässiges Handeln eingestuft werden und ist damit strafbar. Damit ist die Ablehnung der Übernahme in diesem besonderen Fall eine Frage des Selbst-

Tab. 43 Ziele bei der Begleitung schwerer Erkrankungen.

Ziel	Weg
Die Akzeptanz und bessere Meisterung von Schmerz, Schwäche und sonstiger Einschränkung.	„Haben Sie sich überlegt, wie Sie mit den zu erwartenden Schmerzen umgehen wollen?"
Die Auseinandersetzung mit der medizinischen Behandlung, vor allem widersprüchlicher Informationen.	„Was wissen Sie über die Behandlung? Haben Sie Fragen dazu?"
Eine Erhöhung der Compliance bei Erhaltung der Selbstbehauptung sowie die Schaffung adäquaten Umgangs mit Behandlungsformen und Therapeuten.	„Empfinden Sie Widerwillen gegen die Behandlung? Schränkt die Behandlung Sie ein? Haben Sie mit Ihrem Arzt darüber sprechen können?"
Die Etablierung von Selbsthilfemöglichkeiten.	„Haben Sie Kontakt zu Gruppen von Menschen, die in einer ähnlichen Situation sind?"
Die Thematisierung der ungewissen Zukunft und der damit verbundenen Ängste.	„Haben Sie eine Idee, was Sie nun mit Ihrem Leben anfangen wollen?"
Die Wiedergewinnung des emotionalen Gleichgewichts, des Selbstwertgefühls und größtmöglicher Autonomie.	„Wie geht es Ihnen mit dieser Diagnose? Was macht sie mit Ihnen?"
Die Aufrechterhaltung der wichtigsten Beziehungen zu Familie und Freunden.	„Wie hat Ihre Familie auf die Diagnose reagiert? Hat es Angst oder Distanzierungen gegeben?"
Die Anpassung von Leistungsfähigkeit und Beruf.	„Wie stellen Sie sich Ihre berufliche Zukunft vor? Was können Sie noch leisten, was geht nicht mehr?"
Die Kompensation krankheitsbedingter Einschränkung durch alternative, sinnvolle Inhalte.	„Was können Sie alternativ tun? Vielleicht eine Selbsthilfegruppe gründen?"

Tab. 44 Strategien bei der Begleitung schwerer Erkrankungen.

Strategie	Umsetzung
Eine gefühlsmäßige Entlastung durch Würdigung der kritischen Situation und Verständnis für die spezifischen krankheitsbedingten Schwierigkeiten.	„Ich kann mir gut verstellen, dass das eine große Belastung für Sie ist und dass es Sie viel Kraft kostet, Ihr Leben neu zu arrangieren."
Anerkennung der Bewältigungsleistung und Ermutigung für weitere Belastungsverarbeitung.	„Es muss für Sie schwer gewesen sein, die neue Situation zu meistern."
Einbeziehung und Stärkung der mitbetroffenen Angehörigen, Mobilisierung des sozialen Umfelds, Kommunikationsförderung und Konfliktlösung, Unterstützung von gesundheitsförderndem Verhalten im Familiensystem.	„Auch für Ihre Angehörigen ist das sicherlich eine Herausforderung. Können Sie die Unterstützung noch optimieren? Müssen Aufgaben neu verteilt werden? Brauchen Sie die Hilfe von Freunden?"
Abbau falscher Schonung und Bevormundung.	„Welche Aufgaben wollen Sie selbst in Zukunft lösen? Welche Verantwortungen wollen Sie übernehmen?"
Vermittlung einer Patientenschulung für die spezifische Erkrankung, sofern ein entsprechendes Konzept und örtliches Angebot vorliegen, Anschluss an eine Selbsthilfegruppe.	„Nehmen Sie Kontakt mit ähnlich Betroffenen auf, tauschen Sie sich aus, suchen Sie verbesserte Hilfestrategien."
Stressimpfungs-, Entspannungs- und Imaginationstraining.	„Konzentrieren Sie sich bitte auf störende Gedanken. Wenn Sie so weit sind, geben Sie ein Zeichen." Der Therapeut ruft dann „Stopp" und klatscht in die Hände. Der Patient soll sich selbst Stopp sagen und einen Ruck geben. „Stellen Sie sich vor, wie Sie Ihre Situation noch besser meistern und wie Ihr Leben dann verläuft."
Klärung und Einübung kompensatorischer Aktivitäten.	„Was können Sie tun, um den Verlust von Möglichkeiten auszugleichen? Überlegen Sie sich bitte bis zu unserem nächsten Termin fünf Dinge."

schutzes des Therapeuten und zugleich des Patientenschutzes.

6.4.1 Fehlender Veränderungswille

Ein möglicher Grund für die Ablehnung kann die mangelhafte Kommunikationsfähigkeit oder Kommunikationswilligkeit des Patienten sein. Mit mangelhafter Kommunikationsfähigkeit ist in unserem Zusammenhang nicht nur diejenige durch intellektuelle Beeinträchtigungen gemeint, wie sie im Rahmen einer vaskulären, infarktbedingten, drogen- oder anderweitig krankheitsinduzierten Demenz auftritt.

Gemeint ist darüber hinaus das Phänomen, dass der Patient einfach nur drauflos redet und im Grunde nichts hören will. Was er sagt, ändert sich in einem überschaubaren Zeitrahmen nicht wesentlich, die Klage bleibt unverändert. Er vermittelt den Eindruck, dass er schon alles weiß, was er wissen muss. Er hat sich mit seinem Leidbild fest verabredet, mit ihm arrangiert, er hat es in sein Weltbild integriert, und nun möchte er vielleicht gerade noch die Bestätigung, dass es wirklich schlimm ist, aber nicht mehr unbedingt eine Änderung. Er ist sowieso nur hier, weil seine Frau ihn bedrängt hat, und wenn er jetzt noch etwas ändern müsste, dann würde seine Welt unverständlich. Damit ist die Therapie im Grunde oder gegenüber einem Anspruch des Therapeuten an seine therapeutische Arbeit vertane Zeit.

Manchmal ist reines Zuhören gefragt

Es scheint nicht immer mit der Zeit oder dem Selbstanspruch der Therapeuten zu vereinbaren, die Zeit mit einfachem Zuhören zu verbringen, auch wenn die Erfahrung lehrt, dass einige Menschen nur wollen, dass man ihnen zuhört und nichts weiter. Können sie sich einmal aussprechen, so sind sie zufrieden, und es wäre jetzt die

Aufgabe des Therapeuten, seinen Anspruch dergestalt zu verändern, dass er auch dieses leisten kann.

Patienten, die nur klagen wollen, aber Veränderung und Feedback ablehnen

Andererseits gibt es Menschen, die Zeit ihres Lebens mit ihren Problemen nichts anderes getan haben als darüber sprechen und die dies nun einfach weiter tun wollen; die das Darübersprechen für einen therapeutischen Prozess halten, den sie ihr ganzes Leben hindurch geleistet haben; die erkennbar Übung darin haben, über ihre Dinge zu sprechen und dabei beim immer Gleichen bleiben. Das kann im Laufe der Jahre eine verfestigende Funktion bekommen. Dabei unterscheidet sich für diesen Patienten der Therapeut nicht besonders in der langen Reihe von Zuhörern, die eine Suada von Klagen über sich haben ergehen lassen. Versuche, zu intervenieren und den Gedanken- oder Wortstrom in eine bestimmte Richtung zu lenken, beispielsweise auf die Beantwortung von weiterführenden Fragen, scheitern an der festen Überzeugung des Patienten, er wüsste schon am Besten, was er aus seinem Leben preisgeben solle. Fragen werden mit einem kurzen Ja und einer etwas wegwerfenden Handbewegung beantwortet und ignoriert, weiter geht es im Strom der Worte wie in einer reflexhaften Bewegung.

Dies ist eine Erscheinungsform der **Kommunikationsunfähigkeit**, die sich den Anschein der Offenheit und des Gesprächs gibt, ohne jedoch auf den Gesprächspartner weiter einzugehen. Nun beruht aber Therapie im ambulanten Bereich auf Kommunikation zwischen zwei Menschen, und gerade die Psychotherapie ist auf die Kommunikationsfähigkeit und Motivation des Patienten angewiesen. Sind die nicht gegeben, so ist eine Therapie überflüssig, ist Zeit- und Geldverschwendung.

Wir sprechen hier auch vom **nicht vorhandenen Rapport**. Der Rapport bezeichnet ja einen Zustand verbaler und nonverbaler Bezogenheit von Menschen aufeinander, der sich in der Verwendung ähnlicher Worte oder Redewendungen sowie in einem „Verhaltensecho" im Sinne einer Anpassung von Gestik und Mimik zeigt (siehe Kap. 2.2).

Kommunikationsunwilligkeit

Dass ein Patient kommunikationsunwillig ist, klingt nur im ersten Augenblick unverständlich. Schließlich ist er doch zum Therapeuten gekommen, um über seine Probleme zu sprechen und sie zu bearbeiten. Dieser Patiententyp ist der typische Besucher (siehe Kapitel 7.3.1). Er kommt zwar zur Therapie, er ist körperlich anwesend, aber im Grunde hat die Therapie eine Alibifunktion für ihn. Er kann jedem, der sich bei ihm über bestimmte Verhaltensweisen beklagt, sagen: „Ich gehe doch zur Therapie, ich tu doch etwas", ohne dass er wirklich etwas ändern müsste oder will. Er verhält sich unterschwellig obstruktiv, wehrt sich gegen Verbesserungsvorschläge, er hat gute Gründe dagegen, er macht nicht mit, er will keine Zusammenarbeit.

Es ist möglich, diese Situation zu klären und die Überrumpelung dahin gehend zu nutzen, dass der Antrieb, der ihn in die Praxis gebracht hat, differenziert betrachtet wird („Wofür brauchen Sie das Alibi?"). Sollte sich der Patient weiterhin unwillig verhalten, so ist es noch möglich, die Therapiesitzung mit Schweigen zu verbringen. Aber grundsätzlich gilt: Wenn ein Mensch im tiefsten Grunde seines Herzens keine Hilfe haben will, wenn er vielleicht nur eine Bestätigung dafür haben will, dass er schlecht dran ist, dann wird er Hilfe auch nicht annehmen, wenn sie ihm auf einem silbernen Tablett angeboten wird. Dann kann das Angebot von Hilfe geradezu eine gegenteilige Wirkung haben und ihn in seiner Opfer- oder Leidensrolle bestätigen.

Alibifunktion einer Therapie

An dieser Stelle berühren wir die mögliche Alibifunktion einer Therapie. Sollte der Patient lediglich im Auftrage anderer kommen, die ihm eine Therapie nahe legen, um schlimmere Konsequenzen zu vermeiden (Führerscheinentzug, Scheidung, Kündigung), so hat er immerhin einen mehr oder weniger triftigen Grund für die Therapie. Es ist aber denkbar, dass dieses Alibi nur oberflächlich greift, dass es alles ist, was ihn interessiert und dass er im Grunde nur lernen will, wie er seinen Führerschein komplikationslos zurückbekommt, wie er seine Frau überreden kann, zu bleiben oder wie er seinem Chef vormacht, dass er am Arbeitsplatz keinen Alkohol mehr trinkt. In diesem Falle müssen Sie sich entscheiden, ob Sie dieser Sichtweise und dem Vorhaben zustimmen wollen und können und ob Sie es unterstützen.

Fehlende Kooperation

Möglicherweise lehnt der Patient die Kooperation ab. Gerade die Psychotherapie aber ist auf die Kooperation des Patienten angewiesen. Kooperation bedeutet in diesem Zusammenhang, dass der Patient freiwillig und wahrheitsgemäß Auskunft gibt über seine Befindlichkeit, dass er die Bereitschaft aufbringt, an seiner Situation zu arbeiten und dass er die Fähigkeit besitzt, sich auf eine Veränderung einzulassen. Kooperation ist also nicht nur eine Frage der Bereitschaft, sondern auch von Fähigkeiten. Sollten die Fähigkeiten nicht, noch nicht oder nicht mehr vorhanden sein, so ist eine Veränderung des therapeutischen Weges in Erwägung zu ziehen.

6.4.2 Aggressivität

Ein Grund zur Ablehnung oder zur Beendigung der Behandlung ist Aggressivität vonseiten des Patienten. Die Aggressivität kann sich sowohl körperlich als auch verbal zeigen. Gegen **körperliche Aggressivität** ist der Therapeut, der in einer ambulanten Praxis arbeitet, machtlos. Die stationäre Arbeit wird von Pflegern unterstützt, die gewisse Kompetenzen haben, auf körperliche Gewalt zu reagieren.

Sprachliche Aggressivität ist in einigen Arbeitsbereichen relativ häufig anzutreffen. Wenn Sie beispielsweise in sozialen Brennpunkten mit straffälligen Jugendlichen arbeiten, dann wird Sie verbale Aggressivität nicht weiter überraschen. Sollte das allerdings in Ihrer Praxis im Park- und Kongressviertel Ihrer Stadt vorkommen, so können Sie schon mit Recht sagen, dass Sie damit nicht gerechnet haben oder nicht rechnen mussten.

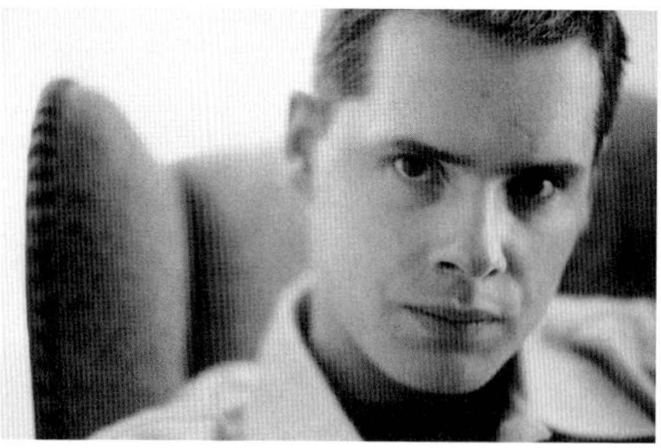

Abb. 22 Es ist wichtig, dass der Therapeut auf verbale Aggressivität angemessen reagiert (Photodisc).

Aggressivität kann im Rahmen eines therapeutischen Prozesses bei bestimmten Erinnerungen auftreten, durch die aggressive Gefühle wiedererweckt werden. Auch die verbale Aggression kann in diesem Zusammenhang von **therapeutischem Wert** sein. In diesem Falle ist natürlich nicht die Rede von nicht akzeptabler Aggressivität.

Die wird erst außerhalb eines therapeutischen Prozesses und sofern sie direkt gegen einen anderen Menschen, also auch den Therapeuten gerichtet ist, inakzeptabel. Dem ist Einhalt zu gebieten, im schlimmsten Falle muss eine Therapie abgebrochen werden. Eine mögliche Formulierung wäre: „Ich möchte Sie bitten, Ihr aggressives Verhalten (mir gegenüber) zu unterlassen. Körperliche Gewalt ist nicht akzeptabel. Wir können gemeinsam nach Alternativen für Sie suchen. Wenn das für Sie nicht möglich ist, werde ich die Therapie beenden."

6.4.3 Aversion des Therapeuten

Ein Therapeut empfindet gegenüber dem Patienten Ablehnung. Er mag ihn nicht. Das ist in der therapeutischen Arbeit genau so gut möglich wie im Alltag: die Chemie stimmt nicht, der Patient riecht dem Therapeuten merkwürdig, was eine unüberwindliche Hürde darstellt, er hat etwas an sich, was den Therapeuten an empfindliche Dinge erinnert oder er zeigt ein Verhalten, das beim Therapeuten Aversionen erzeugt. Das sollte nicht vorkommen, dafür gibt es die Lehrtherapie und Supervision, es kommt aber vor. Der Grund dafür ist, dass auch ein Therapeut vor allem anderen ein Mensch ist. Grundsätzlich einmal ist eine solche Begegnung die Chance zur Selbstüberprüfung, eine Aversion hat möglicherweise unter anderem auch Hinweischarakter auf eigene verwundbare Stellen. Aber wie immer ein Therapeut diese Chance nutzt, zunächst betroffen ist der Patient, der unter Umständen gar nicht weiß, wie ihm geschieht. Der Grund der Aversion ist wahrscheinlich überhaupt nicht der Grund für sein Kommen, der liegt ja vielleicht an einer ganz anderen Stelle. Von einem Menschen zu behaupten, dass er schwierig ist, heißt nicht unbedingt, den Ort seiner privaten Schande zu treffen. Es bedeutet darüber hinaus auch nicht einmal, dass er

Tab. 45 Therapiebeendende Gegebenheiten.

Problem	Vorgehensweise
Überforderung durch die Diagnose	Offenlegung der Situation. Bieten Sie dem Patienten eine Alternative, indem Sie ihn an einen Spezialisten verweisen.
mangelhafte Kommunikationsfähigkeit des Patienten	Abklären, ob es sich um ein Symptom handelt. Benennen der Schwierigkeit und der möglichen Konsequenzen daraus: „So will ich nicht mit Ihnen arbeiten."
Kommunikationsunwilligkeit des Patienten	Offenlegung Ihrer Wahrnehmung und Abklären, ob sie stimmt. Klärung, ob es andere Interessen des Patienten gibt. Im schlimmsten Falle Beendigung der Therapie.
Aggressivität des Patienten	Benennung der Wahrnehmung, Aufzeigen von Grenzen, die der Patient einzuhalten hat. Im schlimmsten Falle Beendigung der Therapie.
Ablehnung gegenüber dem Patienten	Offenlegung der eigenen Gefühle, wobei Sie die Verantwortung für die eignen Gefühle übernehmen, da der Patient nichts dafür kann, dass Sie mit ihm nicht zurechtkommen.
Ablehnung gegenüber der Diagnose	Offenlegung der eigenen Ablehnung, Darlegung der Gründe, warum Sie den Patienten nicht behandeln wollen. Unter Umständen haben Sie die Möglichkeit, eigene Anteile Ihrer Biografie in der Diagnose wiederzuerkennen.

es in Wahrheit ist, wahrscheinlich ist er es nur in Wirklichkeit. Wir alle sind nicht trivial.

Tab. 45 fasst noch einmal alle Gegebenheiten zusammen, die im schlimmsten Falle den Abbruch der Therapie erforderlich machen könnten.

Zum Nachdenken

- Welche Situation würde dazu führen, dass Sie die Behandlung eines Patienten ablehnen wollen?
- Gibt es bestimmte Diagnosen, die Ihnen Angst oder Unbehagen bereiten? Denken Sie auch an psychische Erkrankungen wie „Dissoziale Persönlichkeitsstörung", „Emotional instabile Persönlichkeit", Essstörungen, Selbstverletzendes Verhalten, Drogenabhängigkeit und Ähnliche.
- Was lösen solche Diagnosen bei Ihnen aus?
- Was wollen Sie tun, wenn sich trotzdem ein Patient mit einer solchen Diagnose oder den Symptomen einer dieser Diagnosen bei Ihnen vorstellt?

6.5 Erfolg und Misserfolg

Erfolg und Misserfolg, beide sind in der therapeutischen Arbeit möglich. Dass Sie als Therapeut lieber von einem Erfolg als von einem Misserfolg hören, das dürfte klar sein, aber beide sollten auch mit dem Patienten kommuniziert werden. Beim Patienten ist es nicht immer so klar, wie es auf den ersten Blick erscheinen sollte: Mancher Mensch verliert mit der Diagnose einen wenn auch brüchigen Rückhalt, mancher Erfolg wird dadurch relativiert, dass der Patient sein Leben auf die Krankheit eingestellt hat. In einer Situation, in der er glaubte, außer der Diagnose nichts mehr zu haben, nehmen Sie ihm auch noch die? Das muss kein Grund zur Freude sein. Nicht notwendigerweise greifen die einfachen Erklärungen für dieses Phänomen, wie beispielsweise „Dann geht es ihm wohl noch nicht schlecht genug". Nicht zu verkennen ist die Macht des inneren oder primären, des äußeren oder sekundären oder des seine Umgebung betreffenden tertiären Krankheitsgewinns: eine Bezeichnung für den Vorteil, den ein Kranker dadurch hat, dass er krank ist. Sobald der Patient die Rolle des Kranken einnimmt, kann er davon ausgehen, von seinen Alltagspflichten entbunden zu werden und Anteilnahme und schonendes Verhalten seiner Umwelt zu erfahren.

6.5.1 Dekompensation und Rückschlag

***Dekompensation** oder Unausgeglichenheit, Entgleisung nennen wir den Prozess, der eintritt, wenn der Patient aus einem möglicherweise empfindlichen Gleichgewicht gerät, einer sogenannten **Kompensation**, die er sich um sein Leid herum aufgebaut hat.*

Im organpathologischen Bereich tritt die Dekompensation auf, wenn der funktionale oder pathologische Ausfall oder die Minderleistung eines Organs nicht mehr ausgeglichen werden kann. Dadurch werden die negativen Auswirkungen des Organversagens erst sichtbar. In der Phase der Kompensation fallen die Symptome oft nicht auf, weil der Organismus oder die Seele sie ja noch ausgleichen können. Der Mensch oder der Organismus des Patienten kann eine Kompensation nicht mehr leisten, wenn die Menge der störenden Einflüsse zu groß wird. So können hoher Blutdruck, Arteriosklerose der Herzkranzgefäße, intensives Rauchen und hohes Lebensalter in eine dekompensierte Herzinsuffizienz münden, einen terminalen Zustand, der entweder durch eine Herztransplantation oder das akute Herzversagen im Herzinfarkt beendet wird; es gibt keine andere Chance.

Auch eine psychische Dekompensation kann eintreten, wenn beispielsweise ein Patient im zeitlichen Umfeld einer depressiven Verstimmung mit Leistungseinbrüchen zu allem Überfluss erfährt, dass er eine erwartete Beförderung nicht bekommt, vielleicht auch schon wegen der ansatzweise erkennbaren Erkrankung. Das kann eine Depression endgültig zum Ausbruch bringen, die dann früher oder später in einem krankheitsbedingten Arbeitsplatzverlust endet.

Oder die berufliche Belastung wird durch finanzielle Sorgen erschwert, die eheliche Situation ist durch unbefriedigte Sexualität belastet, der Patient neigt zu eifersüchtigem und misstrauischem Verhalten, und dann trifft er seine Partnerin mit seinem besten Freund zu Hause an. In diesem Moment dreht er durch, man könnte auch sagen, er dekompensiert. Das bedeutet, dass er psychisch oder in seinem Verhalten auffällig wird.

Aus therapeutischer Sicht kann es sich bei der Dekompensation in der Anfangsphase einer Therapie um einen Rückschlag handeln, der wie eine **Erstverschlimmerung** aussieht. Der Patient kommt einigermaßen kompensiert und nur ansatzweise instabil in die Praxis, hat nun das Gefühl, hier könne er die Symptome loslassen, das heißt für ihn, wieder und wieder davon zu sprechen, weil er ja auch dazu aufgefordert wird, aber eine mögliche Reaktion auf diese Forderung ist die Aktualisierung, die Verschlimmerung seiner Symptomatik. Diese Art der Rückschlagserfahrung ist allerdings ein seltenes Phänomen, da der Therapiebeginn aufgrund eines Erleichterungsgefühls eher zu mindestens vorübergehenden Verbesserungen führt. Das ist verführerisch und begünstigt das Eintreten eines Rückschlages zu einem späteren Zeitpunkt.

Der **Rückschlag** ist also eher eine Beobachtung eines späteren Therapiezeitpunkts. Der Patient hat schon einige Erfolge erzielt, er war schon für eine gewisse Zeit symptomarm, es hatten sich die ersten Verbesserungen eingestellt, und plötzlich treten wieder die alten Symptome auf, die Situation verschlechtert sich wieder, es geht noch einmal bergab. Es ist nach unserer Erfahrung selten, dass eine Befindlichkeitsverbesserung einen linearen Verlauf nimmt, tatsächlich ist nach unserer Beobachtung im therapeutischen Prozess ein **Auf und Ab** häufiger zu beobachten.

Wie geht man mit Dekompensation um?

Eine Möglichkeit des Umgangs mit der Dekompensation und dem Rückschlag ist die schlichte Erklärung der Zusammenhänge solcher Prozesse und damit die **Umdeutung** des Geschehens in eine Chance, jetzt erst die Symptomatik in ihrer ganzen Tragweite zu erkennen. Auch für den Patienten ist das nachvollziehbar. Ein Patient fragte einmal, ob das zu verstehen sei wie ein Kuraufenthalt an der Nordsee, bei dem sich die Symptomatik noch einmal aufbäumt, als wollte sie ihr Recht auf Anwesenheit feststellen. Diese Beschreibung erleichterte ihm das Ertragen der Symptome.

Die Erklärung von Erstverschlimmerungen im Sinne von: „Das war zu erwarten" erleichtert dem Patienten die Situation häufig so weit, dass die Befindlichkeitsverschlechterung dadurch beinahe schon wieder ausgeglichen ist.

Andererseits ist ein Rückschlag auch deshalb denkbar, weil die Behandlungsmethode unangemessen oder wenig hilfreich war. In diesem Falle ist natürlich eine Revision der therapeutischen Bemühungen notwendig, gegebenenfalls eine Änderung der Therapie und damit die Überweisung an einen Kollegen.

6.5.2 Compliance

> ***Compliance** heißt so viel wie Befolgung. Gemeint ist kooperatives Verhalten im Rahmen einer Therapie bzw. das Einhalten der Therapieempfehlungen.*

Mancher Patient befolgt therapeutische Anweisungen so präzise, dass der Verdacht aufkommt, das Verhalten sei hier durch den Wunsch, durch die Motivation bestimmt, eine Belohnung zu erhalten oder einer Bestrafung zu entgehen. Durch die Aufforderung des Therapeuten (oder einer Selbsthilfegruppe) wird der Patient dazu gebracht, sein Verhalten an eine bestimmte Anforderung anzupassen.

Die Compliance kann aus verschiedenen Gründen vorliegen, die nicht immer die schlechtesten Gründe sind. So kann der Patient von seiner Krankheitsanfälligkeit überzeugt sein oder sie fürchten, beispielsweise wenn er starker Raucher ist. Er kann sich einer Erkrankung gegenüber für besonders anfällig halten, weil sie in seiner Familie gehäuft aufgetreten ist. Er kann den Ernst seiner Lage einsehen oder er ist von der Wirksamkeit einer vorgeschlagenen oder angefragten Therapie überzeugt.

Manche Patienten sind kooperativ, weil ihnen schlicht die innere Kraft zum Widerspruch fehlt. Für einige Patienten sind die Ärzte und Therapeuten immer noch die Halbgötter in Weiß, denen man einfach nicht widerspricht, sondern gradlinig Folge leistet. Damit geht der Erfolg einer Anweisung nur scheinbar auf die Autorität des Therapeuten zurück, tatsächlich ist es die Autoritätshörigkeit, die den Patienten bewegt. Andererseits ist das ja nun auch nicht schlimm, wenn es der Genesung dient.

Manchmal ist der Grund für die Compliance der Ausdruck der Zufriedenheit mit der Behandlung oder dem Therapeuten, und in einigen Fällen ergibt sich die Kooperationsbereitschaft im Wesentlichen aus der Unterstützung durch die Angehörigen.

Vorgehen bei fehlende Compliance

Vor allem das Fehlen der Compliance bedarf einer Klärung. Was führt dazu, dass der Patient die Mitarbeit konsequent verweigert?

Patienteninterne Gründe

- Der Patient erwartet, dass der Therapeut die Arbeit leistet. Schließlich bezahlt er ja schon die Therapie. Das ist häufig bei drogenabhängigen Menschen zu beobachten.
- Der Patient ist nur mäßig motiviert, weil er nicht aus eigenem Antrieb kommt, sondern Aufträge erfüllt: des Gerichts, des Chefs, seiner Familie und so weiter.
- Der Patient möchte eigentlich nichts an sich und seinem Leben ändern, sondern er sieht im Therapeuten einen Menschen, mit dem er sein Spiel fortsetzen kann. Recht häufig kommt das bei Menschen mit Essstörungen vor, deren Verhalten in Kliniken als intrigant beschrieben worden ist.
- Der Patient hat nicht das Gefühl, Teil des Problems oder Teil der Lösung zu sein, nach seiner Vorstellung sollen sich erst einmal die anderen ändern, die haben schließlich das Problem mit ihm.

Probleminterne Gründe

- Der Patient hat einen primären, sekundären oder tertiären Krankheitsgewinn aus seiner Symptomatik, den er nicht aufgeben will.
- Die Mitarbeit ist bei der vorliegenden Problematik nicht zu leisten, Patient oder Therapeut sind von der Symptomatik überfordert.
- Es gibt keine Heilung oder Lösung. Die vorliegenden Symptome lassen nur noch ein Arrangieren mit der Krankheit zu.

Therapeuteninterne Gründe

- Der Therapeut ist dem Patienten unangemessen.
- Der Therapeut drückt sich missverständlich und unklar aus, er erklärt dem Patienten nicht den Hintergrund der verordneten Behandlung, der weiß also nicht, was er sich mit dem Verhalten oder der Einnahme der Medikamente zufügt.
- Der Therapeut ist durch die Symptomatik des Patienten persönlich betroffen, daher verhält er sich unklar.

Diese Begründungszusammenhänge sind abzuklären und auf ihre Stichhaltigkeit hin zu überprüfen. Dementsprechend ist der weitere Verlauf der Therapie zu strukturieren.

6.5.3 Vergesslichkeit

Vergesslichkeit und auch die selektive Wahrnehmung ist ein dankenswertes Geschenk der Evolution an unser Gehirn. Ohne Vergessen funktioniert organisiertes Denken nicht. Die Fähigkeit, sich an Ereignisse zu erinnern, funktioniert nur, wenn es Vergesslichkeit gibt. Ohne Vergessen würden unsere Wahrnehmung und unser Denken in einem weißen Rauschen undifferenzierter Eindrücke ertrinken, wir könnten Wesentliches von Unwesentlichem nicht mehr unterscheiden. Könnte unser Gehirn nicht vergessen, so müsste ohne jeden Unterschied jede Wahrnehmung verarbeitet werden. Wir wären nicht mehr alltagsfähig.

Vergesslichkeit kann sich auf bestimmte Bereiche beziehen wie beispielsweise auf Namen. Von einem schlechten Namensgedächtnis berichten sehr viele Menschen, die gleichzeitig fast all ihre Telefonnummern im Kopf haben (allerdings ohne zu wissen, wem sie gehören) oder seitenlange Gedichte auswendig aufsagen können. Das heißt, es gibt besondere Arten und Stärken von Merkfähigkeit, damit aber auch besondere Arten von Vergesslichkeit.

Vergesslichkeit aufgrund einer somatischen Erkrankung

Vergesslichkeit kann Ausdruck einer Organpathologie sein, Ausdruck oder Vorstufe beispielsweise einer Altersdemenz oder anderer Erkrankungen mit Intelligenzverlusten. Häufige Ursachen organisch bedingter Amnesien sind Tumoren, Traumata, Toxine, Infarkte oder Infektionen. Beim dabei auftretenden amnestischen Syndrom ist das Kurzzeitgedächtnis meist weitgehend intakt. Auch das prozedurale Gedächtnis, in welchem zum Beispiel Handlungsroutinen wie Sprechen, Schwimmen, Radfahren oder Schnürsenkelbinden hinterlegt sind, ist meist nicht betroffen. Besondere Einschränkungen erleiden die Patienten in aller Regel beim episodischen Gedächtnis, also dem Teil des Gedächtnisses, in dem Details über das persönliche, aber auch über das erlebte öffentliche Leben abgespeichert sind.

Amnesie

Vergesslichkeit in Form einer Amnesie (**Abb. 23**) kann durch traumatische Ereignisse ausgelöst werden:

- **Retrograde** (rückwirkende) Amnesie bezeichnet den Gedächtnisverlust für den Zeitraum **vor** dem traumatischen Ereignis („Wie ist mir das denn passiert?“).
- Von **anterograder** (vorwärtswirkender) Amnesie spricht man bei einem Gedächtnisverlust für die Zeit **nach** dem traumatischen Ereignis („Was soll ich danach gemacht haben?“). Dies kann in seltenen Fällen den völligen Verlust des verschieden dimensionierten Kurzzeitgedächtnisses induzieren, sodass sich ein Patient an nichts erinnern kann, das länger als fünf oder zehn Minuten zurückliegt und sogar die Vergesslichkeit selbst vergisst. Anterograde Amnesien sind in der Regel ausgeprägter als retrograde.
- Eine **kongrade** Amnesie umfasst den Gedächtnisverlust für die Zeit **vor und nach** dem traumatischen Ereignis selbst und sein zeitliches Umfeld ohne weitere Verluste des sonstigen Erinnerungsvermögens.
- Bei der **psychogenen** Amnesie handelt es sich um ein Vergessen unangenehmer Ereignisse, eine Art der Erlebnisreaktion beim Umgang mit nicht integrierbaren Erlebnissen.

Eingeschränktes Gedächtnis bei einer Depression

Vergesslichkeit kann den Anschein der Vorsätzlichkeit haben, wenn immer wieder Aufgaben oder Termine vergessen werden. Unangenehme Dinge entgleiten uns, wir wollen auch nicht gerne an sie erinnert werden. Manchmal fällt einem Menschen etwas Unangenehmes so sie-

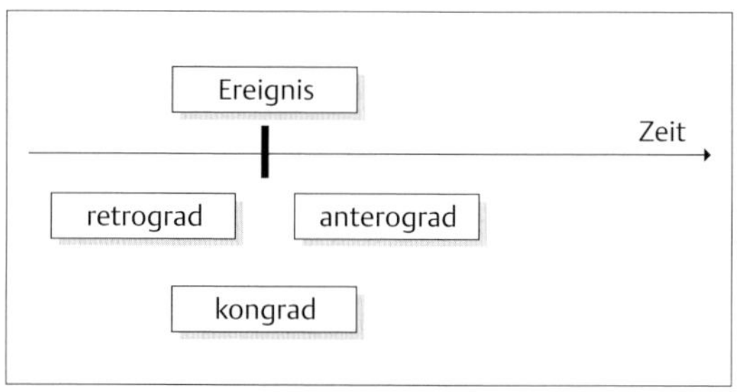

Abb. 23 Verschiedene Amnesieformen.

dendheiß und beinahe schmerzhaft ein, vor allem am frühen Morgen, dass nachvollziehbar wird, dass er sich daran ungern erinnert und es liebend gern dem Vergessen anheimgeben würde; dieses Phänomen (Früherwachen mit Morgentief) ist vor allem bei depressiven Verstimmungen oder bei Depressionen zu beobachten. Unter den psychischen Erkrankungen ist es vor allem die Depression, die mit einem so eingeschränkten Gedächtnis einhergeht, dass schon die Rede ist von einer Pseudodemenz, deren Symptome dann allerdings auch noch weiter reichen.

Stress kann zu Vergesslichkeit führen

Ein häufig beobachteter Grund für Vergesslichkeit ist Stress. Eine hohe Kortisonkonzentration im Serum schädigt wahrscheinlich die Verbindung von Nervenzellen, sodass stressbedingtes Vergessen eine biochemische Möglichkeit ist, einer Überforderung zu entkommen. Menschen in hohem Lebensalter neigen dazu, kleine Dinge des Alltags zu vergessen. Eine gewisse Rolle spielt dabei die Alzheimer-Krankheit. Drogen, Medikamente und vor allem Alkohol beeinträchtigen unsere Erinnerungsfähigkeit.

Wir können nicht willentlich oder vorsätzlich etwas vergessen, so wenig wie wir außerstande sind, nicht an den Weihnachtsmann zu denken. Der Versuch erzeugt das Gegenteil: Es werden die neuronalen Verbindungen der Inhalte aktiviert, die vergessen werden sollen, und das ist der Trainingseffekt des Lernens.

Wichtige Abgrenzungen

Im sozialpsychologischen Bereich dürfen wir Vergessen nicht verwechseln mit der **Veränderung von Erinnerung**. Die wiederholte Erinnerung wird einem langsamen und unbewussten Prozess der Veränderung ausgesetzt, der sich an individuell oder sozial erwünschten Maßstäben orientiert. Dadurch können einzelne Inhalte aus der Erinnerung verschwinden, was nach Vergessen aussieht, aber eher eine Umgestaltung im Sinne des Erwünschten ist.

Vergessen unterscheidet sich von der **Verdrängung**. Die wird in der Psychoanalyse als ein Mechanismus bezeichnet, mit dem unerwünschte, weil tabuisierte und bedrohliche Bewusstseinsinhalte durch das wertende und verdrängende Über-Ich vom Bewusstsein ausgeschlossen und in das Unbewusste verdrängt werden. Dabei bleiben die psychische Energie, der emotionale Hintergrund und die verdrängten Inhalte allerdings erhalten. Die verdrängten Inhalte der Psyche werden von der Psychoanalyse meist als nicht kompatibel mit dem Ich verstanden. Der Mechanismus der Verdrängung wird von unterschiedlichen therapeutischen Schulen kontrovers diskutiert.

Was tun bei Vergesslichkeit?

Versehentliches Vergessen: auch wenn manchmal behauptet wird, dass es versehentliches Vergessen nicht gibt, so müssen wir doch anerkennen, dass einige Lebensstile so aktivitätsintensiv sind, dass Einzelheiten nicht die ihnen gebührende Aufmerksamkeit zugewandt wird und dass sie ins Vergessen geraten. Einige Menschen führen gegen das versehentliche Vergessen aufwendige Zeitmanagementsysteme. Merken und vergessen sind nämlich auch schlicht hirnorganische Prozesse. Es gibt Menschen, die sich den Unterschied zwischen konkav und konvex einfach nicht merken, ihn immer wieder vergessen, bis ihnen jemand die Eselsbrücke „Der Podex ist konvex" nennt, und von da an geht es. Anderen Menschen geht es mit den vielschichtigen Bedeutungen des Begriffs Idiosynkrasie so, sie können sie sich einfach nicht merken. An dieser Stelle brauchen wir Merkhilfen. Eselsbrücken sind erprobt und hilfreich, der Knoten im Taschentuch kann durch einen Aufkleber im Kalender ersetzt werden, wenn sichergestellt ist, dass Sie heute noch in Ihren Kalender hineinschauen. Schauen Sie erst morgen wieder hinein, kann es zu spät sein.

Nicht versehentliches Vergessen heißt im Gegensatz zum versehentlichen Vergessen: Ich will mich nicht daran erinnern, dies allerdings häufig hinter Verständnis heischenden Erklärungen des Versehens. Die in diesem Zusammenhang schwierige, weil unhöflich klingende Aussage „ich will nicht" als eine Ausdrucksform des Neinsagens ist zu akzeptieren, die Erklärung „ich kann nicht" ist es bei intaktem ZNS nicht. Die Aussage „ich will nicht" kann den Patienten bzw. den Therapeuten dazu animieren, nachzudenken oder nachzufragen, warum er nicht will und was er stattdessen will. So kann aus einem scheinbaren Vergessen ein Erkenntnisgewinn gemacht werden.

6.5.4 Besserung

Besserung ist das Ziel unserer Behandlung. Sollte eine Besserung in der Situation des Patienten eintreten, so stellt sich der erwartete Zustand ein. Insofern ist es auf den ersten Blick fraglich, warum hier eine diskussionswürdige Veränderung eintritt. Manchmal wird die Besserung aber nur vom Therapeuten begrüßt und nicht vom Patienten. Durch schlechte Erfahrungen gewitzt tut er manchmal geradezu alles, was er tun muss, um sich einer Verbesserung in den Weg zu stellen. Schauen wir uns einmal einen solchen Fall an.

Beispiel

Sie empfangen einen Patienten, der in der Anamnese berichtet, dass er vor Ihnen schon bei einigen anderen Therapeuten gewesen ist, die ihm aber alle nicht helfen konnten. Im Therapeutenjargon gibt es einen Namen für diesen Patienten: es ist der Expertenkiller. Das ist insofern ungerecht, als es Krankheiten gibt, die nicht heilbar sind. Aber der Patient nimmt an, dass ihm die Therapeuten deshalb nicht helfen konnten, weil sie sich nicht genügend um ihn gekümmert haben, weil sie nicht richtig zugehört haben oder einfach unfähig oder unwillig waren, mit seiner speziellen Neurose umzugehen. Grundsätzlich wäre ihm ja zu helfen gewesen, aber von den unfähigen Therapeuten kann man nichts erwarten.

Warum auch immer, es stellt sich in einer solchen Situation häufig die Erwartung ein, dass man ihm sowieso nicht helfen kann, eine Erwartung, die eine gewisse Tendenz hat, sich selbst zu erfüllen. Von Ihnen erwartet der Patient, dass Sie sich alle nur erdenkliche Mühe geben, sein Leiden zu lindern oder gar zu beseitigen. Wenn Sie sich nun aber den Katalog der Maßnahmen anschauen, die die Kollegen vor Ihnen ausgeübt haben, fragen Sie sich, was Sie denn nun noch tun sollen.

Hilfreiche Taktik, wenn der Patient eigentlich keine Besserung will

Es empfiehlt sich, mit der Erwartung des Patienten zu arbeiten, dass ihm nicht zu helfen sei. Wenn Sie dagegen argumentieren, laufen Sie Gefahr, auf die Erwartung zu treffen und zu verlieren. Insofern ist es passender, dem Patienten zu sagen, dass Sie zwar Experte in seiner Art von Leiden seien, dass Ihnen aber klar ist, dass Sie dem Patienten höchstens helfen können, mit seinem Leiden zu leben, an eine Besserung sei nicht zu denken. Wenn es sich der Patient nun angelegen sein lassen muss, Sie ins Unrecht zu setzen, so kann er Sie nur auf eine Art widerlegen: mit einer Besserung. Jetzt müssen Sie vorsichtig sein! Triumphieren Sie nicht vorzeitig, Sie könnten eine unerwünschte Reaktion auslösen. Sagen Sie lieber abwiegelnd, das seien nur Anfangserfolge, die sich immer wieder einmal einstellen, die seien meist von kurzer Dauer, mit einem Rückschlag sei alsbald zu rechnen. Wenn Sie der Patient immer noch widerlegen muss, dann dürfte klar sein, wie das geht. Er wird nur triumphieren können, indem er von einer weiteren Verbesserung berichtet.

Wir sprechen bei dieser Strategie von einer **paradoxen Intervention**, in der wir Kräfte des Patienten umkehren und nutzen, die einer Verbesserung seiner Situation entgegenwirken. Der Patient wird aufgefordert, sein symptomatisches Verhalten nicht nur nicht zu bekämpfen, sondern sogar bewusst herbeizuführen und auszuüben. Vor allem wenn es sich um Symptome handelt, denen der Patient intuitiv unterstellt, sie träten spontan auf und er habe an der Entstehung keinerlei Anteil. Sie lässt sich auch als **Symptomverschreibung** verstehen, bei der der Patient sein gefürchtetes Symptom selbst herbeiführen soll (siehe Kapitel 5.4.3). Das problematische Verhalten wird gefördert, anstatt in einer Eskalation und im Kräfteverschleiß weitere sinnlose Versuche zu unternehmen, es zu beenden.

Der Grundgedanke dahinter ist, dass das Verhalten eines Menschen vorhersehbar ist und eine Funktion in seinem System hat. Problematische Verhaltensweisen sind eine Reaktion auf schwierige Konstellationen und dienen der Aufrechterhaltung des Systems, auch wenn die Angehörigen des Systems unter den Problemen leiden. Ziel der Strategie ist es, durch die Verschreibung des problematischen Verhaltens seine Funktion bewusst und manchmal auch unmöglich zu machen. Außerdem soll deutlich werden, dass dieses problematische Verhalten keineswegs spontan oder unkontrollierbar ist, sondern durchaus gesteuert werden kann. So kann dieses Verfahren zur **Symptomreduktion** führen, sofern das Zielverhalten durch Spontaneität gekennzeichnet ist und in soweit der Kampf gegen das Symptom zu seiner Aufrechterhaltung beigetragen hat.

Diese Strategie ist allerdings nur dann einzusetzen, wenn Sie klare Signale bekommen, die Ihnen sagen, dass der Patient eine Besserung eigentlich gar nicht erwartet.

Was tun, wenn der Patient fest mit einer Verschlechterung rechnet?

Auch Patienten, die das erneute Auftreten einer Erkrankung beklagen, die wiederholt auftreten kann, beispielsweise eine Depression, sind gegenüber Besserungen misstrauisch. Sie sind auf eine Art misstrauisch, die eine gewisse selbsterfüllende Potenz hat. Erwarten sie einen Rückfall, so ist sein Eintreten wahrscheinlicher als wenn sie ihn nicht erwarten. Die Angst macht das Eintreten des Gefürchteten wahrscheinlicher. Die Erwartung einer erneuten Verschlechterung hält sich mit der Furcht vor einem Rückfall die Waage, und diese Waage kann zur einen wie zu anderen Seite ausschlagen. Wenn Sie die Seite der Rückfallprognose besetzen, ist das dem Patienten erspart. Er kann sich damit begnügen, seinen erreichten Fortschritt zu genießen. Wir können es auch folgendermaßen formulieren: Ein Mensch, der an eine Besserung glaubt, verhält sich wie ein Mensch, dem es schon besser geht. Indem er sich so verhält, ist einer Verbesserung das Tor geöffnet. Die Erwartung einer Verschlechterung steht seinem Heilungsprozess im Wege. Die Aufforderung „Denken Sie einfach nicht daran" ist bekanntermaßen sinnlos. Es muss bedacht werden, also können auch Sie das tun und es dem Patienten abnehmen. Ob Sie dann tatsächlich an einen möglichen Rückfall des Patienten denken, um ihm diese Last abzunehmen, bleibt letzten Endes Ihnen überlassen. Wahrscheinlich werden Sie es nicht tun. Trotzdem hat der Patient das Gefühl, dass seine Sorgen in guten Händen sind und dass sich um sie gekümmert wird. Das allein ist wichtig.

Insgesamt lässt sich sagen, dass ein frühzeitiger Triumph eine erreichte Besserungen zunichte machen kann. Manche Verbesserungen müssen verankert werden.

6.6 Patientenfragen

Patienten haben Fragen. Sie tragen die schon seit einiger Zeit mit sich herum. Wenn man sie darauf anspricht, antworten sie oft resigniert, als wollten sie sagen: Ach, es hat ja doch keinen Zweck. Sie haben sowieso schon alles ausprobiert, um eine Antwort zu finden. Dazu gehört auch, dass sie ihre Angehörigen und Freunde gefragt haben. Natürlich konnten sie keine befriedigende Antwort bekommen, da sie ja systemimmanent gefragt haben, das heißt, sie hätten genauso gut sich selbst fragen können, was sie ja auch schon meist getan haben.

Welche Art von Fragen ist das? Es sind oft Fragen, die einen gewissermaßen kindlichen Charakter haben. Die häufigste Frage ist: Was soll ich nur tun? Bemerkenswert ist, dass sich viele Menschen diese Frage so wenig zu stellen trauen, obwohl doch ihr Besuch beim Therapeuten eine einzige Frage ist, dass wir hier von einem Konflikt zwischen verschiedenen Persönlichkeitsebenen ausgehen können wie dem zwischen Eltern-Ich und Kindheits-Ich (siehe Kapitel 1.7.2). Das Kind möchte gerne wissen: Was soll ich machen? Der Elternanteil sagt: Nun stell dich doch nicht so albern an.

Manche Patienten stellen vor allem im Rahmen einer Psychotherapie auch persönliche Fragen, durch deren Beantwortung sie sich eine Hilfe erhoffen.

Wie geht man mit Patientenfragen um?

Was würden Sie Ihrem Kind raten, das eine Frage auf dem Herzen hat? Es ist häufig schon eine Qualität an sich, Fragen stellen zu lernen, sich bewusst zu machen, dass es verschiedene Persönlichkeitsanteile gibt, die unterschiedliche, teils konträre Einstellungen zum Fragen haben. Diese Konflikte sind bei einer Beantwortung nicht hilfreich.

Nun können wir zwar nicht die existenziellen Fragen eines Menschen (Woher kommen wir? Wozu sind wir da? Was macht einen Menschen aus?) beantworten, aber wir können ihm helfen, seine Fragen so weit zu konkretisieren, dass sich eine Antwort leichter einstellen wird. Und mit manchen Fragen müssen wir einfach leben lernen. Das lehrt die Kulturgeschichte, die beobachtet, dass uns einige Fragen schon sein Menschengedenken begleiten. Andererseits sind aber auch Fragen Vehikel zur Persönlichkeitsvertiefung. Von mancher Frage lässt sich einfach nur sagen, es sei die richtige Frage. Eine Antwort gebe es gleichwohl nicht.

Eine andere Art von Fragen bezieht sich auf sehr konkrete Situationen, innerhalb derer der Patient zwei oder wenig mehr Handlungsoptionen vor sich sieht und eine Entscheidung fällen muss. Hilfreich können hier Gegenfragen sein: „Was haben Sie denn bisher in dieser Situation üblicherweise getan? Und hat das zu einem Erfolg geführt?"

Ob Sie persönliche Fragen beantworten, müssen Sie selbst entscheiden. Die Leitfrage ist hier sicherlich: Warum möchte der Patient das wissen? Sind seine Intentionen nachvollziehbar und akzeptabel? Aber Sie werden verstehen, dass Sie sich diese Frage selbst beantworten müssen.

6.7 Häufige Fehler

Es gibt einige Fehler, die dem Therapeuten innerhalb seiner Arbeit widerfahren können. Die wichtigsten sind:

Die aktive Rolle dem Patienten überlassen

Wenn Sie das tun, führt Sie der Patient in seine Irre. Das heißt also, dass Sie sich verlaufen werden, da sich der Patient ja an dieser Stelle auch schon verlaufen hat. Sie sollten die aktive Rolle behalten, das ist übrigens genau das, wofür der Patient Sie bezahlt.

Das Spiel des Patienten mitmachen

Argumentieren, streiten, rechtfertigen Sie sich nicht. Kämpfen Sie nicht mit Ihrem Patienten. Lassen Sie sich nicht auf ein Kräftemessen ein. Der eine Patient möchte, dass Sie ihm Recht geben, der andere, dass Sie seinen Eltern Unrecht geben. Sie sollen bestätigen, dass seine Frau, ihr Mann, die Eltern, die Kinder oder der Staat völlig unmöglich sind, und wenn Sie das getan haben, ist der Patient mit seinen Problemen und Schwierigkeiten fein raus. Sich auf das Spiel des Patienten einzulassen bedeutet, einen Weg einzuschlagen, der schon einen Menschen in Probleme gebracht hat.

> ***Tipp***
>
> Sie merken, dass Sie sich, ohne es zu wollen, auf das Spiel des Patienten eingelassen haben, wenn Ihnen bewusst wird, dass Sie sich unwohl fühlen oder die Therapie ungewöhnlich und unerklärlich anstrengend ist. Sofern Sie sich in Ihrer Energie befinden und ausreichend regeneriert sind, läuft eine Therapie ohne Anstrengung.

Keine oder zu viel Struktur innerhalb der Therapie

Eine Struktur ist eine ambivalente Angelegenheit. Es ist wichtig, den Mittelweg zu finden zwischen einer allzu festen und einengenden Struktur einerseits und der schwammigen Konturlosigkeit andererseits. Ohne Struktur verlieren Sie den Weg aus den Augen, mit zu viel Struktur verlieren Sie den Patienten aus den Augen.

Gefühl von Überlegenheit

Worauf sollte das beruhen? Sollten Sie feststellen, dass Sie von einem Überlegenheitsgefühl davongetragen werden, so sollten Sie Ihre Einstellung zum Patienten überprüfen. Die Tatsache, dass er Probleme hat, bedeutet, dass er sich auf dem Weg seines Lebens befindet, genau wie Sie und ich. Dass wir den Schlüssel zu der einen oder anderen Tür haben, verhindert nicht, dass auch wir eines Tages wieder einmal ratlos dastehen.

Falsche Rücksichtnahme, Mitleid haben

Rücksicht ist eine Frage des Fingerspitzengefühls. Daher können wir von falscher Rücksichtnahme sprechen, da es eine richtige Rücksichtnahme gibt. Was Rücksicht bedeutet, bestimmt einerseits das Individuum selbst. Allerdings haben wir es mit einem geschädigten Menschen zu tun, dessen Wertmaßstäbe verrutscht sind. Kein Mensch möchte, dass ihm ein Bein amputiert oder in die Luftröhre geschnitten wird. Andererseits sind dies manchmal die einzigen Möglichkeiten, ein Leben zu erhalten. Eine falsche Rücksichtnahme liegt also dann vor, wenn berechtigter Grund besteht zu der Annahme, dass sie zu irreversiblen Schäden führt.

Die Rücksichtnahme ist also von dem soziokulturellen Umfeld eines Menschen bestimmt, der die Rücksicht erfährt, andererseits von dem ethisch-moralischen Wertgefüge desjenigen, der Rücksicht ausübt. Diese beiden Sichtweisen sind nicht immer kompatibel. Wir können nicht entscheiden, welches die richtigen Werte in einem Wertgefüge der Welt sind, da wir über keine externe Sichtweise verfügen, die uns die Beurteilung von Wertgefügen ermöglichen würde. Es ist Gegenstand der vom Staat geschützten Rechtsgüterhierarchie Leben – Gesundheit – Freiheit – Eigentum – Würde mit dem Vorrang der Allgemeinheit vor dem Einzelnen, die den Bewohnern der demokratischen Länder der westlichen Welt sinnvoll und logisch erscheint: nachgeordnete Rechtsgüter werden außer Kraft gesetzt, wenn vorgeordnete Rechtsgüter gefährdet sind (ein Luftröhrenschnitt ist bei Erstickungsgefahr keine klagbare Körperverletzung, das gesundheitsamtliche Verbrennen von Matratzen ist bei Seuchengefahr keine Schädigung des Eigentums, das Zerschneiden von Kleidung ist keine Sachbeschädigung, wenn eine kardiopulmonale Reanimation durchgeführt werden muss), ansonsten sind sie zu schützen und Bestandteil des Grundgesetzes. Seine Begründung findet das Wertesystem in Immanuel Kants formaler Maxime des Kategorischen Imperativs, nach der ein Mensch so handeln müsse, wie er meint, dass es auch zugleich allgemeingültigen Anspruch habe. Ein Mensch müsste durch den Gebrauch seiner Vernunft eine ihm sinnvolle und allgemeingültige Lösung des Dilemmas zwischen Rücksichtnahme und Nichtrücksichtnahme finden, die er mit seinem Gewissen vereinbaren kann. Dabei ergibt sich jedoch das Problem der inhaltlichen Bestimmung der formalen Maxime. Einerseits soll die vernünftige Entscheidung Allgemeingültigkeitsanspruch haben, andererseits ist das vernünftige Subjekt bei seiner Entscheidung nur sich selbst verantwortlich. Ist es in seinem Interesse, vorbildlich zu handeln? An dieser Stelle steht der Therapeut und muss eine Entscheidung fällen.

Seien Sie nicht unbarmherzig, aber denken Sie daran, dass Mitleid bedeutet, dass Sie ebenfalls leiden. Der Patient hat nichts davon, dass Sie sich neben ihn legen und mitweinen. Nun haben wir aber nicht unter Kontrolle, woran wir leiden. Hätten wir das, wir litten nicht mehr. Nehmen Sie stattdessen aufkommendes Mitleid als einen Hinweis darauf, dass es an dieser Stelle noch etwas zu bearbeiten gibt für Sie. Es ist dieses: ein Hinweis, nicht mehr und nicht weniger.

7 Kommunikation mit verschiedenen Patiententypen

Jeder Mensch hat eine bevorzugte Kommunikationsweise. Das reicht einerseits vom wortkargen Einzelgänger, der sich am liebsten wortlos verständigt, bis hin zum wort- und gestenreichen Alleinunterhalter; andererseits gibt es auch kulturelle Bevorzugungen, die sich teilweise in Vorurteilen widerspiegeln: die blumige Sprache des Orientalen, die nüchterne Sprache des Nordeuropäers und so weiter. Aber das sind nur grobe Unterscheidungen. In ihren Feinheiten unterscheiden sich die Vorlieben der Kommunikation von Mensch zu Mensch.

7.1 Mögliche Reaktionen des Patienten im Gespräch

Kommunikation oder Interaktion beruht auf Gegenseitigkeit, sie findet zwischen einem Sender und einem Empfänger statt, und diese beiden Rollen wechseln von Augenblick zu Augenblick. Selbst ein Referent vor einer großen Zahl von Zuhörern wird in dem Augenblick zum Empfänger, in dem er sieht, dass ein Zuhörer bei einem seiner Sätze sein Gesicht verzieht, als habe er etwas Ekelhaftes in den Mund bekommen. Daher werden wir uns nun damit beschäftigen, wie der Therapeut mit den Reaktionen des Patienten umgehen kann.

7.1.1 Zustimmung, Ablehnung, Entwertung, Symptombildung

Wir haben schon darauf hingewiesen, dass es unmöglich ist, nicht zu kommunizieren, weil Kommunikation auch nonverbal stattfindet und Verhalten kein Gegenteil hat. Damit ist von vornherein klar, dass es auf Kommunikationsangebote eine Antwort geben wird. Es ist unvermeidlich. (Tatsächlich ist es die eine mögliche Ausnahme, dass der Angesprochene überhaupt nicht registriert hat, dass er angesprochen wurde, da er gerade in seiner Wahrnehmung eingeschränkt oder abgelenkt ist. Das ist auch der geläufigste Vorwurf für die vermeintlichen Kommunikationsverweigerer: sie würden nichts hören, weil sie nichts hören können.)

Es gibt vier Möglichkeiten der Beantwortung eines Kommunikationsangebots (**Tab. 46**):

- Zustimmung,
- Ablehnung,
- Entwertung und
- Symptombildung.

Die **Zustimmung** ist die erhoffte Antwort. Sie bedeutet: „Ich sehe das auch so." Sie besteht im Grunde in einem Eingehen auf das Kommunikationsangebot auf der inhaltlichen und der Beziehungsebene.

Die **Ablehnung** fordert den Diskurs in seiner ursprünglichen Bedeutung heraus, das hin und her gehende Gespräch: „Ich sehe das anders." Es

Tab. 46 Reaktionen im Gespräch.

Aussage / Reaktion	„Ich liebe dich."	„Unterlassen Sie das bitte."	„Essen Sie nicht so fett."
Zustimmung	„Ich dich auch."	„Na gut."	„In Ordnung."
Ablehnung	„Ich dich nicht."	„Ich tue es doch."	„Doch!"
Entwertung	„Sei nicht albern."	„Nun stellen Sie sich mal nicht so an."	„Das ist doch alles Hysterie mit dem Fett."
Symptombildung	„Jetzt habe ich Schuldgefühle dir gegenüber."	„Ich muss das aber machen. Ich kann nicht anders."	„Ohne Fett schmeckt es mir nicht."

ist eine Ablehnung auf der Inhaltsebene, die bei einer Vermischung mit der Beziehungsebene von Schweigen, Ignorieren oder anderen scheinbaren Kommunikationsverweigerungen begleitet sein kann.

Die **Entwertung** führt zum Kampf: „Das ist doch Unfug, was Sie da sagen." – „Sie wollen mich einfach nicht verstehen." Der Partner wird herabgesetzt, beleidigt, er wird für verrückt oder für unwillig erklärt. Hier steht die Beziehungsebene im Vordergrund, unter Umständen leidet die Inhaltsebene unter der dominierenden Beziehungsebene: „Er hat vielleicht Recht, aber das werde ich ihn nie im Leben erfahren lassen."

Die **Symptombildung** fordert Mitleid ein: „Ich habe Kopfschmerzen", „Sehen Sie, was Sie mir angetan haben." Der Partner wird für böswillig erklärt, wenn er nicht Rücksicht nimmt auf die Symptome. Im Vordergrund des Hörenden, der die Symptome präsentiert bekommt, steht die Aufforderungs- oder Appellebene, er hört nur die Aufforderung: „Tu dieses für mich Kranken!", er hört: „Ich kann nicht. Ich weiß nicht. Du weißt doch, ich bin hilflos und schwach. Ich verstehe dich nicht."

Wie reagiert man auf Zustimmung, Ablehnung, Entwertung und Symptombildung?

- **Zustimmung:** Sie haben erreicht, was Sie wollten, machen Sie weiter so. Allerdings stellen Sie sicher, dass die Zustimmung, die Sie erhalten haben, von dauerhaftem Erfolg ist. Eine erzwungene Zustimmung erfordert permanente Überwachung und ist daher als therapeutischer Erfolg wertlos.
- **Ablehnung:** Klären Sie, ob eine Konfusion der Inhalts- und Beziehungsebene vorliegt. Es ist denkbar, dass Sie den richtigen Vorschlag im falschen Augenblick oder im falschen Tonfall gemacht haben. Genauso ist es möglich, dass Ihr Vorschlag, Ihr Angebot falsch ist.
- **Entwertung:** Klären Sie die Beziehungsebene. Entwertungen lassen darauf schließen, dass eine Kränkung oder Verletzung vorliegt, dass ein Machtkampf besteht, dass die Beziehung ungeklärte Elemente enthält.
- **Symptombildung:** Nicht jede Symptombildung ist die reine Verweigerung der Kommunikation auf der Sachebene, manche Symptombildung hat mit der Art der Symptome einen Informationscharakter. Schlichte Übersetzungen des Symptoms (z. B. Knieprobleme deuten auf Probleme mit der Demut hin) funktionieren nach unserer Beobachtung nicht.

7.1.2 Warnsignale und Gefühlswallungen

Verhaltensveränderungen haben Signalcharakter und können Warnsignale sein: Der Patient verhält sich distanziert und kühl, wo er zuvor zugewandt und vertrauensvoll war oder umgekehrt.

Gefühle treten in einer ungewöhnlich intensiven Art auf, wie sie zuvor beim Patienten nicht zu beobachten waren. Veränderungen der Gefühle und des Verhaltens haben einen Auslöser, der eruiert werden muss, wenn der Auslöser möglicherweise den therapeutischen Prozess behindert. Eventuell sind die Gefühlswallungen Ausdruck einer Dekompensation.

Verhaltensveränderungen können drei Arten von Erklärung aufweisen:

- Ihre Wahrnehmung hat sich verändert, das Verhalten des Patienten aber nicht.
- Das Verhalten des Patienten hat sich verändert, aber es hat für Sie keine Bedeutung.
- Das Verhalten des Patienten hat sich verändert, und es hat eine Bedeutung für Sie.

Weiteres Vorgehen

Fragen Sie auf jeden Fall nach, ob Sie es richtig beobachtet haben, dass eine Veränderung des Verhaltens oder der Gefühle vorliegt und ob sie eine Bedeutung hat, von der Sie wissen sollten.

Es ist sinnvoll, neben der reinen Klärung des problematischen Sachverhalts auch eine Stabilisierung der Persönlichkeit zu überprüfen.

Beispiel

„Ich beobachte ein verändertes Verhalten, eine veränderte Mimik und Gestik bei Ihnen. Es kommt mir so vor, als sei das Ausdruck von veränderten Gefühlen. Ist das so?"

7.1.3 Emotionale Erpressung

Emotionale Erpressung breitet sich auf einem Gemisch aus Angst, Schuldgefühl und Pflichtempfinden aus. Täter und Opfer einer emotionalen Erpressung sind in diese Gefühle verstrickt. Sie wird eingesetzt, um die eigenen Interessen durchzusetzen. Sollten Sie sich in einem Zusammenhang emotionaler Erpressung befinden, so fragen Sie sich, was der Kommunikationspartner gegen Sie in der Hand hat und womit er Sie also erpressen kann. Erpressbar zu sein, heißt unter anderem auch, dass ein Gefühl dafür besteht, dass da irgendeine Leiche im Keller ist, von der niemand erfahren darf. Anders betrachtet verweist die Erpressbarkeit auf einen ungewöhnlich großen Bereich im zweiten Fenster des Johari-Fensters, über das wir geschrieben haben: „Das zweite Fenster zur Seele ist das nicht öffentliche Fenster. Hier verstecken wir wie hinter einer positiven Fassade scheinbar negative Erfahrungen oder Tatsachen, die wir noch nicht nennen wollen. Das ist der Bereich, über den, so hoffen wir, nur wir selbst Bescheid wissen, der Bereich, der niemanden etwas angeht, nicht einmal den Partner, nicht einmal die eigenen Eltern."

Beispiele für emotionale Erpressung haben Sie schon häufig gehört. „Wenn du das tust, ist es aus mit uns." – „Du darfst mich nie verlassen, alleine schaffe ich das Leben nicht!" – „Wenn du dich von mir scheiden lässt, siehst du deine Kinder nie wieder." – „Ich will doch nur dein Bestes!" Sie lassen jeweils auf enge Verstrickungen schließen, die allerdings auch notwendig sind, um eine emotionale Erpressung umzusetzen. Ihr Nachbar könnte Sie wahrscheinlich nicht erpressen.

Schauen wir uns gebräuchliche Strategien der emotionalen Erpressung an. Einige davon gibt es in der Form nur in engen Partnerschaften, aber die meisten lassen sich auf viele Kommunikationszusammenhänge übertragen. **Tab. 47** nennt Ihnen zugleich mögliche kommunikative Alternativen.

Angesichts der Vielfalt dieser Möglichkeiten einer emotionalen Erpressung bedarf es einer grundsätzlichen Klärung zwischen Erpresser und Erpresstem. Dass ein Mensch emotionale Erpressung betreibt, heißt ja noch nicht, dass seine Forderung unangemessen ist. Sie kann es sein, aber ist es nicht von vornherein. Eventuell hat er nicht gelernt, seine Wünsche und berechtigten Forderungen klar zu äußern und hat bei diesen Versuchen die emotionale Erpressung kennengelernt.

Es ist darüber hinaus nicht immer gesagt, dass an der Stelle, wo ein Mensch eine emotionale Erpressung empfindet, auch eine stattfinden soll. Ebenso gut ist es möglich, dass jemand auf Emotionen so empfindlich reagiert, dass er emotionale Äußerungen schon als versuchte Erpressung empfindet.

Andererseits wird der emotionale Erpresser auch nicht sagen, dass er nun mit dem Erpressen anfangen wird. Dafür ist sie zu alltäglich und wird durchaus korrekt als Vorwurf verstanden. Tatsächlich besteht eher die Tendenz, den Vorwurf der versuchten emotionalen Erpressung zu verneinen. Insofern besteht ein erhöhter Klärungsbedarf.

Wie geht man mit emotionaler Erpressung um?

Feedback ist von vornherein ganz wichtig. Geben Sie den Hinweis darauf, dass Sie den Eindruck haben, dass ein Erpressungsversuch stattfinden soll, dass Sie ihn sehen und als solchen erkennen. Zugleich verweisen Sie darauf, dass Sie auf die versuchte Erpressung nicht eingehen werden.

Gehen Sie allerdings zugleich davon aus, dass Ihr Patient aus zwei unterschiedlichen Gründen erpresst: weil er es gewohnt ist und weil er etwas erreichen will, das er nicht anders zu erreichen gelernt hat. Er handelt aus einer als hilflos empfundenen Position heraus. Der Patient tut, was er kann. Insofern ist es notwendig, alternative Verhaltensweisen zu erlernen. Das Feedback muss verbunden sein mit dem Angebot zu betrachten, was der Patient haben möchte und wie er es von seinem Kommunikationspartner erreichen kann, ohne ihn emotional unter Druck zu setzen.

Schließlich ist eine Betrachtung darüber notwendig, dass der Patient nicht alles, was er vom anderen haben will, von diesem auch bekommen kann.

7.1.4 Einsicht, aber keine Umsetzung

Diese Beobachtung ist sehr häufig zu machen: Der Patient sieht es ja ein, dass er etwas an seinem Lebensstil, an seiner Lebensweise ändern sollte, aber irgendetwas kommt ihm immer wieder dazwischen. Ein Therapeut, dem dieses Phänomen nicht bewusst ist, hat eines der fundamentalen und überindividuellen Gesetze noch nicht kennengelernt. Das Phänomen hat sicher jeder Mensch schon einmal erlebt. Einer der beliebtesten Zeitpunkte zu erleben, dass der Geist willig, das Fleisch aber schwach ist, ist der Neujahrstag. Tatsächlich gibt es Menschen, die es alle Jahre wieder mit Elan versuchen und aus der Erfahrung, dass wir meistens so nicht veranlagt sind, nicht

Tab. 47 Umgang mit Erpressungsversuchen.

Erpressungsversuch	Alternative
An Verpflichtungen innerhalb der Beziehung zu erinnern: „Sie hatten doch versprochen, mit dem Rauchen aufzuhören."	„Ich möchte, dass Sie mit dem Rauchen aufhören. Werden Sie das tun oder nicht?" Gegebenenfalls alternative Handlungsstrategien entwickeln.
Daran erinnern, dass man ein Opfer bringen muss: „Wenn Sie das nicht tun, kann ich Ihnen auch nicht helfen, dann hat meine Therapie keinen Erfolg."	„Tun Sie das bitte, damit wir einen Therapieerfolg haben. Es ist mir wichtig."
Klar machen, dass man selbst mehr für die Beziehung tut: „Ich habe Ihnen jetzt schon oft gesagt, dass Sie mit dem Rauchen aufhören sollen. Nun tun Sie es auch."	„Werden Sie mit dem Rauchen aufhören oder nicht?"
Auf Widersprüche zwischen Vorsatz und Verhalten hinweisen: „Du rauchst ja schon wieder. Ich dachte, du wolltest aufhören."	„Hör bitte (in meiner Gegenwart) auf zu rauchen." Eventuell einen Kompromiss aushandeln.
Gefühle infrage stellen: „Wenn dir etwas an mir liegen würde, dann würdest du nicht rauchen." Damit ist in einer therapeutischen Beziehung nicht zu rechnen. Sollte es doch vorkommen, sollte die Beziehung in einer Supervision überprüft werden.	Diese Endstation einer partnerschaftlichen Auseinandersetzung ist nahezu alternativlos, da sie meist eine späte Eskalationsstufe darstellt. „Ich möchte, dass du ..." ist fast immer schon lange versucht und aufgegeben worden. Manchmal muss man sich damit abfinden, dass der Partner nicht zu 100 % unseren Vorstellungen entspricht.
Auf die eigenen gekränkten Gefühle verweisen: „Sehen Sie, das macht mich ganz hilflos."	„Ich möchte gerne, dass Sie ..."
Nonverbal Leiden und Kränkung signalisieren durch Trotzen, nicht sprechen, leidende Blicke, Stöhnen, sich nicht melden.	Grundsätzlich lösen die Handlungen anderer auch Gefühle aus, und es ist richtig, Gefühle zu haben und zu äußern. Häufig handelt es sich jedoch um Missverständnisse und Fehlinterpretationen. Alternative: „Was du tust, kränkt mich. Ich möchte gerne, dass du ..."
Nach Jahren noch an vergangene Dinge erinnern: „Weißt du noch, damals ... Das werde ich dir nie verzeihen."	„Ich bin immer noch skeptisch, ob Sie dieses Mal mit dem Rauchen aufhören werden, weil Sie es damals auch nicht getan haben."
Mit anderen vergleichen: „Der Mann meiner Freundin macht doch auch ..." oder „Andere Mütter sind ganz glücklich, wenn sie ihre Enkel hüten dürfen."	Klares Äußern des Bedürfnisses und offene Suche nach Alternativen.
Auf die schlechte Meinung anderer verweisen: „Was würden deine Eltern nur von dir denken."	„Ich denke deswegen folgendes von dir: ..."
Märtyrerhaftes Verhalten demonstrieren, indem man sich aufopfert und versucht, den Partner in Zugzwang zu bringen. „So viel wie ich für dich tue, da musst du doch wenigstens ..."	„Ich möchte, dass du siehst und anerkennst, was ich für unsere Partnerschaft tue." Damit ist in einer therapeutischen Beziehung nicht zu rechnen.

klug werden. Das Ergebnis dieser idealistisch veranlagten Reflektion ist eine erneute Enttäuschung und der allmählich eintretende, pessimistisch gestimmte Zweifel, ob wir Menschen überhaupt Veränderungskompetenz besitzen.

In der Erklärung für die nicht durchgeführte Veränderung finden wir Gründe, die sich standardmäßig auf ein einfaches Ja-Aber reduzieren lassen. Jede jetzt gezeigte Enttäuschung oder Verbitterung, jede Abwendung von dem Menschen, der sein Vorhaben nicht durchgesetzt hat, verkennt die Möglichkeiten des Individuums und ist verfehlt. Auch Therapeuten verfahren so, indem sie beispielsweise trotz besseren Wissens als einzige Ursache für nicht durchgeführte Umsetzungen von Verbesserungsvorschlägen annehmen, dem Patienten gehe es einfach noch nicht schlecht genug, der Leidensdruck sei noch nicht groß genug. Er selbst weiß schon die richtige Lösung, nur der Patient ist zu böswillig oder verrückt (bad or mad), sie anzunehmen. Mit der gleichen Leichtfertigkeit kann man auch die Lösung für das Problem des Alkoholismus auf der Welt präsentieren: einfach nicht mehr trinken. Natürlich stimmt das so nicht, da viele Änderungen an der Größe der Erwartung oder an unrealistischen Vorstellungen von den Schritten dorthin scheitern. Es ist möglich, die Veränderung als einfach hinzustellen und dann vom Misserfolg enttäuscht zu sein, obwohl die Veränderung tatsächlich nicht einfach ist.

Fehlinterpretation als Charakterschwäche

Der Raucher weiß sehr wohl, dass er mit den drei Schachteln Zigaretten, die er täglich raucht, seine Gesundheit ruiniert, der Alkoholiker ist, anders als die landsläufige Meinung es wissen will, nicht per se in seiner Intelligenz reduziert, aber wir kennen das Wesen von Sucht nicht genau. Beide, Raucher wie Alkoholiker, wissen, dass sie fast immer nur eine Chance haben, mit dem Konsum ihrer Droge aufzuhören: ganz oder gar nicht, Mittelwege gibt es nicht. Und doch schaffen sie es nicht. Mark Twain sagte dazu sinngemäß: „Es ist ganz einfach, mit dem Rauchen aufzuhören, ich habe es über dreihundert Mal geschafft." Die Nichtumsetzung wird als Ausdruck eines schwachen Willens oder, für den Betroffenen noch fataler, falls er die Interpretation akzeptieren sollte, als Beweis eines schwachen Charakters interpretiert. Die Beschuldigung der Charakterschwäche hakt an der Definition des Charakters. Welchen Charakter müsste ein Mensch haben, um seinen Drogenkonsum abzustellen? Und welchen Charakter haben diejenigen, die aus einem unsichtbaren, unbeschreibbaren Impuls heraus plötzlich mit ihrer Droge aufgehört und nie wieder angefangen haben? Was haben sie für ihre sogenannte Spontanremission getan? In Interviews stellt sich heraus: Sie können es nicht beschreiben. Sie können Ihnen sagen, wie man Licht ausmacht, aber nicht, wie sie die Abhängigkeit ausgemacht haben. Und was ist bei den anderen, die an der Droge hängen geblieben sind, falsch gelaufen? Sie wissen es nicht. Gewollt haben sie es häufig wirklich.

Veränderungsschritte richtig dimensionieren

Sie sehen, wir können uns eigentlich nicht gut beschweren. Der Therapeut hat natürlich die Möglichkeit, den Handlungsdruck auf den Patienten zu erhöhen, indem er darauf verweist, dass ja der Patient das Problem hat, nicht der Therapeut. Im Rahmen einiger Verhaltenskonzepte, beispielsweise bei der Verschreibung der Mailänder Schule, ist das sogar Bestandteil des therapeutischen Konzepts. Aber der Druck, der von einer solchen Erklärung ausgeht, verweist eher auf den Therapeuten als Opfer, das unbedingt eine Veränderung hinbekommen will und die Veränderungsresistenz des Patienten nicht ertragen kann. Ansonsten gehört es zu den Aufgaben des Therapeuten, Veränderungsschritte so zu dimensionieren, dass der Patient sie auch gehen kann (siehe Kapitel 3.5.3).

Grundsätzlich können zwei Strebungen im Menschen beobachtet werden: die nach Veränderung und die nach Konstanz, nach Abenteuer und nach Sicherheit. Beide haben ihren eigenen Zeitraum, den zu erkennen es keine zuverlässigen Parameter gibt, da es sich um zuständliche und nicht um intentionale Befindlichkeiten handelt. Insofern besetzt der Therapeut, der für die Veränderung steht, immer auch den Posten eines Grenzgängers oder Waldläufers, der den richtigen Zeitpunkt erkennen muss, um aufzubrechen nach einem neuen Ziel.

Wie Sie auf fehlende Umsetzung reagieren können

Es ist leicht, die Schuld an einem nicht funktionierenden Änderungsprogramm, das eigentlich so logisch und folgerichtig ist, dem unwilligen Patienten zu geben. Unter den Bedingungen einer Schuldverteilung haben sich die Verhältnisse verkehrt: nicht hat sich der Patient der Therapie anzupassen, sondern die Therapie dem Patienten. Mit einer leichtfertigen Schuldverschreibung ist niemandem gedient, da sie zu schlechten Gefühlen beim Patienten führen und den Therapeuten um einen Misserfolg reicher machen. Es stellen sich einige Fragen.

- Ist der vorgeschlagene Weg überhaupt im Interesse des Patienten? „Entspricht das angestrebte Ziel überhaupt Ihren Intentionen? Wollen Sie vielleicht ein anderes Ziel zu einem anderen Zeitpunkt erreichen?"
- Ist die Symptomatik vielleicht Ausdruck eines dysfunktionalen Systems? „Können Sie beobachten, wann der Druck, trotz Ihrer schlechten Leberwerte Alkohol zu trinken, unwiderstehlich wird? Ist es möglich, diese Situation zu ändern? Wie? Was meinen Sie, wann das möglich sein wird?"
- Ist der Patient zu langsam? „Haben Sie ein anderes Tempo? Haben Sie das Gefühl, wir gehen zu schnell vor? Brauchen Sie Zeit?" Diesen Druck, in erhöhtem Tempo eine Änderung durchzuführen, kennen fast alle Patienten, im Extremfall heißt das: Der Patient muss sich ändern, und zwar schnell. Er soll endlich kooperativer werden, seine Hausaufgaben gerne freiwillig machen wollen und dem möglicherweise kommunikativ inkompetenten Therapeuten oder Arzt gegenüber immer folgsam sein.
- Sind Sie zu schnell? „Sind Sie von den anstehenden Änderungen überfordert? Brauchen Sie mehr Zeit? Brauchen Sie einen Coach bei der Veränderung?"
- „Was meinen Sie, in welchem Zeitrahmen Sie die Veränderung durchführen können? Wenn wir zu schnell sind, glauben Sie, dass Ihnen das auffällt und Sie das Tempo herausnehmen können?"

Ein kompetenter Therapeut wird wissen, dass grundlegende Veränderungen ihr eignes Tempo haben, und wenn sie nicht eintreten, dann auch oft deshalb, weil sie an nicht funktionierenden Stellen versucht werden. Fundamentale Veränderungen finden entweder sehr schnell, sozusagen auf einmal und ohne Kenntnis des Mechanismus statt, oder sie brauchen eine lange Zeit der Assimilation.

7.1.5 Weigerung, das Angebot anzunehmen

Ein Patient, der sich weigert, einen Behandlungsvorschlag anzunehmen, hat unter Umständen einen wichtigen Schritt der **Emanzipation** gemacht. Das ist vor allem dann der Fall, wenn das Neinsagen ihm bisher Probleme verursacht hat. Wenn die Verweigerung von einem deutlichen „Ich will nicht …" begleitet ist, dann ist das ein klarer Ausdruck des Willens und damit auf jeden Fall zu akzeptieren.

Passiver Widerstand

In den meisten Fällen begegnet uns die Weigerung, ein Behandlungsangebot anzunehmen, in der Gestalt des passiven Widerstands, im Nichtausführen von Verhaltensvorschlägen, im Vergessen oder in der schlichten Ablehnung eines Vorschlags, deren Konsequenzen aber überschaubar und individuell ungefährlich sind. Ob ein Patient eine Verhaltensänderung durchführt, die zu einer Verbesserung seines Befindens führt, oder nicht, ist letztlich seine Entscheidung, solange er mündig ist und nicht eine Gefahr für sich und andere darstellt; und der Therapeut hat kein Druckmittel in der Hand, um eine Annahme zu erzwingen. Hätte er eines, die erzwungene Änderung wäre wertlos, denn die Anwendung von Druck erfordert stets, dass er aufrechterhalten wird.

Die Weigerung kann Ärger beim Therapeuten auslösen und die Frage aufwerfen, warum der Patient so uneinsichtig ist. Damit befindet sich der Therapeut im Fahrwasser all derer, die Rat- und Vorschläge bringen oder sagen, was sie in dieser Situation getan hätten. Da haben sie schon so einen schönen Vorschlag, und der Patient will ihn einfach nicht befolgen. Und der Therapeut hat den Vorschlag auch noch so ausführlich erklärt, da müsste es der Patient doch einfach einsehen.

Gefährdung anderer

Selten wird die Frage gestellt, ob der Behandlungsvorschlag auch der Persönlichkeit, der Lage oder dem Denken des Patienten entspricht. Diese Frage wird korrekterweise nur bei einer Sorte von Erkrankungen nicht gestellt: bei Infektionskrankheiten. Einem Menschen mit einer offenen Tbc wird es nicht freigestellt, welche Art der Behandlung er denn gerne haben möchte oder ob er überhaupt eine will. Ein Kind mit Kopfläusen oder Krätzemilben darf nicht in den Kindergarten oder in die Schule, ob das den Eltern nun passt oder nicht. Wird das Vorliegen einer Infektionskrankheit festgestellt, so ist die zuständige Behörde verpflichtet, „die notwendigen Maßnahmen zur Abwendung der dem Einzelnen oder der Allgemeinheit hierdurch drohenden Gefahren" abzuwenden (Infektionsschutzgesetz, § 16 (1)).

Lehnt der Patient eine Behandlung rigoros ab, so hat ein Gericht (im Benehmen mit dem Amtsarzt) zum Schutze der Allgemeinheit die Möglichkeit und letztlich Pflicht, die Rechtsgüter Gesundheit, Freizügigkeit, Besitz und Würde eines Menschen einzuschränken und eine Therapie anzuordnen, die dann durchzuführen ist. In diesen Fällen, die eine Gefahr der Allgemeinheit bezeichnen, ist die Behandlung dem Erkrankten nicht freigestellt.

Mit den Erkrankungen und Störungen, die nur ein individuelles Lebens betreffen, allenfalls die Lebensqualität einer Familie einschränken, ist das anders. Der alkoholabhängige Familienvater verstößt gegen kein Gesetz, wenn seine Krankheit keine andere Folge hat, als dass seine Frau nicht mehr in einem Bett mit ihm schlafen mag, weil er so schnarcht oder riecht. Es liegt keine oder nur eine sehr geringe Gefährdung der Allgemeinheit vor, und alkoholabhängig krank zu sein, verstößt gegen kein Gesetz. Sollte der gleiche Familienvater seine Kinder gefährden, dann sieht es schon wieder anders aus.

Warum weigert sich der Patient?

Es stellt sich in jedem Fall die Frage, ob der Ärger des Therapeuten über die Weigerung des Patienten, ein Veränderungsangebot anzunehmen, angebracht ist.

- Ist die Weigerung die reflektierte Antwort auf ein für den Patienten nicht akzeptables Verhaltensangebot („Ich will so etwas nicht tun.")?
- Ist die Weigerung Ausdruck einer generellen Verweigerungshaltung („Ich mache doch nicht jeden Quatsch mit.")?
- Ist die Weigerung Ausdruck negativer Glaubenssätze („So etwas kann ich nicht.")?
- Ist die Weigerung die Ausrede einer Unfähigkeit (auch hier: „So etwas kann ich nicht.")?
- Ist die Weigerung darauf zurückzuführen, dass das Angebot zu unangenehm oder peinlich ist (noch einmal: „So etwas kann ich nicht.")?
- Ist die Weigerung damit begründet, dass das Änderungsangebot zu schwierig, zu aufwendig ist (eine weitere Variation von: „So etwas kann ich nicht.")?
- Ist die Weigerung dadurch begründet, dass es ihm unverständlich oder unsinnig vorkommt („Das habe ich jetzt nicht verstanden.")?
- Ist die Weigerung der Versuch einer Provokation („Sehen Sie doch mal zu, ob Sie es hinkriegen, mir zu helfen.")?

Jeder dieser Gründe für eine Verweigerung der Zusammenarbeit erfordert andere Konsequenzen.

Wie geht man mit einer Weigerung um?

In erster Linie gilt: Überprüfen Sie Ihre eigene Haltung. Stellen Sie sich dazu folgenden Fragen:

- Müssen Sie einen Behandlungserfolg erzwingen?
- Warum muss das sein?
- Üben Sie einen Druck auf Ihren Patienten aus?
- Gehört der Patient vielleicht zu den Menschen, bei denen gute Ratschläge Trotzreaktionen auslösen? Die „Nun-erst-recht-Haltung" ist verbreiteter, als man dem Durchschnittsalter der Bevölkerung entnehmen sollte. Jeder Raucher oder Alkoholkonsument weiß, dass Drogen die Gesundheit beeinträchtigen. In einem gewissen Maße ist die Verweigerungshaltung unbedenklich.
- Welches Motiv ist der Grund der Weigerung?
- Modifizieren Sie gegebenenfalls Ihr Angebot, wenn das erste nicht passt.

Stellen Sie dem Patienten die Zusammenarbeit frei. Verweisen Sie ihn darauf, dass schließlich er das Problem hat und nicht Sie.

7.1.6 (Offensichtliche) Lügen des Patienten

Lügen ist das bewusste Sagen der Unwahrheit. Es ist eine Aussage, von der der Lügner weiß, dass sie unwahr ist, und die mit der Absicht geäußert wird, dass der Hörer sie trotzdem glaubt. Der Grund für das Lügen ist der Versuch, einen Vorteil zu erlangen oder einen Fehler oder eine verbotene Handlung zu verdecken und so einer Strafe zu entgehen, die sich auch in Kritik oder dem Übergehen bei einer beruflichen Beförderung äußern kann. Weitere häufig genannte Gründe für das Lügen sind Höflichkeit, Angst, Scham, der Versuch der Abwendung von befürchteten Nachteilen sowie der Schutz von Angehörigen oder Freunden vor feindseligen Plänen.

Offensichtliche und vorsätzliche Lügen des Patienten sind eine Seltenheit, da er ja in erster Linie sich selbst belügt. Mit Schmerzen im Bauch zu behaupten, man habe Kopfschmerzen, ist sinnlos und würde an Dummheit des Patienten grenzen. Ein Patient, der nicht weiß, ob die Schmerzen vom Rücken oder von den Nieren kommen, lügt nicht. Andererseits kann ein Herzinfarkt in seltenen Fällen lediglich Schmerzen im linken Unterkiefer verursachen, und wenn kein konkreter Verdacht vorliegt, ist diesem Irrtum kaum auf die Spur zu kommen. Insofern kommen Lügen in der Hinsicht auf die eigenen Beschwerden nicht vor. Viel häufiger sind unbewusst falsche Informationen. Es gibt Patienten, die nicht vollständig verstehen, was in einer Therapie mit ihnen geschieht. So berichten sie, dass sie wegen eines Herpes labialis ein Antibiotikum bekommen haben, und das ist sicher ein Irrtum. Allenfalls eine bakterielle Sekundärinfektion rechtfertigt die Gabe eines Antibiotikums, und jeder Arzt weiß das.

Die häufigste Lüge betrifft den **Drogenkonsum** von Alkohol und Zigaretten. Zum Misserfolg der nicht gelungenen Abstinenz kommt der Druck durch die bewusste Lüge hinzu. Es sollte nicht nötig sein. Wenn es der Patient aber doch für nötig hält zu lügen, dann kann es interessant sein nachzuschauen, warum es für ihn nötig ist. Gibt es eventuell eine Quelle von Druck, die sogar Selbstlügen erfordert?

Der **Irrtum** ist nicht bewusst und unterscheidet sich von der Lüge. Der Irrtum ist in Bezug auf die meisten Sachverhalte, in denen er kein Fachmann ist, ein Standardzustand des Menschen und somit weitgehend unbedeutend. Es macht nichts aus, dass wir die quantenphysikalische Feldtheorie falsch wiedergeben. Der Irrtum kann aber auch wahnhafte Züge annehmen, die eine mehr oder weniger große Beeinträchtigung, mindestens aber eine Beeinflussung des Lebens darstellen. Menschen, die regelmäßig von Außerirdischen entführt und untersucht werden, haben mindestens ein bedeutsameres, heroischeres Leben als ein schwer arbeitender Familienvater, der auf das Rentenalter wartet. Das kann Vor- und Nachteile haben.

Die **Täuschung** unterscheidet sich von der Lüge dahin gehend, dass sie ohne die falsche Aussage funktioniert. Es ist beispielsweise eine Täuschung, so zu tun, als freue man sich über ein Geschenk. Solange nicht gesagt wird „ich freue mich“, wird nicht gelogen. Die Grauzone zwischen Lüge und Wahrheit ist groß.

Wie Sie auf Lügen reagieren sollten

Wie wir gesehen haben, ist es nicht sicher, ob das, was wir für eine Lüge halten, auch eine Lüge ist und nicht eine Täuschung, die aus welchem Grunde auch immer vorgenommen wird, oder ein Irrtum.

Täuschungen, wenn sie denn entdeckt werden, können Sie mit dem Einwand klären, dass Ihr persönlicher Eindruck ein anderer als der Anschein ist. Leuchten Sie die Hintergründe der Täuschung aus, klären Sie den Patienten darüber auf, dass in der Situation einer Therapie Höflichkeit unangebracht und nicht das einfache Gegenteil der Unhöflichkeit ist.

Lügen können geklärt werden. Es lügt ein Mensch bewusst; und so wird er auch benennbare Gründe für sein Verhalten haben: Angst, Scham, persönlicher Vorteil, Schutz Angehöriger und ähnliche Dinge mehr. Eine Klärung der Gründe kann eine Korrektur des Verhaltens bewirken. Die genannten Gründe für eine Lüge sind menschlich verständlich, und der Patient könnte lernen, dass ein angstfreier Dialog ohne Lüge möglich ist, ohne dass Nachteile für ihn entstehen.

Irrtümer sind nicht vorsätzlich und basieren meist auf persönlichen Erfahrungen. Daher gibt es eine Antwort, die den meisten Irrtümern gerecht wird, ohne den Irrenden selbst zu kränken: „Das ist nicht meine Erfahrung.“

7.2 Der „schwierige Patient“

Gleich zu Beginn: Den „schwierigen Patienten“ gibt es eigentlich nicht. Er ist eine Konstruktion in einem intensiven Interaktionsprozess, er ist zumeist ein **Interaktionsphänomen**. Es ist mit dem sogenannten schwierigen Patienten wie mit dem Wetter: es gibt kein falsches Wetter, es gibt nur falsche Kleidung. Und manchmal passen Patient und Therapeut einfach nicht zusammen. Das ist der Grund dafür, dass Menschen, die in eine neue Stadt ziehen, mehrere Ärzte ausprobieren, bevor sie sich für einen Hausarzt entscheiden.

Interessant ist die Tatsache, dass nicht jeder schwierige Patient von allen Therapeuten in gleichem Ausmaß als schwierig erlebt wird, und darüber hinaus auch von einem Therapeuten nicht zu jedem Zeitpunkt als gleich schwierig. Wobei nicht einmal klar sein muss, dass der Patient seine Tagesform verändert hat, es kann auch der Therapeut sein. Der eine Therapeut kommt klar mit dem Patienten, der andere hat große Schwierigkeiten, und an manchen Tagen ist es leichter als an anderen. Damit ist offensichtlich, dass wir es mit einem komplexen Geschehen zu tun haben, das von vielen Faktoren gesteuert wird, auch die so schwer definierbare momentane Verfassung spielt eine Rolle. Letztendlich wird der schwierige Patient in einem Interaktionsprozess erlebt, an dem mindestens zwei Personen mit unterschiedlichen Rollen beteiligt sind. Auf der einen Seite der Therapeut, auf der anderen Seite der Patient. Darüber hinaus beeinflussen kontextuelle und situative Faktoren das Geschehen, sowohl von Seiten des Patienten als auch des Therapeuten.

Wirft man einen ersten spontanen Blick auf das Konstrukt vom schwierigen Patienten, so ergibt sich die Möglichkeit, gewinnbringend die Aufmerksamkeit auf folgende Fragen zu lenken:

- Die Persönlichkeitsaspekte des Patienten, den wir als schwierig erleben: „Welcher Anteil des Patienten kommt mir schwierig vor? Was habe ich damit zu tun?"
- Die Verhaltensweisen, mit denen wir uns schwer tun und die wir daher als schwierig erleben: „Mit welchen Verhaltensweisen des Patienten habe ich Schwierigkeiten? Warum?"
- Die Motive, die wir dem Patienten für seine Verhaltensweisen zu Recht oder zu Unrecht unterstellen: „Was glaube ich, warum der Patient so handelt?"
- Die konkrete Situation, in der wir dem Patienten begegnen: den Ort, die Zeit, die Rahmenbedingungen der Behandlung: „Unter welchen Bedingungen kommt mir das Verhalten schwierig vor?"

7.2.1 Persönlichkeitsaspekte

Handelt es sich beim schwierigen Patienten um einen Menschen mit beispielsweise einer dissozialen Persönlichkeitsstörung (ICD 10, F60.2), so enthebt auch dies den Therapeuten nicht der Möglichkeit und Notwendigkeit, das Geschehen aktiv zu beeinflussen. Bei jedem Menschen mit gestörten Persönlichkeitsanteilen gibt es immer auch gesunde Anteile, mit denen eine konstruktive Kommunikation möglich ist. Jeder von uns besteht aus vielen Teilpersönlichkeiten, die alle zeitweise mal mehr, mal weniger unser Denken, Fühlen und Handeln bestimmen. Welche Teilpersönlichkeit des Patienten mit welcher Teilpersönlichkeit des Therapeuten zusammentrifft, hat einen entscheidenden Einfluss auf die Interaktion. Erleben wir einen Patienten als schwierig, dann können wir realistischerweise höchstens sagen, dass ein Teil dieses Patienten der schwierige Patient ist. Es gibt aber auch bei diesem als schwierig erlebten Patienten eine andere Seite, beispielsweise die Teilpersönlichkeit, die beliebter Mittelpunkt eines großen Freundeskreises ist. Schaffen wir es, mit dieser anderen Teilpersönlichkeit in Kontakt zu kommen? Und wie steht es mit dem Therapeuten selbst? Vielleicht verlangt die Situation, dass der Therapeut beispielsweise den Rechthaberischen in sich zum Schweigen bringt und sich von der nachgiebigen Seite zeigt.

Grundsätzlich lässt sich das Verhältnis des Therapeuten zu seinem Patienten so beschreiben: Je schwieriger sich der Patient verhält, desto mehr liebevoller Zuwendung bedarf er.

7.2.2 Verhaltensweisen

Im subjektiven Erleben im Praxisalltag von Ärzten, Psychotherapeuten und anderen Helfern gibt es ihn aber sehr wohl, den unangenehmen, den schwierigen Patienten. Folgende Verhaltensweisen von Patienten werden als besonders belastend erlebt:

- Ausbrüche intensiven Ärgers
- aggressives Sprachverhalten
- theatralisches Verhalten
- übertriebener Ausdruck von Gefühlen, vor allem die Angst kann ansteckend wirken
- andauerndes Verlangen nach Anerkennung durch andere
- erhöhte Kränkbarkeit
- Misstrauen
- mangelhaftes Befolgen von vorgegebenen Regeln
- streitsüchtiges und beharrliches, situativ unangemessenes Bestehen auf eigenen Rechten
- häufiges Anfordern von Hilfe
- demonstratives Schmerzgebaren
- Klagen und Jammern
- Schweigen
- ständiges Klagen, krank zu sein, oft verbunden mit hypochondrischen Beschwerden und kränkelndem Verhalten

- Suiziddrohungen und suizidale Handlungen
- Undankbarkeit
- Verweigern der Mitarbeit

Solche als schwierig empfundenen Verhaltensweisen frustrieren den Therapeuten, lösen Widerstände aus und kosten Zeit, Geld und Nerven. Wenn aber in dieser Art das Verhältnis zwischen Therapeut und Patient belastet ist, ist der Behandlungserfolg infrage gestellt.

7.2.3 Motive

Hinter Verhaltensweisen, die von Kommunikationspartnern als schwierig empfunden werden, stehen unterschiedliche Motive und Absichten. Was bezweckt der Patient mit seinem von mir als schwierig empfundenen Verhalten? Und andersherum, was erlebt der Patient an mir als schwierig?

Problematisch erlebte Motive des schwierigen Patienten

In der Begegnung mit dem Patienten reagieren wir natürlicherweise nicht nur auf seine offensichtlich wahrnehmbaren Äußerungen und Verhaltensweisen, sondern sehr oft viel intensiver auf die ihm dabei zu Recht oder Unrecht unterstellten Motive. Bleiben Sie sich jedoch bewusst, dass Sie zuallererst nur die Handlung des Patienten beobachten können. Das Motiv, der Beweggrund des Handelns, ist bereits eine von uns eingeführte Annahme, die ihre Wirklichkeit erst beweisen muss.

Unsere Reaktionen auf den Patienten stehen und fallen mit unserer Annahme über seine Motive. Wenn uns der Patient eine Frage stellt, gehen wir dann davon aus, dass er mit seiner Frage Sachinformationen möchte? Unterstellen wir ihm das Motiv, uns mit der Frage anklagen zu wollen? Will er für sich Aufmerksamkeit erheischen? Glauben wir, wenn er Schmerzen äußert, sein Motiv sei, dass er beweisen möchte, wie krank er ist und ihm deshalb die beantragte Rente zustehe, oder sehen wir eine stumme Anklage gegen die Unfähigkeit, die Symptome oder die Krankheit zu beseitigen, in seinen Schmerzen?

Wir stellen Ihnen eine Auswahl von möglichen Patientenmotiven vor, deren Zutreffen jeweils zu überprüfen ist:

- Ich möchte angenommen werden.
- Ich möchte Sachinformationen.
- Ich möchte Aufmerksamkeit.
- Ich möchte beweisen, wie krank ich bin.
- Ich möchte Rente.
- Ich möchte zeigen, was ich alles weiß und kann.
- Ich möchte Ablehnung vermeiden.
- Ich möchte alles richtig machen.
- Ich möchte Angst verbergen.
- Ich möchte dem Therapeuten Inkompetenz nachweisen.

Die grundsätzlich einfachste Vorgehensweise besteht darin, den Patienten direkt zu fragen. Sollte er bewusst oder unbewusst die Motive verschleiern, so stellt sich für den Therapeuten heraus, dass es seine Aufgabe sein kann, dem Patienten beim Ergründen seiner Motivationen behilflich zu sein.

Von Patienten bei Therapeuten als problematisch erlebte Motive

In der Begegnung mit dem Therapeuten reagieren Patienten natürlicherweise nicht nur auf seine offensichtlich wahrnehmbaren Äußerungen und Verhaltensweisen, sondern ebenfalls sehr oft viel intensiver auf die ihm dabei zu Recht oder zu Unrecht unterstellten Motive.

Auch für den Therapeuten können wir in der jeweiligen Begegnungssituation mit dem Patienten davon ausgehen, dass eine Vielzahl von Motiven, also Beweggründen, für sein Handeln wirksam sind. Viele Patienten haben eine sehr sensible Antenne dafür, mit welchen problematischen Motiven die Therapeuten sich ihnen möglicherweise nähern. Dies können u.a. folgende sein:

- Ängste vor Hilflosigkeit, Misserfolg, vor dem Tod, vor Gefühlen (zu intensives Mitgefühl)
- übertriebener Wunsch nach Anerkennung
- Wunsch nach zu viel Nähe zum Patienten
- Ablehnung des Patienten.

7.2.4 Situative Aspekte

Unsere Begegnung mit dem Patienten findet in einem psychosozialen Umfeld statt. Wir begegnen ihm zu einer bestimmten Zeit, an einem bestimmten Ort, in einer bestimmten Situation, in einem bestimmten Kontext. Welche situativen Aspekte tragen dazu bei, dass der Patient von mir als schwierig erlebt wird?

Situative Aspekte, mit denen der Patient auf den Therapeuten trifft

Viele der nachfolgenden Situationsaspekte haben einen entscheidenden Einfluss darauf, wie harmonisch oder konfliktreich der Patient die Begegnung mit dem Therapeuten erlebt:

- Ist der Patient unter Zeitdruck?
- Ist der Patient aus eigenem Interesse hier?
- Ist der Patient gezwungenermaßen hier?
- Sind aufgrund der Ausgangssituation für den Patienten wichtige Konsequenzen zu erwarten?
- Ist die Finanzierung für den Patienten gesichert?
- Gab es vor der Behandlungssituation andere belastende Tagesereignisse?
- Ist die Situation für den Patienten neu?
- Lebt der Patient isoliert?

Manche schwierige Verhaltensweise des Patienten wird für uns viel verständlicher und nachvollziehbarer, wenn wir die zuvor angesprochenen Hintergrundinformationen über die Situation, in der der Patient auf uns trifft, kennen. So manche auf den ersten Blick absonderliche Verhaltensweise verliert gar ihre Etikettierung als schwierig und ist bei einem ausreichenden Verständnis für den Hintergrund einfach nur nachvollziehbar und normal. Wir können uns gut vorstellen, dass wir uns in einer ähnlichen Situation oftmals kaum anders verhalten würden.

Schwierige Aspekte, auf die der Patient beim Therapeuten trifft

Auch für den Therapeuten gilt, dass er dem Patienten in einer aktuellen Situation begegnet, die wesentlich dazu beiträgt, wie die Interaktion zwischen ihm und dem Patienten verlaufen wird.

Therapeuten müssen in ihrem Alltag sehr unterschiedlichen, nicht selten auch gegensätzlichen Anforderungen gerecht werden. Betrachten wir deshalb die wichtigsten Aspekte, die die Situation des Therapeuten prägen, in der er dem Patienten begegnet.

- Ist der Therapeut unter Zeitdruck?
- Behandelt der Therapeut den ersten Patienten des Tages oder den letzten?
- Ist dem Therapeuten der Patient bekannt?
- Wie ist das persönliche Befinden des Therapeuten?
- Verfügt der Therapeut über die notwendige Kompetenz?
- Sind die Verantwortlichkeiten klar geregelt?
- Wie ist das Arbeitsklima?
- Steht der Therapeut unter institutionellem, finanziellem, gesundheitlichem oder irgendeinem anderen Druck?

7.2.5 Vorannahmen

Es gibt einigen Annahmen über den Umgang zwischen Therapeut und Patient, die eine Vorbelastung darstellen können. Insofern ist es sinnvoll, sich selbst auf diese Annahmen hin zu überprüfen (**Tab. 48**).

Tab. 48 Irrationale und rationale Annahmen über den Umgang mit dem Patienten.

irrationale Gedanken von Therapeuten gegenüber Patienten	rationale Gedanken von Therapeuten gegenüber Patienten
Ich muss dem Patienten helfen.	Ich biete dem Patienten meine Hilfe an.
Der Patient muss sich helfen lassen.	Der Patient kann diese Hilfe annehmen. Ich achte ihn als Person.
Der Patient muss tun, was ich ihm sage.	Der Patient darf ängstlich, misstrauisch, ärgerlich, hoffnungslos, abweisend und uneinsichtig sein, ohne dass mich das irritiert. Seine Gefühle beziehen sich nur auf ihn selbst. Ich erwarte nicht Einsicht des Patienten in seine eigene Unzulänglichkeit.
Ich weiß, was für den Patienten gut ist.	Ich bin bereit, gangbare Wege zu gehen.

Wichtige Fragen, die Sie sich stellen sollten:

- Achte ich den Gesprächspartner als Person?
- Fühle ich wirklich Wärme und Anteilnahme ihm gegenüber?
- Kann ich ihn in seinem Fühlen und in seiner inneren Welt voll annehmen?
- Bin ich als Person anwesend oder nur als berufliche Fassade?

7.3 Patiententypen

Jeder Mensch hat seinen eigenen Stil, seinen Weg, mit der Welt umzugehen und mit ihr zu kommunizieren. Jeder Patient hat seine individuellen Wünsche, Sehnsüchte, Gedanken oder Vorstellungen, hinter denen sich meist echte Wünsche und Bedürfnisse verbergen, die oft unbewusst bleiben oder die der Patient infolge biografischer Erfahrung nicht zu äußern wagt. Es ist nun gerade das Ziel, an diese eigentlichen Bedürfnisse des Patienten anzuknüpfen, um die Beratung attraktiv und das Beratungsergebnis als Mittel zur Befriedigung eines Bedürfnisses für ihn erfahrbar werden zu lassen.

Wenn ein Therapeut die wahren Bedürfnisse des Patienten erkennen könnte, hätte er die Möglichkeit, seine jeweilige Beratungsmethode so zu differenzieren, dass sie den Bedürfnissen des Patienten entspricht. Bei einer theoretisch unendlichen Zahl von Motivkombinationen entsteht die Frage, ob es eine brauchbare Reduktion auf einige wenige Grundmotive gibt. Tatsächlich gibt es neben dem körperlichen Bedürfnis nach Selbsterhaltung und Arterhaltung eine Reihe grundlegender Bedürfnisse, die mächtiger werden können als die Bedürfnisse nach Selbst- und Arterhaltung. So zeigen Hungerstreiks, dass jemand wegen höher empfundener menschlicher oder politischer Ziele bereit ist, seinen Körper zu ruinieren. Die Suche nach Ruhm hat viele Menschen intensiv motiviert, in die Geschichtsbücher der Menschenkenntnis zu gelangen. So behauptete Freud, dass das eigentliche Grundbedürfnis des Menschen die Libido oder Sexualität sei. Viele Machtstrebungen, finanzielle Motive, das Streben nach politischer Macht, großen starken Autos lassen sich demnach auf ein Streben nach sexueller Überlegenheit zurückführen. Für Alfred Adler, einen Schüler und Mitstreiter Sigmund Freuds, war die Grundmotivation das Streben nach Geltung, Anerkennung und letztlich Überlegenheit. Je intensiver Minderwertigkeitserlebnisse individuell erlitten wurden, desto größer war das Streben nach Kompensation, immer in der Gefahr der Überkompensation. Das heißt, statt eines bloßen Ausgleichs des Minderwertigkeitsgefühls steht alles Denken und Trachten eines Menschen im Rahmen der Überkompensation unter dem Motto Geltung.

Wenn wir uns aber die Maslowsche Bedürfnispyramide (Abb. 16, S. 39) anschauen, sehen wir, dass vor und nach der Erfüllung des Bedürfnisses nach Sexualität noch einige andere Bedürfnisse Erfüllung verlangen. Die im Kapitel 2.4.1 beschriebenen Inhalte der verschiedenen Stufen der Bedürfnispyramide ändern sich ja auch, je nach Alter, Geschlecht, soziokultureller Situation und vielen anderen Parametern von Mensch zu Mensch. Selbstverwirklichung hat für ein Kind einen anderen Bedeutungsrahmen als für einen Abenteurer, einen Ehemann oder Familienvater.

Um die Beziehung zwischen Therapeut und Patient zu beschreiben und für jeden Patiententypus möglichst schnell die passende Interventionstechnik einsetzen zu können, werden in der lösungsorientierten Theorie und Praxis zunächst einmal drei Gruppen von Patienten unterschieden. Es geht dabei nicht um ein bestimmtes Charakteristikum des Patienten selbst oder um eine bestimmte Gruppe von Schwierigkeiten und Problemen, sondern um den Anspruch des Patienten und die daraus resultierende Art der Interaktion in der konkreten Beratungssituation.

7.3.1 Der Besucher

Beim Besucher handelt es sich um einen Patienten, der zur Therapie geschickt oder der von einem Familienmitglied mitgenommen wird. Er kommt sozusagen mit einem **Auftrag** in die Beratung. Er soll im Namen des Gesetzes, der Familie oder seines Arbeitgebers aufhören zu trinken, zu rauchen oder sich merkwürdig zu benehmen, er soll an seinem Kommunikationsverhalten arbeiten oder lernen, mit seinen Aggressionen umzugehen. Er ist der Sündenbock, der Zeuge, der Nebenkläger. Er selbst würde ja gar nicht kommen, aber die anderen drängeln so. Er hat den Eindruck, dass er sich eine Therapie einmal anschauen kann wie einen Kinofilm oder ein Museum, ohne allerdings mehr als den Eintritt erbringen zu müssen, der Rest wird ihm schon irgendwie geliefert. Er hat bezahlt, jetzt soll der Therapeut mal machen.

> *Der Besucher selbst hat dabei nicht den Eindruck, ein grundlegendes gesundheitliches Problem zu haben, geschweige denn an irgendetwas arbeiten zu müssen. Er steht distanziert und bisweilen auch scheinbar verständnislos vor den* ***Problemen der anderen****.*

Die anderen sind diejenigen, die eigentlich eine Therapie brauchen, er selbst kommt prima klar, aber nun hat er sich mal herabgelassen und schaut sich die Sache mal an. Er ist sich keiner Schuld bewusst, er hat keine Fehler und hat es schon immer so gemacht, er hat immer das Beste getan und sich bemüht, er wollte immer nur das Beste für seine Leute, er kann die anderen objektiv beurteilen, er sieht ihre Fehler. Dabei kann es bisweilen verblüffend sein, wie scharf er den Splitter im Auge des anderen sieht, aber den Balken im eigenen Auge nicht wahrnimmt.

Er beklagt oder er versteht nicht die Verständnislosigkeit des Systems und will dessen Spielregeln nicht wahrnehmen, anerkennen oder befolgen. Wenn ein solcher Patient doch ein Problem wahrnimmt, hat er den Eindruck, dass es sich um das Problem einer anderen Person handelt, meistens der Person, die ihn zur Therapie geschickt hat („Der Richter macht die Wiedererteilung meines Führerscheins vom Nachweis einer Entzugstherapie abhängig. Ich bin ja jetzt hier, geben Sie mir den Lappen?").

Dieser Patiententypus ist für Therapeuten besonders schwierig, da es kaum möglich ist, ihn zu erreichen und sich mit ihm darüber zu verständigen, was das Problem ist oder wie es gelöst werden könnte. Für ihn ist klar: Die anderen sollen sich gefälligst ändern und ihn akzeptieren, wie er ist, dann läuft schon alles glatt. Der Besucher bringt häufig Vorschläge mit, die einfach klingen und sich auf die anderen beziehen („Die brauchen doch einfach nur ..." oder „Da muss man doch einfach nur mal ...").

In der naturheilkundlichen Praxis möchte der Patiententyp Besucher eine Tablette für seine Symptome, von den psychischen Ursachen oder psychosomatischen Begleitsymptomen möchte er nichts wissen. Der Heilpraktiker soll bitte schnell alles wegmachen, aber keine weiteren Fragen stellen. Das kann der Schnarcher sein, der darüber klagt, dass seine Frau darüber klagt, er schnarche unerträglich – eigentlich hat sie ja das Problem, ihn selbst geht das nichts an. Auch sein Bluthochdruck kann daher nicht stammen, wie er meint. Das kann der Patient sein, der nicht akzeptieren will, dass seine Beschwerden Ausdruck einer larvierten Depression sind, die sich hinter den Symptomen versteckt. Oder es ist der Patient, der unsachgemäßen Umgang mit Stress als Ursache seiner Herzbeschwerden nicht akzeptiert.

Umgang mit dem Patienten vom Typus Besucher

Es ist bei diesem Patiententypus im Rahmen einer herkömmlichen Therapie zwischen Patient und Therapeut nicht viel möglich, eher noch im Rahmen von Selbsthilfegruppen mit Betroffenen, die die Tricks der Verantwortungsablehnung kennen und den Patienten konfrontieren. Der Therapeut wird oft misstrauisch betrachtet, ihm werden bisweilen niedere Motive oder eine angeschlagene geistige Gesundheit unterstellt.

Sofern das möglich ist, sollte der Heilpraktiker seine Autorität einsetzen, um dem Patienten die Zusammenhänge klarzumachen: „In dieser Studie wurde bewiesen, dass Schnarcher häufiger Herzinfarkte bekommen! Schlafapnoe fördert schwere Herz-Kreislauf-Erkrankungen."

Die Intervention des psychologischen Therapeuten besteht im Akzeptieren des Widerstands, darin, Komplimente zu machen für beispielsweise seine Anwesenheit („Immerhin sind Sie ja gekommen!") und in dieser Zeit Ausschau zu halten nach dem, was funktioniert. Der Patient vom Typ Besucher bekommt keine bestimmten Aufgaben.

7.3.2 Der Klagende

Beim Klagenden handelt es sich um einen Patienten, der eine klar beschreibbare Beschwerde hat, sich selbst aber nicht als Teil des Problems und seine Verhaltensmöglichkeiten nicht als Teil der Lösung wahrnimmt. Vielmehr ist er der Auffassung, dass jemand anderer, beispielsweise die Eltern, der Ehepartner, der Chef oder ein Freund, das System oder die Gesellschaft für das Problem verantwortlich und damit für die Lösung zuständig ist. Typisch für den Klagenden ist, dass er genau weiß, wer schuld ist und dass er mit der ganzen Sache nur als zufälliges Opfer zu tun hat, das dummerweise in der Nähe gestanden hatte.

Ein solcher Patient fühlt sich machtlos und spricht häufig in der **Problemsprache** („Die sind alle immer gegen mich."). Auf die Frage, wie der Therapeut ihm helfen könnte, antwortet er häufig etwas wie „Um mir zu helfen, müssten Sie wahrscheinlich meinen Partner ändern können." Oder er ist der Meinung, niemand könne ihm helfen.

Es ist auch möglich, dass der Patient vom Therapeuten erwartet, dass dieser ihm beibringt, die als problematisch empfundene andere Person selbst zu ändern („Was soll ich ihm denn in dieser Situation sagen?" – „Wie kriege ich es hin, dass mein Vater das einsieht?").

Klagende wollen häufig nur die Ursachen ergründen

Häufig will er „erst mal die Ursachen" seines Problems herausgearbeitet wissen. Oft reicht es ihm dann auch, einen Schuldigen zu finden und benennen zu können oder wenigstens die Ursachen zu beschreiben. Er verlässt den Therapeuten oder die Therapie, wenn die Ursachen herausgearbeitet sind oder wenn Begriffe und Beschreibungen seines Zustands gefunden wurden, in der Annahme, nachdem man die Sache beim Namen genannt hat, werde sich alles schon irgendwie von selbst richten. Stellt er später fest, dass dem nicht so ist, dann geht er davon aus, dass er doch noch nicht die wahren Ursachen erkannt hat und dass er einfach nur noch tiefer bohren muss. Patienten vom Typ Klagender machen erfahrungsgemäß einen Großteil der Beratungssuchenden in der Praxis aus.

Sie klagen über ihr Übergewicht („Die Gene sind schuld."), über Diabetes mellitus („Coca Cola ist schuld."), über Kopfschmerzen („Meine Familie ist schuld.") und so weiter, sich selbst aber sehen sie in der Rolle des Opfers, also nicht als Teil des Problems und damit auch nicht als Teil der Lösung.

Sie sind oft nicht an Lösungen interessiert

Lösungen könnten ihnen den Anlass zur Klage nehmen, und damit begeben sie sich auf ein neues Terrain. Dort kennen sie sich nicht aus, die vertrauten Kommunikationsstrukturen, die um die Klage herum aufgebaut wurden, versagen. Mit seiner Klage, seinem Leiden kann dieser Patiententypus bisweilen ganz gut eine ganze Familie in Schach halten („Ihr wisst doch, meine Kopfschmerzen"). Dann steht vor der Krankheit ein Possessivpronomen. Er bedient sich des Krankheitsgewinns.

Die Intervention besteht zunächst einmal im Akzeptieren der Wahrnehmung des Problems. Darin, von der Problem- in die Lösungssprache überzugehen:

- „Wie wäre es, wenn sich die betreffende Person / die problematische Situation schon geändert hätte?"
- „Welche Nachteile treten dann ein? Was würden Sie dann anders machen?"
- „Könnten Sie manche dieser Dinge auch schon jetzt, wo das Problem noch besteht, verändern?"
- „Und könnten diese Veränderungen bereits Lösungsansätze beinhalten?"

Dieser Patient bekommt als Hausaufgabe Beobachtungs- oder Denkaufgaben (siehe Kapitel 5.4.5).

Wir fragen nicht „Warum?" im Sinne von „Was steckt dahinter?", sondern wir fragen „Was?" Was geht jetzt und hier vor sich. Das heißt, wir versuchen, ganz genau die Eigenart und das Wesen eines Problems zu verstehen.

Ludwig Wittgenstein: Wenn wir die Frage „Warum?" unterdrücken, werden wir oft erst der wichtigen Tatsachen gewahr, die dann in unseren Untersuchungen zu einer Antwort führen.

7.3.3 Der Kunde

Ein Kunde ist ein Patient, der eine definierte Beschwerde hat und bereit ist, etwas für die Lösung zu tun. Dieser Patiententypus sucht aus eigenem Antrieb heraus nach Hilfe und sieht sich selbst als Teil seines Problems und somit auch als Teil der Lösung an. In der Regel kann schnell das Problem identifiziert und eine Vorstellung von einer möglichen Lösung erarbeitet werden. Der Kunde ist in der Therapie der kooperativste der Patiententypen. Er ist an Lösungen interessiert und sucht den Weg, der am sichersten, nachhaltigsten und schnellsten eine Veränderung herbeiführt. Er ist häufig durch eine klare Sprache und eine einfach zu erfüllende Anspruchshaltung gekennzeichnet („Ich möchte mit Ihnen zusammen folgendes Problem lösen: ..."). Er ist ein relativ selten anzutreffender Patiententypus.

Die Intervention besteht darin, sich das Problem genau beschreiben zu lassen, den Zielzustand festzulegen und beispielsweise Ausnahmen vom Problem zu finden. Nachdem ein Ziel definiert wurde, lassen sich Lösungsstrategien erarbeiten. Hausaufgaben können gegeben werden, in Form von Verhaltensaufgaben (siehe Kapitel 5.4.2): Tun Sie mehr von dem, was funktioniert. Der Patient kann Verhaltensaufgaben im Sinne von Umdeutungen oder Symptomverschreibungen bekommen (siehe Kapitel 5.4.3 und 5.4.4).

Tab. 49 fasst die drei Patiententypen und das entsprechende therapeutische Vorgehen noch einmal übersichtlich zusammen.

7.4 Kinder und Jugendliche

Kinder sind in ihren alltäglichen Äußerungen und Wahrnehmungen suggestibel, das erfordert besonderes Fingerspitzengefühl beim Gespräch. Trotzdem ist es der Polizei bekannt, dass Kinder die besten Zeugen bei Verkehrsunfällen sind (gefolgt von Frauen, gefolgt von Männern, die als Vielfahrer immer auch Theorien über den Unfallhergang mitberichten). Das Kind als Patient kann eingeschüchtert oder ängstlich sein, aber die meisten Kinder kommen nach einer kurzen Phase der Eingewöhnung in die neue Umgebung mit neuen Menschen und unbekannten Bedingungen leicht aus ihrer Deckung heraus.

Tab. 49 Patiententypen und das angemessene Vorgehen.

Der Besucher	• Beschwerde: ist unklar • Ziel: ist unklar • Lösung: ist unklar
Beschreibung	Ein Patient, der zur Therapie geschickt oder mitgenommen wird. Er kommt mit einem Auftrag in die Beratung. Der Patient selbst hat kein Problem, glaubt also auch nicht, daran arbeiten zu müssen. Er hat den Eindruck, dass es sich um das Problem anderer handelt, meistens der Person, die ihn zur Therapie geschickt hat.
Intervention	Akzeptieren des Widerstands. Komplimente machen, Ausschau halten nach dem, was funktioniert. Der Patient vom Typ Besucher bekommt keine bestimmten Aufgaben.
Der Klagende	• Beschwerde: ist klar • Ziel: ist klar • Lösung: sollen andere machen
Beschreibung	Ein Patient, der eine klar beschreibbare Beschwerde hat, sich selbst aber nicht als Teil des Problems oder der Lösung sieht. Er ist der Auffassung, dass jemand anderer für die Lösung zuständig ist. Es ist auch möglich, dass der Patient vom Therapeuten erwartet, dass dieser ihm beibringt, wie er die als problematisch empfundene andere Person selbst ändern kann. Diese Patienten machen einen Großteil der Beratungssuchenden in der Praxis aus.
Intervention	Akzeptieren der Wahrnehmung des Problems. Von der Problem- in die Lösungssprache übergehen. Beobachtungs- oder Denkaufgabe als Hausaufgabe.
Der Kunde	• Beschwerde: ist klar • Ziel: ist klar • Lösung: ist klar
Beschreibung	Ein Patient, der eine definierte Beschwerde hat und der bereit ist, etwas für die Lösung zu tun. Dieser Patiententypus sucht aus eigenem Antrieb heraus nach Hilfe und sieht sich selbst als Teil seines Problems und somit auch als Teil der Lösung an. Das Problem kann meist schnell identifiziert und eine Vorstellung von einer möglichen Lösung erarbeitet werden.
Intervention	Problem genau beschreiben lassen, Zielzustand festlegen. Hausaufgaben in Form von Verhaltensaufgaben, Symptomverschreibungen.

Die notwendige Kommunikation mit dieser Patientengruppe ändert sich in Abhängigkeit vom Alter. Wir beschreiben Ihnen drei Lebensphasen. Die Auswahl der Lebensbereiche ist an den Einteilungen der Entwicklungspsychologie orientiert mit den sich ändernden Persönlichkeitszügen und -aufgaben. In den ersten beiden Lebensjahren ist das Kind vor allem der Patient des Kinderarztes oder der Klient des Jugendamtes.

7.4.1 2 – 5 Jahre

In diesem Lebensalter sprechen wir von Kleinkindern. Die wesentliche Entwicklung des Kleinkindalters ist die Erkundung von sich selbst und der Umwelt und den Beziehungen darin, das Einfinden in die soziale Umwelt sowie die Herausbildung der notwendigen Kompetenzen und Fähigkeiten zum Umgang mit der Welt, wie das Kind sie vorfindet.

Bei Kleinkindern ist als Kommunikationspartner, der Sicherheit geben kann, die Mutter immer mit anwesend. Insofern haben Sie Gelegenheit, es auch in seiner Bindung und Beziehung zur Mutter zu beobachten. Das Bindungsverhalten eines Kindes gibt Ihnen den zur Verfügung stehenden Kommunikationsrahmen vor.

In der Kleinkindphase sind Menschen vor allem Spiegel ihrer sozialen Umgebung. Sie finden sich alsbald in sozialen Umfeldern wie denen der Kalahari-Buschleute, in der Familie des Scheichs oder in New York City zurecht und haben auch ein aktives Interesse daran, ohne dass man sie dazu ermahnen müsste. Sie bringen im Großen und Ganzen wenig problematische Strukturen mit, treffen eher auf problematische Strukturen beziehungsweise auf überforderte Eltern, die mit den Besonderheiten des kleinen Menschen nicht umgehen können. Für den Heilpraktiker für Psychotherapie gehen die Arbeitsmöglichkeiten mit Kleinkindern gegen Null, im Wesentlichen sind die Eltern des Kindes zugleich auch die Ansprechpartner bei diagnostischen und therapeutischen Notwendigkeiten.

Praktisches Vorgehen bei Kleinkindern

Besondere Schwierigkeiten ergeben sich in der Naturheilpraxis dadurch, dass die erforderliche klare Kommunikation mit dem Kleinkind schwierig ist. Sie können zum einen Symptome noch nicht gut beschreiben, zum anderen weisen alle Symptome eine Tendenz dazu auf, diffus zu sein. Auf die Frage: „Wo tut es denn weh?“ zeigen Kinder häufig auf den ganzen Bauch.

Sie sind bei der Untersuchung und Behandlung von Kleinkindern also sehr auf Ihre Umsicht und Ihr diagnostisches Können angewiesen. Sie brauchen Laborwerte, Untersuchungsbefunde und die leider oft ungenauen Angaben der Eltern. In dieser Situation also ist die Fremdanamnese unabdingbar. Damit kommt es auf die Beobachtungsgabe der Eltern an.

Das Vertrauen von Kindern zu erwerben, ist meist nicht sehr schwer, da sie eine hohe Bereitschaft dazu mitbringen. Wichtig ist eine ruhige und entspannte Atmosphäre, die Ihrem kleinen Patienten Zeit lässt, alles, was geschieht oder geschehen soll, zu beobachten und im Rahmen seiner Möglichkeiten zu verstehen. Es kann hilfreich sein, mit Puppen zu arbeiten und beispielsweise an ihnen vorzumachen, wie gleich der Bauch abgetastet werden soll.

7.4.2 6 – 12 Jahre

Kinder in diesem Alter werden als Schulkinder bezeichnet. In komplexen Gesellschaften wie denen der industrialisierten Welt sind Kinder in diesem Alter vollständig abhängig von Erwachsenen in allen wesentlichen Lebensfragen und bezüglich ihrer Entscheidungen.

Herausragende Aufgaben dieser Lebensphase sind die Entwicklung quantitativer und qualitativer Intelligenzleistungen: die Menge der bewältigten Aufgaben steigt an und es kommt zu einer Begabungsdifferenzierung. Viele Leistungen, die das Kind in dieser Lebensphase erbringt, stehen im Dienste der Intelligenz- und Fähigkeitsentwicklung und im Dienste der Verwirklichung der Persönlichkeit. Auch die psychische und soziale Geschlechtsrollenidentifikation beginnt in dieser Lebensphase.

Diagnostik bei Schulkindern

Die Kommunikationsfähigkeit in diesem Alter ist inzwischen so gut, dass eine differenzierte Beantwortung von diagnostischen Fragen erwartet werden kann, wenn sie in verständlicher und einfacher Sprache gestellt werden. Sprechen Sie klar und deutlich. Lassen Sie den Kindern dieses Lebensalters vor allem Zeit für die Antwort und achten Sie darauf, so viele offene Frage und so wenig Suggestivfragen wie möglich zu stellen. Manche Kinder versuchen herauszufinden, was

Sie wohl hören wollen. Verschiedene psychologische Untersuchungen weisen eine nach wie vor hohe Suggestibilität bei Kindern von 6 Jahren nach. Danach nimmt sie sukzessive ab. Allerdings verschwindet sie nie ganz, auch beim Erwachsenen nicht.

Beispiel

„Zeig mir bitte mal, wo es weh tut. Kannst du mir sagen, ob das mehr an einer Stelle oder im ganzen Bauch wehtut? Seit wann hast du denn diese Schmerzen? Hat dich in der Schule jemand gehauen?"

7.4.3 13 – 18 Jahre

Im Laufe der letzten 100 Jahre hat sich der Beginn des Jugendlichenalters immer weiter in Richtung 10. bis 13. Lebensjahr verlagert. Im Vordergrund des Jugendlichenalters stehen vielfältige Entwicklungsaufgaben. Die umfassendste Aufgabe kann diffus mit dem Begriff Identitätsfindung beschrieben werden. Die Identitätsfindung kann erst in dieser Lebensphase beginnen, da zuvor die Frage „Wer bin ich?" mit der Nennung des Namens beantwortet wurde.

Bei den meisten Menschen nimmt in dieser Lebensphase die Suche nach Wegen der Selbstverwirklichung so rapide Fahrt auf, dass sie für einige Eltern eine Persönlichkeitsänderung zu sein scheint. Hier ist die größte Diskrepanz an Entwicklungsschritten zu beachten. Einige Jugendliche haben in der Persönlichkeitsentwicklung viel Zeit und probieren noch Verschiedenes aus, Sportarten, Hobbys, Freunde oder Beziehungsstrukturen, andere finden sich schon früh in festen Bahnen. Diese Faktoren haben natürlich einen großen Einfluss auf die Art der notwendigen Kommunikation. Eine Reihe von Kommunikationsversuchen mit jungen Menschen scheitert an unterschiedlichen Kommunikationsstilen.

Die Identität entwickelt sich früher oder später im Spannungsfeld zwischen Krisen und Eigenverantwortlichkeit (**Tab. 50**). Hierbei gilt, dass die Krise ein Vehikel der Persönlichkeitsvertiefung ist.

Umgang mit jugendlichen Patienten

Jugendliche Patienten sind in der Naturheilpraxis selten. Wenn sie kommen, überwiegen Krankheiten, die im Jugendalter bereits erhebliche Störungen des Lebensgefühls verursachen können, wie Neurodermitis oder Asthma bronchiale, aber auch Erschöpfungszustände werden schon beklagt, allerdings dann manchmal auch im Auftrag besorgter Eltern, die um die schulischen Leistungen ihrer Halbwüchsigen fürchten. In die psychologische Beratung kommen sie etwas öfter. Häufige Themen der Beratung von jugendlichen Patienten sind:

- Reifungskrisen
- Schwierigkeiten in der Schule
- die Ablösung vom Elternhaus
- der Einstieg in das Studium oder den Beruf sowie
- die Partnerwahl und damit verbundene Unsicherheiten

Stellen Sie eine differenzialdiagnostische Überprüfung an, ob eine psychische Störung oder ein auffälliges Verhalten vorliegt. Bei Jugendlichen sind Drogenkonsum, depressive Phasen und Angststörungen häufig gegeben, etwas seltener sind Störungen des Essverhaltens oder selbstverletzendes Verhalten, Störungen mit gewalttätigem Verhalten im Hintergrund. Eine häufige Quelle von Störungen sind Vereinsamung und Überforderungen. Überprüfen Sie, ob ein Suizidrisiko vorliegt.

Tab. 50 Krise und Verantwortung.

	keine Krise	Krise
keine Eigenverantwortlichkeit	Der Mensch besitzt eine diffuse Identität; die Frage „Wer bin ich?" wird mit der Namensnennung beantwortet. Situation der Kindheit.	Die Frage „Wer bin ich?" bekommt eine neue, unklare Bedeutung. Es beginnt die Auseinandersetzung um die Identität: Jugendalter.
Eigenverantwortlichkeit	Von den Eltern übernommene, nicht in Krisen erarbeitete Identität: Jugendalter.	In Krisen und Verantwortung erarbeitete Identität: Erwachsenenalter.

Beim jugendlichen Patienten ist eine sensible Anpassung an die Sprache des Patienten wichtiger als bei allen anderen Altersgruppen. Diese Aufgabe kann zwischen Anbiederei und sturer Ignoranz gelöst werden. Ein 50-jähriger Heilpraktiker, der von „echt coolen Gimmicks" spricht, wirkt ähnlich unglaubwürdig, wie ein Halbgott in weiß, der nach einer Steatorrhö fragt, um seine Patienten bemüht wirkt. Es gehört zwar zu den Aufgaben des Therapeuten, die Sprache des Patienten zu sprechen, aber das ist nicht die Aufforderung an den Therapeuten, seine Identität völlig zu verleugnen. Suchen Sie einen Ihnen gemäßen Mittelweg.

Tipps

Fragen, die mit jugendlichen Patienten geklärt und bearbeitet werden können, sind:

- Woran zweifle ich bei mir? An meinen Fähigkeiten, meiner sexuellen Präferenz, meiner Attraktivität, meiner Bindungsfähigkeit und der des Gegenübers?
- Welche Lebensziele habe ich? Sind sie diffus, utopisch, vorschnell resignativ? Habe ich genügend Ausdauer? Existieren Widersprüche und Spannungen zwischen den einzelnen Zielsetzungen?
- Wie ist mein Verhältnis zur Herkunftsfamilie? Inwieweit stellt die Familie für mich eine positive Ressource dar, welche Belastung ist sie? Spüre ich von meiner Familie Förderung, Erwartungsdruck oder Gleichgültigkeit?
- Wie steht es mit meiner Selbstständigkeit? Verlasse ich mich auf andere, auf meine Familie, kann ich mich auf sie verlassen oder überfordere ich mich bzw. sie?
- Sind meine sozialen Kontakte befriedigend? Bin ich einsam oder ständig umtriebig unterwegs? Kann ich mich angemessen behaupten?

Eventuell können auch konkrete Schwierigkeiten bearbeitet werden, wie beispielsweise eine Verbesserung der Arbeits- und Alltagsorganisationsstruktur, eine Verbesserung in der familiären Kommunikation, eine Selbstverstärkung und Erhöhung des Selbstwertes oder die Überwindung von Einsamkeit.

7.5 Frauen oder Männer

Gleichgeschlechtlich oder gegengeschlechtlich? Eine Therapeutin wird mit männlichen Patienten ein wenig anders umgehen als mit weiblichen, für einen Therapeuten gelten gegenüber Frauen geringfügig andere Verhaltensregeln als gegenüber männlichen Patienten.

In einer fundierten Therapieausbildung sollten diese Differenzen allerdings geklärt werden. Die tiefer greifenden, bedeutungsvolleren Unterschiede allerdings sind in der umgekehrten Richtung zu erwarten: der Patient, der sich ausdrücklich eine Therapeutin sucht, die Patientin, die Wert darauf legt, mit einem Therapeuten zusammenzuarbeiten, informiert uns über möglicherweise interessante Hintergründe. Andererseits ist die Tatsache, dass sich ein 73-jähriger Patient mit einem Prostataadenom nur noch von einem männlichen Urologen behandeln lassen möchte, nicht sehr bemerkenswert. Es ist einfach so, daraus müssen wir nichts ableiten.

Nach unserer Beobachtung richtet sich die Therapeutenwahl seltener nach dem Geschlecht des Therapeuten als nach seiner Kompetenz oder Therapiemethode, und da spielt das Geschlecht natürlich keine Rolle mehr. Insofern ist die gezielte Auswahl eines Geschlechts bedeutsam. Da kann die Frage gestellt werden, was diese Auswahl zu bedeuten hat.

In erster Linie ändert sich die Kommunikation mit der Individualität und den familiären und biografischen Erfahrungen des Menschen, danach erst mit dem Geschlecht. Anders gesagt, erst sind wir Menschen, dann sind wir Männer und Frauen. Die Unterschiede im Umgang zwischen den Geschlechtern können von Mensch zu Mensch erheblich sein. Das reicht von der reinen Höflichkeit bis hinein in die Grundwerte des Patienten, über die er nicht bestimmt, sondern die er vorzufinden scheint.

7.5.1 Frauen untereinander

Bestimmte problematische Verhältnisse sind für manche Patientin besser mit eine Therapeutin zu besprechen. Dazu gehören vor allem Probleme mit andauernder sexueller oder anderer Gewalt, die sie innerhalb oder auch außerhalb einer partnerschaftlichen Beziehung erleben oder erlebt haben. Das ist einer der Gründe dafür, dass familienpsychologisch arbeitende Beratungsstellen immer einen Bestand an Therapeutinnen haben. Es gehört zur Natur des Menschen, dass Verständnis, das sich leicht aus einer Solidarisierung ableiten lässt, auf seelische Wunden eine lindernde Wirkung hat. Das Wissen, nicht allein zu sein mit seinen Problemen, ist für viele Menschen entlastend, manchmal sogar tröstend. Wenn es um intime Details aus dem Privatleben geht, sind die Ansprüche von Mensch zu Mensch verschieden. Viele Frauen, die Erfahrungen mit männlichen Homosexuellen haben, sagen, das seien die besten Freunde im Sinne des Vertrauens und der Zuverlässigkeit. Gleichwohl hat die beste Freundin eine Funktion, die mit der Intimität von Geheimnissen zu tun hat.

Scham

Intimität und Scham haben miteinander zu tun. Scham ist das einzige humanspezifische Gefühl, bei Tieren, Göttern und Kleinkindern taucht es nicht auf. Die frühesten Manifestationen der Scham zeigen sich bei Kindern zwischen dem siebten und neunten Lebensmonat. In dieser Phase erkennt das Kleinkind, dass der andere ein anderer ist, indem es sich aus der mütterlichen Symbiose löst. Scham gehört zu den als unangenehm empfundenen Gefühlen. Sie entsteht aus der Annahme, vom anderen entdeckt oder ertappt worden zu sein beziehungsweise etwas offenbaren zu müssen, was man lieber nicht offenbaren mag. Das Schamgefühl beschreibt eine Diskrepanz zwischen Ideal und Wirklichkeit, zwischen Geist und Körper. Die Scham ist die Hüterin des Schutzraums. Daher beschreibt sie auch den zu schützenden Raum, den Leib. Scham soll interpersonell unsichtbar machen. Indem sie verletzt wird, indem der Beschämte sich mit den Augen des anderen sieht, nimmt er die Strafe für die Normverletzung vorweg und enthüllt sich in seiner Unvollständigkeit.

Eine innereheliche Vergewaltigung durch einen betrunkenen Partner zu offenbaren, ist sowieso schon nicht einfach, zusätzlich erschwert, wenn die polizeiliche Anhörung durch einen männlichen Polizisten durchgeführt wird. Im Gespräch mit einem männlichen Therapeuten können hier durchaus Idiosynkrasien (Abneigung) auftreten, die aufzudecken keinerlei therapeutischen Wert hat.

Tipps

Nützliche Anfangsfragen sind

- Warum ist es Ihnen wichtig, mit einer Therapeutin zusammenzuarbeiten?
- Haben Sie besondere Schwierigkeiten mit Männern? Welche sind das?
- Auf welchen biografischen Erfahrungen beruhen Ihre Schwierigkeiten?
- Welche von diesen Schwierigkeiten sollen Gegenstand des therapeutischen Prozesses sein?

7.5.2 Gemischtes Doppel

Paare, die gemeinsam in eine Beratung kommen, können auf einen Therapeuten, eine Therapeutin oder auf ein Therapeutenpaar treffen. Diese Konstellation hat sich bewährt. Sie hat eine Reihe von Vorteilen. Im Therapeutenpaar kann das Rat suchende Paar Anwälte erwarten, die die Standpunkte voreinander vertreten, ohne die Schwierigkeiten einer emotionalen Beteiligung zusätzlich lösen zu müssen. In verschiedenen offiziell erklärten oder auch in unerklärten Rollenspielen lassen sich Lösungsansätze üben, die in der Geschlechtsverteilung eine besondere Schwierigkeit aufweisen.

Ein Partner kann erkennbar dominant sein, und dieses Setting kann die Unterstützung des unterlegenen Partners nahelegen. Koalitionsbildungen können sich sowohl in gleichgeschlechtlichen wie in gegengeschlechtlichen Konstellationen mit einem Therapeuten und zwei Patienten ergeben, sind aber immer dann problematisch, wenn einer von zwei Patienten in einer Paarberatung allein steht.

Sorgen Sie als Therapeut dafür, dass immer beide Seiten zur Sprache kommen, und achten Sie darauf, dass der jeweils schweigende Partner auch wirklich schweigt. Unterbinden Sie Streitereien vor Ihren Ohren, die oft mit der Hoffnung einhergehen, Sie würden Partei ergreifen. Wenn Sie mit dem einen Patienten sprechen, bedenken Sie, dass der andere zuhört. Das kann Vorteile haben, es erlaubt Ihnen, indirekt zu sprechen.

Tipps

Nützliche Anfangsfragen sind:
- Welche Bedeutung hat es für Sie, mit einem Therapeuten und einer Therapeutin zusammenzuarbeiten?
- Erwarten Sie Vorteile dadurch? Welche sind das?
- Erhoffen Sie sich eine Koalitionsbildung? Wie soll die aussehen?
- Brauchen Sie jemanden, der für Sie spricht, der Ihre Sorgen vertritt, der sich in Ihrer Situation so auskennt, dass er Ihnen helfen kann, sich selbst besser zu verstehen?

7.5.3 Männer unter sich

Auch wenn man zunächst an zotige Witze und laute, derbe Sprüche denken mag, die wir natürlich nicht meinen, so ergeben sich doch einige besondere Schwierigkeiten, die ein Patient mit einem Therapeuten haben kann, die er mit einer Therapeutin unter Umständen nicht hätte.

Das allerdings hängt wieder nicht vom Geschlecht des Therapeuten ab, sondern von der besonderen Situation und der Erwartungshaltung des Patienten. Unter Umständen erwartet er von einer Frau mehr Verständnis oder Sensibilität, eine Erwartung, die auf biografischen Erfahrungen beruhen mag. Ein Patient berichtet von einer besonders demütigenden, also beschämenden Situation, die er in seinem Sexualleben erlebt hat, beispielsweise von einer regelmäßig wiederkehrenden Ejaculatio praecox. Dieses Geständnis ist immer schwierig, kann aber dadurch, dass er mit einem Therapeuten spricht, noch einmal erschwert werden, wenn er dazu neigt, in anderen Männern ganz prinzipiell Konkurrenten zu sehen, denen gegenüber eine Schwäche einzugestehen eine besondere Herausforderung darstellt. Andererseits macht es die Situation nicht einfacher, mit einer Therapeutin darüber zu sprechen, da hierbei das Geheimnis gegenüber einem Angehörigen des begehrten Geschlechts geäußert wird.

Andererseits kann sich ein Solidarisierungseffekt einstellen, der für den männlichen Patienten auch eine Erleichterung darstellt in der Art, dass er sich leichter verstanden fühlt.

Tipps

Nützliche Anfangsfragen sind:
- Warum ist es Ihnen wichtig, mit einem Therapeuten zusammenzuarbeiten?
- Haben Sie besondere Schwierigkeiten mit Frauen? Welche sind das? Auf welchen biografischen Erfahrungen beruhen Ihre Schwierigkeiten?
- Welche von diesen Schwierigkeiten sollen Gegenstand des therapeutischen Prozesses sein?

7.6 (Ehe)paare

Fast immer suchen Menschen therapeutische Unterstützung, weil die Kommunikation in einem bestimmten und für sie bedeutsamen Teil ihres Lebens nicht funktioniert. Vor allem in der Beratung von Paaren geht es im therapeutischen Setting oftmals darum, einen Weg zu finden, die eingeschlafene Kommunikation wiederherzustellen oder eine aus dem Ruder gelaufene Kommunikation wieder in konstruktive Bahnen zu lenken. Zusätzlich fungiert der Therapeut häufig als Übersetzer. Er vermittelt zwischen beiden Parteien und unterstützt sie dabei, ihren Standpunkt zu vermitteln.

Der **Abbruch der Kommunikation** zwischen Partnern ist einer der am häufigsten genannten Gründe für Unzufriedenheit, Trennung und Scheidung. Eine nicht mehr vorhandene Kommunikation ist zudem ein entscheidender Prädiktor für das Scheitern einer Paartherapie. Eine aggressive Art, Auseinandersetzungen zu führen, ist dagegen kein Prädiktor. Auch aus diesem Grund hat es sich in der Beratung und Therapie von Paaren oder Gruppen bewährt, grundlegende Regeln für die Kommunikation aufzustellen (siehe Kapitel 7.6.3).

In der Ehe oder Partnerschaft treten Probleme so häufig auf, dass ihre Behandlung zum Standardrepertoire des Psychotherapeuten und des Psychologischen Beraters gehören sollte. **Partnerkrisen** sind der häufigste Anlass für Krisenberatungen und einer der häufigsten Gründe für **psychosomatische Erkrankungen**. Stress im Zusammenleben beeinträchtigt die Lebensqualität entscheidend und wirkt sich negativ auf alle Daseinsbereiche aus. Eine Intervention, die zur Verbesserung der Qualität der Partnerbeziehung

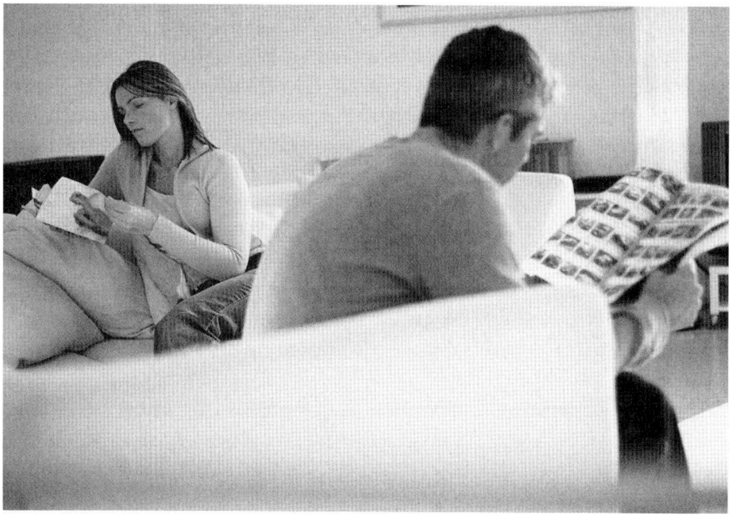

Abb. 24 Mangelhafte Kommunikation ist oft Ursache von Unzufriedenheiten (PhotoAlto).

beitragen kann, ist angesichts der gravierend ungünstigen Folgen von misslingenden Beziehungen von großer Bedeutung.

Sehr häufig ist es aber so, dass Paare so lange nach dem Beginn einer krisenhaften Entwicklung zur Beratung kommen oder so tief in das Schweigen verstrickt sind, dass sich die Bemühungen darauf beschränken müssen, schädliche Auswirkungen zu mildern, z. B. bei der **Trennung** zu helfen pathologisierende, gewalttätige oder destruktive Konsequenzen abzuwenden (siehe Kapitel 7.6.4).

Grundsätzlich ist es besser, man arbeitet in der psychologischen Partnerschaftsberatung mit **zwei Therapeuten**. Dabei hat es sich bewährt, eine Therapeutin und einen Therapeuten gemeinsam arbeiten zu lassen. Auf diese Weise ist es möglich, dem Bedürfnis nach Koalitionsbildung scheinbaren Vorschub zu leisten und eine ungleichgewichtige Koalition zu vermeiden.

Zunächst ist eine **Bestandsaufnahme** wichtig, die sich etwa an folgenden Fragen orientieren kann:

- Handelt es sich um eine aktuelle Krise und einen umschriebenen Konflikt oder eine tief reichende Partnerschaftsproblematik?
- Welche konkreten Gründe und Auslöser gibt es für die aktuelle Krise?
- Haben in der letzten Zeit Verhaltensveränderungen stattgefunden?
- Sind beide Partner motiviert, die Beziehung zu erhalten, oder hat sich einer schon innerlich getrennt?
- Und, häufiger Gegenstand von Leid und Kränkungsgefühlen: Bestehen Asymmetrien hinsichtlich der Bindung und Zuneigung?

7.6.1 Warum wird die Paarberatung aufgesucht?

Selbst wenn beide Partner freiwillig in eine Beratung kommen, ist es nicht sicher, dass sie das gleiche Ziel haben. Es ist möglich, dass der eine nur die finanzielle Situation klären will, der andere möchte alles Mögliche tun, um die Beziehung zu erhalten. Manchmal werden diese unterschiedlichen Interessen erst bei der Paarberatung deutlich.

Ehepaare kommen aus verschiedenen Gründen gemeinsam in die Praxis.

- Sie können ein gemeinsames Problem haben, das sie gemeinsam lösen wollen,
- einer von beiden kann ein Problem haben, und der andere will entweder unterstützen oder überwachen oder anklagen (wobei dann eigentlich wieder beide Seiten ein Problem haben) oder
- beide haben ein Problem mit Dritten, z. B. mit Schwiegereltern oder Kindern.

Festgefahrene, stereotype Kommunikationsabläufe

Wenn Sie den scheinbar schwächeren Partner, den Klagenden, einmal fragen, was er tun muss, um den anderen zum beklagten Verhalten zu provozieren, wenn Sie dieser Frage einmal eine gewisse Zeit treu bleiben und sich nicht von der Antwort „gar nichts“ irritieren lassen, werden Sie ein bemerkenswertes Phänomen beobachten: Der scheinbar Schwächere, der offensiver leidet, weiß meist recht genau, wie er seinen cholerischen Partner zur Weißglut reizen kann. Es sieht aber so aus, als könnte er auf sein provozierendes Verhalten so wenig verzichten wie ein Mensch mit Zahnschmerzen, der immer wieder mit der Zunge am schmerzenden Zahn herumprobiert. Das bringt eine interessante neue Interpretation der Rollenverteilung mit sich. Es gibt einen „aktiven Provokateur“ und einen „passiven Provokateur“ (Selvini Palazzoli 1992), die aber beide an den immer gleichen Spielzügen des partnerschaftlichen Spiels teilnehmen. Es ist die perfekte Kollusion, also ein unbewusst abgestimmtes Zusammenspiel.

- Der **aktive Provokateur** wirkt nach außen hin zänkisch oder tyrannisch, ist der scheinbar Stärkere, macht sich aber wegen der offensichtlichen Nutzlosigkeit seiner Versuche keine Gedanken mehr über das Bild, das er abgibt.
- Der **passive Provokateur** zeigt nach außen hin den Anblick des armen Tropfes, des Opfers, ist der scheinbar Schwächere, hält aber dabei unerschütterlich an den immer gleichen Verhaltensweisen fest.

In vielen Fällen partnerschaftlicher Probleme finden wir erheblich festgefahrene und verkrustete Kommunikationsstrukturen und Probleme erzeugende Verhaltensweisen in der unmittelbaren und beobachtbaren Kommunikation der Partner vor. Häufig versuchen beide Seiten, den Therapeuten zu überzeugen, zu manipulieren und auf ihre Seite zu ziehen. Beide versuchen, Sie zum Anwalt gegen den anderen Anwesenden zu gewinnen. Es ist das standardmäßige und am Ziel vorbeiführende Verhalten, das von Ihnen erwartet wird. Ein Beispiel.

Eine Patientin klagt darüber, dass ihr Mann sie betrügt. Nachdem sie ihre Klage vorgetragen hat, schaut sie Sie an, als sei es selbstverständlich, dass Sie nun ihrem Mann weitere Vorwürfe machen oder eine Moralpredigt halten: „Sagen Sie doch mal meinem Mann, dass es so nicht weitergeht.“ So ist es bereits bei allen Freunden, Verwandten und Bekannten abgelaufen, und nun sollen Sie als Therapeut ein weiteres Gewicht auf die Waagschale der Anklage legen. Sie könnten das tun, aber dadurch verändert sich nichts an der eingefahrenen Paarkonstellation. Versetzen Sie sich bitte einmal in diese Situation, nehmen Sie an, es sei nicht eine Patientin, sondern Ihr bester Freund oder ihre beste Freundin. Überlegen Sie, was geschieht, wenn Sie den Klagenden fragen: „Wie stellst du es nur an, dass du immer wieder an Partner gerätst, die dich betrügen, und dann leidest du darunter, dass dich dein Partner betrügt?“ Selbstverständlich riskieren Sie dabei einiges, aber vor allem riskieren Sie eine Veränderung der Beziehung des Menschen zu sich selbst oder zu seinem Partner. Die Klagemauer zu sein, ist die Aufgabe von Freunden, nicht aber von Therapeuten.

Tipps

Nützliche Anfangsfragen sind:

- Auf wessen Betreiben kommen Sie in die Therapie? Wer hat den stärkeren Impuls gegeben? Wer leidet stärker unter dem beklagten Zustand?
- Mit welcher Intention ist der andere Partner mitgekommen? Welche eigenen Intentionen hat er? Ist diese Intention für den aktiveren Partner akzeptabel?
- Was müssen Sie tun, um Ihren Partner zu seinem beklagten Verhalten zu provozieren?

7.6.2 Interventionsmethoden

Es gibt eine Reihe kleinerer Kommunikationszüge, die den therapeutischen Prozess vorantreiben sollen. Dies sind:

- zum Kommunizieren auffordern
- um Reaktion bitten
- für den anderen sprechen
- Rollenspiele

Es sind Fragen oder Impulse, die den Patienten zu Aussagen auffordern.

„Was hat Sie in die Sprechstunde gebracht?“ ist eine rituelle Eröffnung, denn letztlich glaubt der Patient zu wissen, warum er ein Gespräch sucht. Auf emotionale Äußerungen kann der Therapeut reagieren, indem er diese ausspricht, quasi als Neustart in tiefere Ebenen des neuen Verständnisses benutzt. Bei Paartherapien lohnt es sich oft, den Partner nach einer Äußerung des anderen Partners zu Reaktionen aufzufordern.

Beispiele

- „Sie sind bewegt, was macht sie so traurig?“
- „Was meinen Sie dazu?“
- „Wie sehen Sie die Situation?“
  - Gerade in Paartherapien versuchen die Partner den Therapeuten zu Boten ihrer Appelle an den Partner zu benutzen. Das ist akzeptabel.
- „Sie möchten, dass ich Ihrem Partner gleichsam eine Botschaft überbringe. Was würden Sie sagen, soll ich vermitteln?“ – „Sagen Sie dem Herrn mal, dass man sich um seine Kinder kümmern muss!“ – „Wie hat er bisher reagiert, wenn Sie ihm das selbst gesagt haben?“
  - Hier besteht die Chance, die direkte Kommunikation auf einer neuen Ebene herzustellen.

Für den anderen sprechen

Die Kommunikationskompetenz von Patienten ist manchmal so gering ausgebildet, dass eine direkte Frage Schwierigkeiten aufwirft. Der Therapeut kann für den Patienten sprechen. Diese Methode ist sowohl im Einzelgespräch wie bei Paartherapien angebracht und ist eine Form des aktiven Zuhörens und der Verbalisation (siehe Kapitel 3). Es wird keine Erlaubnis für das „Für-den-anderen-Sprechen“ eingeholt, da es eine Scheinerlaubnis wäre, da die Kommunikationspartner – Therapeut und Patient – nicht auf Augenhöhe sind. Die Beziehung ist asymmetrisch. Der Therapeut muss den Platz nicht verlassen, auch das scheint nicht zwingend angebracht. Ebenso ist ein Nachfragen, ob das für den Patienten Gesagte zutreffend ist, nicht nötig, da es ein Charakteristikum des aktiven Zuhörens ist, Widerspruch einzuschließen.

Beispiel

für eine Paartherapie:

Der Patient (Ehemann): „Ich wache nachts in unserem Urlaub auf und meine Frau ist nicht mehr da, so was gibt's doch nicht, so was kann man sich doch nicht gefallen lassen als Mann.“

Therapeut zur Ehefrau: „Ihr Mann sagt gerade: ‚Weißt du ich war vollkommen geschafft, wir sind im lang ersehnten Urlaub und dann bist du auf einmal weg! Nur weil du deinen Exmann wiedersiehst, gefährdest du unsere Ehe und treibst dich nachts mit ihm herum!‘“

7.6.3 Therapeutisches Vorgehen und notwendige Kommunikationsregeln für das Paar

- Zunächst können Sie das Paar sich selbst überlassen und den **Kommunikationsstil beobachten**, aber grundsätzlich müssen Sie deutlich strukturiert arbeiten.
- Stellen Sie dem Paar, falls es sich nicht von selbst daran hält, die **Grundregel** vor, dass jeder nur aus seiner Sicht spricht und den Partner ausreden lässt. Wenn das nicht eingehalten wird, kann man mit dem Paar nicht arbeiten.
- Bitten Sie jeweils den Partner, der gerade zugehört hat, das Gehörte in seinen Worten wiederzugeben. Der Therapeut fasst zusammen und stellt Gemeinsamkeiten und Unterschiede fest.
- Melden Sie dem Paar beobachtete **Teufelskreise** und **Zwangsprozesse** zurück.
- Bieten Sie **keine Konflikt- oder Streitlösungen** an; achten Sie besonders darauf, dass Sie sich nicht in Streitigkeiten verwickeln lassen.
- Schlagen Sie stattdessen vor allem in krisenhaften Partnerschafssituationen **neue Kommunikationsregeln** vor: Aktuell krisenhafte Situationen können durch Vereinbarungen entschärft werden, indem man sich mit dem Paar unter Umständen durch einen Vertrag einigt, ungünstige Streitzeiten (z. B. nachts), Streitumstände (z. B. in Gegenwart von anderen) und Streitthemen (z. B. Scheidungsdrohungen, unverziehene Vorkommnisse, alte Hüte) zu vermeiden und **Eskalationen** durch **rechtzeitiges Aussteigen** aufzuhalten, beispielsweise durch einen rigorosen Abbruch einer Diskussion nach zehn Minuten. Für die allermeisten Streitthemen gilt: Was Sie Ihrem Partner nicht in zehn Minuten klarmachen konnten, können Sie ihm auch nicht in einer Stunde verdeutlichen. Für den wissenschaftlichen Diskurs gelten andere Werte.
- Bei verstrittenen Paaren mit **aversivem Kommunikationsstil** und destruktivem Streitverhalten wird dem Paar eine Paartherapie vorgeschlagen, bei der die Kommunikationsregeln eingeübt werden können, wenn beide motiviert sind, an sich zu arbeiten.
- Abschließend klärt man mit dem Paar, was in der insgesamt zur Verfügung stehenden Zeit der Beratung erreicht werden soll.
- Wenn die Paarkrise überwiegend durch die **individuelle Problematik** eines Partners (z. B.

Probleme am Arbeitsplatz, Alkoholkonsum) bedingt ist, sollte dieser dazu motiviert werden, seine Störung allein behandeln zu lassen.
- Wenn bestimmte Problembereiche vorliegen (z. B. bei Paarkrisen in Übergängen wie Geburt eines Kindes, Verrentung), sollten die Anlässe und Streitpunkte identifiziert (z. B. nächtliche Unruhe des Kindes, Notwendigkeit, die Hausarbeit anders aufzuteilen), Lösungswege gesammelt, bewertet und Ziele vereinbart werden.

Partnerschaftsförderndes Verhalten einüben

Im günstigsten Fall lässt sich die Situation durch Information über partnerschaftsförderndes Verhalten und ein entsprechendes Kurztraining verbessern. Die Instruktionen über positive reziproke Interaktion und Konfliktregelung enthält Vorschläge wie
- Ich-Botschaften aussenden,
- konkretes Verhalten und konkrete Situationen ansprechen,
- im Hier und Jetzt verbleiben,
- Phrasen und Fragmente wie „immer", „alle" und „nie" vermeiden,
- persönliche Gefühle offenlegen, statt Vorwürfen zu machen.

Besprechen Sie diese Regeln mit dem Paar, üben Sie sie exemplarisch ein und geben sie als Hausaufgaben auf. Bitte Sie das Paar zusätzlich, sich gemeinsame verstärkende Aktivitäten vorzunehmen, die mit den Regeln der erlernten Kommunikation verhandelt werden müssen.

7.6.4 Trennung

Die wenigsten Trennungen werden einvernehmlich vollzogen. Meist liegt ein Ungleichgewicht des Verlustgefühls vor, das eine Quelle zusätzlichen Leidens ist („Ihr tut es noch nicht einmal weh ...!"). Eine therapeutische Intervention wird häufiger durch die Verlassenen angefragt, seltener durch denjenigen, der verlassen will. Wenn es um Unterstützung beim Verlassen geht, sind es eher Frauen, die nach Unterstützung fragen. Bei den Verlassenen stehen
- Niedergeschlagenheit, Hoffnungslosigkeit und Wut im Vordergrund,
- das Selbstwertgefühl ist angeschlagen,
- es gibt körperliche Beschwerden,
- Schlaflosigkeit und Appetitverlust deuten auf eine depressive Krise hin.

Als Hauptgründe für Scheidungen und Trennungen werden angegeben:
- schlechte Kommunikationsqualität der Partnerschaft
- sexuelle Unzufriedenheit
- außereheliche Beziehungen
- körperliche Gewalt
- Alkoholabusus
- finanzielle Probleme

Erkunden Sie die konkreten Gründe einer Scheidung

Unter Umständen handelt es sich um ein Begründungsgefüge, das durch Vermittlung noch aufgelöst werden kann. Meist ist es aber nicht so. Der Grund dafür ist folgender: Die Scheidung ist fast immer ein Einschnitt nach einem längeren, komplexen Prozess, der nicht mehr rückgängig gemacht werden kann. Es gab Bemühung um den Erhalt der Ehe, ein Trennungsjahr, emotionale und emotional überladene Auseinandersetzungen mit Tränen und Wut, soziale und finanzielle Konsequenzen haben schlaflose Nächte bereitet, die wirtschaftliche Ablösung wird durch langwierige und teure Rechtsanwälte verhandelt und erkämpft, es geht um die Regelung des Umgangs mit den Kindern. All diese Schritte vertiefen den Zwiespalt zwischen den Partnern, Kampfplatz in der Partnerschaft sind fast nur noch die Trennungsmodalitäten, es ist ein Rosenkrieg entbrannt.

Mediationsarbeit

Gegenstand der therapeutischen Bemühungen sollte hier vor allem Mediationsarbeit sein, um die negativen Auswirkungen der Trennung für alle Beteiligten zu mildern. Wenn Kinder betroffen sind, ist mit Verhaltensauffälligkeiten, affektiven Störungen sowie Schul- und Beziehungsschwierigkeiten zu rechnen. Vor allem belastete Trennungen führen zu anhaltenden negativen Folgen der Trennung für die Kinder.

Das Setting wird durch folgende Fragen bestimmt und geleitet:
- Ist der Patient der Verlassene oder der Verlassende? Wo liegen die besonderen Schwierigkeiten?
- Ist Gewalt, sind Suiziddrohungen im Spiel? Gibt es anderweitige Drohungen?

- In welchem Stadium des Trennungsprozesses befindet sich das Paar? Ist die Entscheidung noch offen, ist sie schon gefällt oder ist sie schon vollzogen?
- Brauchen beide Partner Trennungshilfe oder nur einer?
- Wobei braucht er die Hilfe? Bei der Ablösung oder beim Verlassenwerden?

In diesem Zusammenhang können Sie gegebenenfalls auf die Möglichkeiten einer Paartherapie verweisen. Auch zeitlich verabredete Trennung ist möglich. Dafür lassen sich die Bedingungen besprechen.

7.6.5 Wenn nur einer der beiden Partner sich in Therapie begibt

Bisweilen kommt ein Patient, um über den abwesenden Ehe- oder Lebenspartner zu klagen. Kommt nur ein Partner zur Krisenberatung, ist er entweder motivierter oder er verspricht sich mehr Erfolg durch die Lösung des Problems.

Die Klagen beziehen sich fast immer auf das **Verhalten des Abwesenden**, beispielsweise auf seinen Alkoholkonsum, seine Kommunikationsverweigerung, seine sexuelle Untreue oder sein übermäßiges Arbeiten. Da der Angeklagte nicht anwesend ist, haben wir es nur mit dem Menschen zu tun, der das Problem hat, also lediglich mit dem Symptom des Klagenden. Das soll natürlich nicht heißen, dass Alkoholabusus unproblematisch ist, aber der Anwesende ist der greifbare Symptomträger. Dass er nun derjenige ist, der nicht nur leidet, sondern nach seinem Empfinden oft ungerechterweise auch noch die Mühen der Veränderung tragen muss, liegt in der manchmal bedauerlichen Natur der Sache: Es ist weitgehend nicht gesetzlich verboten, sich unmöglich zu benehmen, Alkohol zu trinken oder fremdzugehen. Und nun muss der allein Anwesende entscheiden, ob und wenn ja wie er sich damit abfinden will oder ob er Alternativen zur Aufrechterhaltung der Partnerschaft wählen will. Die Tatsache allerdings, dass er allein kommt, dokumentiert mindestens, dass der Abwesende andere Interessen hat, als sich in einer Therapie mit seiner Partnerschaft auseinanderzusetzen.

Seltener werden die **Wesenszüge eines Abwesenden** beklagt. Die Wesenszüge eines Menschen werden meist schon unterschwellig wahrgenommen, bevor es zu einer partnerschaftlichen Kontaktaufnahme kommt. Sie sind trotz der diffusen Wahrnehmbarkeit und Beschreibbarkeit Grundlage der Entscheidung, diesen Menschen als Partner zu nehmen und nicht einen anderen.

Bemerkenswert ist es, dass es Menschen gibt, die sich immer wieder, wie instinktgesteuert, drogen- oder alkoholabhängige Lebenspartner suchen. Dies lässt sich nicht nur damit erklären, dass es eine große Zahl von Alkohol konsumierenden Menschen gibt, sondern hat auch mit der rational unerklärlichen Zielsicherheit des Suchenden zu tun. Zumindest kennen sie dann schon typische Kommunikations- und Verhaltensmuster des neuen Lebenspartners.

Es ist nicht ungewöhnlich, dass der Anwesende sich in einer sowohl logischen als auch emotionalen Zwickmühle befindet. Der Angeklagte, der Träger des fragwürdigen Verhaltens, fühlt sich unter Druck gesetzt, sein Verhalten zu ändern, sieht das aber zunächst nicht ein, fühlt sich nun durch den Besuch des Partners beim Therapeuten unter erhöhtem Druck, interpretiert diesen wie auch die eventuelle Ankündigung einer Trennung als Drohung und fühlt sich in seinem problematischen Verhalten bestätigt. Die Konsequenz ist vermehrtes Trinken oder vermehrte Gewalt oder eine weitere und mit dem klagenden Verhalten gerechtfertigte Außenbeziehung („Immer nörgelst du an mir herum.“ – „Dauernd versuchst du, mich zu erpressen.“).

Tipps

Nützliche Anfangsfragen sind:

- Welche Konsequenzen innerhalb Ihrer Partnerschaft hat es, dass Sie ohne Ihren Partner kommen?
- Was bedeutet es für Sie, dass Sie allein in die Therapie kommen?
- Welche Schritte zu einer Veränderung würden Sie allein durchführen, ohne auf Ihren Partner zu warten?
- Sind Sie bei irgendwelchen Schritten zu einer Veränderung auf Ihren Partner angewiesen? Welche sind das?
- Wie gehen Sie damit um, dass Ihr Partner die notwendigen Schritte zur Veränderung nicht mitgehen will?

7.6.6 Paare in der Naturheilpraxis

In die Naturheilpraxis kommen Ehepaare gemeinsam entweder weil der Patient seinen Partner um Unterstützung gebeten hat oder weil der Partner interessiert ist oder weil der Partner von der Symptomatik indirekt mitbetroffen ist. Wenn es nicht offensichtlich ist, erkundigen Sie sich, warum der Partner dabei ist. Wir können jedenfalls Einverständnis für die Anwesenheit des Partners beim Patienten voraussetzen. Der unterstützende Partner braucht einfach nur anwesend zu sein, eventuell können Sie ihm einen Stuhl in der Nähe der Behandlungsliege anbieten. Der interessierte Partner kann die diagnostischen und therapeutischen Maßnahmen erklärt bekommen, der Patient hört dann natürlich mit und bekommt die Informationen ebenfalls; meist ist das vorteilhaft. Der mitbetroffene Partner bekommt Gelegenheit, seine Betroffenheit darzustellen, gegebenenfalls können Sie ihm eine zusätzliche Beratung anbieten, da Sie ja nun eigentlich zwei Patienten haben. Auf jeden Fall können Sie den Partner in das Gespräch mit einbeziehen, und sei es, indem Sie ihn fragen, ob ihm noch weitere Einzelheiten beispielsweise zur Krankengeschichte einfallen.

7.7 Arbeit mit Angehörigen

Auch Sozial- und Lebenspartner von Patienten, Symptomträgern oder sogenannten designierten Patienten können die Beratung aufsuchen. Ob Ehepartner, Eltern, Kinder: die Kommunikation mit den Menschen der sozialen Umwelt ist auf vielfältige Weise störanfällig, damit sind es auch die Menschen.

Angehörige sind grundsätzlich und auch nach dem Verständnis der systemischen Therapien und der Familientherapie auf vielfältige Weise in das Problem des designierten Patienten verstrickt. Sie brauchen in den meisten Fällen eine Beratung, die ihnen hilft, mit der problembeladenen Situation ihres Angehörigen umzugehen. Sie vollführen einen Eiertanz mit dem Patienten, der sich als Teil des Problems herausstellen kann, auch wenn er als Teil der Lösung gemeint war. Ihre Bedürfnisse werden angesichts eines Patienten mit einem vorzeigbaren oder mindestens benennbaren Problem oft nicht mehr wahrgenommen. Das erhöht den Leidensdruck in einer Familie, der ja nicht nur vom Patienten herstammen muss, auch wenn es zunächst so aussehen kann, da ja klar ist, wer der Patient ist. Es gibt unter Umständen Familienangehörige, die durch den Patienten in den Hintergrund der familiären Wahrnehmung gerückt sind. Besonders deutlich wird das im Falle eines kranken Geschwisterkinds, das gegenüber dem Patienten ein höheres, vielleicht überforderndes Maß an Autonomie aufweisen muss.

Typischerweise gibt es pro Patient zwei bis drei Angehörige, die von der Problematik des Patienten mit betroffen sind. Angesichts dieser Zahl ist es erstaunlich, wie selten in der Psychologischen Beratung Angehörige als eigene Patientengruppe auftauchen.

Die Ziele in der Angehörigenarbeit können folgendermaßen zusammengefasst und definiert werden:

- **Aufklärung** und Information über die jeweilige Störung vermitteln. In manchen Familien besteht eine untergründige Tendenz, die Symptome als persönlichen Angriff zu verstehen und daher Schuldgefühle („Was haben wir falsch gemacht?") zu entwickeln.
- **Sicherheit** im Umgang mit dem Patienten vermitteln. In einigen Familien erhält der Patient eine Narrenfreiheit, die das Symptom verfestigen kann.
- **Probleme definieren** helfen, die sich aus dem Umgang mit dem designierten Patienten ergeben. Manchmal werden die eigenen Probleme nicht wahrgenommen, da es ja der Patient noch viel schlechter hat.
- Eigene **Grenzen definieren** und Regeln aufstellen, was zu tun ist, wenn die Grenzen überschritten werden. Dies gilt auch dann, wenn der Patient eine intensive Betreuung verlangt oder benötigt. Es ist schließlich niemandem geholfen, wenn am Ende zwei Patienten in einer Familie vorhanden sind.
- **Freiräume** für die manchmal überforderten Angehörigen schaffen. In manchen Familien drehen sich sämtliche familiären Aktivitäten nur noch um den designierten Patienten.
- Nach möglicherweise problematischen **Familienhintergründen** fragen. Unter Umständen verändert sich dadurch die Sichtweise auf das Problem des Patienten.
- **Bedürfnisse der Angehörigen** ernst nehmen, da sie sonst den designierten Patienten zusätzlich belasten können.

7.7.1 Neue Sichtweise und positive Umdeutung

Den Rahmen der bewährten Lösungsmuster bei Problemen und Lebensaufgaben zu sprengen, durch eine neue Sichtweise vorhandener Verhaltensweisen Lösungsalternativen in den Blick zu bekommen, ist häufig schon die Lösung lange gepflegter Probleme. Das Verhalten eines Angehörigen aus einem anderen Blickwinkel zu sehen, ändert oft seine ihm ursprünglich gegebene Bedeutung.

Beispiele

Ein Familienvater kommt seit einiger Zeit abends missmutig und wortkarg nach Hause, spricht kaum mit seinen Kindern, wirkt unwirsch und ablehnend. Ein neuer Rahmen für sein Verhalten könnte sein, dass er sich an die Kinder nicht enger binden will, weil er sich z. B. trennen möchte. Kognitive Veränderungen der Selbst- oder Fremdbeurteilung ziehen emotionale und Verhaltensveränderungen nach sich.

Eine dauerhafte Klage über das mäkelnde Verhalten der Ehefrau kann damit beantwortet werden, dass ihr Verhalten zwar verständlich sei, aber alle Sympathien Außenstehender dem Mann zutrügen und dass sie dabei ganz schlecht dastehe. Diese Art der Umdeutung bzw. der Eröffnung eines neuen Aspekts kann zu einer Verhaltensänderung führen.

Beurteilt der Patient das für ihn unprofessionelle Verhalten der Mitarbeiter in Meetings, das Gelächter und den Small Talk, als Störung, erscheint es in neuem Rahmen, ist der despotische Chef gegangen, dann ist das Gleiche ein entspanntes und befreites Verhalten.

Ist der Patient in der Lage, ein von ihm beklagtes Verhalten positiv umzudeuten und dadurch in seinem Erleben und Verhalten einen Wandel herbeizuführen, so schafft er es, ein Erleben anzunehmen, das er bisher abgelehnt hat.

- So wird aus der ewigen Besserwisserei des Ehepartners bei maximal möglicher Zustimmung im anderen Rahmen: „Ich weiß, du hast viel Erfahrungen, und die willst du an mich weitergeben, aber lass mich dies sagen…"
- So wird aus den Clownerien des Mitarbeiters in den Meetings „Sie können allen Situationen mit Humor begegnen und können den Dingen noch eine lustige Seite abgewinnen, lassen sie mich aber ernsthaft betonen, dass…!"
- So wird aus dem anstrengenden Schweigen des pubertierenden Sohnes „Du bist sehr nachdenklich und machst dir viele Gedanken, ich bitte dich aber jetzt oder später um deine Meinung!"
- So wird aus der Ungeduld des Patienten „Ihnen kann es bei für Sie wichtigen Zielen nicht schnell genug gehen!"
- So wird aus dem notorischen Spieler ein Spieleerfinder oder der Veranstalter von Spielekonvents.
- Die sensitive Persönlichkeit kann ihre Empfindlichkeit für Hilfsbedürftige einsetzen und so weiter.

Viele Persönlichkeitsstörungen lassen sich in einen Vorteil umdeuten, in eine Stärke, die dann erkennbar wird, wenn der Mensch mit sich selbst Frieden schließt.

Tipps

Der Patient kann lernen, sein Verhalten umzudeuten. Die dahin führenden Fragen könnten lauten:

- In welchem Kontext hat das Verhalten, über das geklagt wird, einen Wert, wäre vielleicht sogar erstrebenswert?
- Welchen Nutzen bringt ihm sein Verhalten?
- Welche besondere Stärke stellt sein Verhalten dar? Wie ist die nutzbar?
- Gibt es alternative Verhaltensweisen, die für den Patienten realistisch und praktikabel sind?

Das Gleiche gilt für beklagtes Verhalten bei anderen Menschen:

- In welchem Zusammenhang hat das Verhalten meines Partners einen Wert, wäre vielleicht sogar erstrebenswert?
- Welchen Nutzen bringt mir sein Verhalten?
- Woran hindert, wozu zwingt mich sein Verhalten?
- Gibt es alternative Verhaltensweisen, die für den Partner realistisch und praktikabel sind?

Das Verhalten in veränderten Zusammenhängen zu sehen und damit eine Umdeutung durchzuführen führt zu erstaunlichen Wirkungen. Nimmt dabei der Therapeut die Rolle ein, den Verhaltensweisen positive und hilfreiche Aspekte abzugewinnen, fühlt der Patient sich meist verpflichtet, die Veränderungstendenz zu stützen.

Beispiele

- Der Ehemann berichtet, dass seine Frau über die lange Zeit klagt, die er im Fitnessstudio verbringt. Therapeut zum Ehemann: „Sich mehrere Stunden im Fitnesscenter aufzuhalten, sich trotz der wenigen Freizeit um sich selbst zu kümmern, hält Sie auch von persönlichen Krisen mit Ihrer Familie fern, besonders mit Ihrer Frau, so können sie erst einmal zu sich selbst finden!"
- Der Abteilungsleiter berichtet, dass von ihm ein frühzeitiges Eingreifen bei Streitereien verlangt wird, die in seiner Abteilung stattfinden, dass er aber Schwierigkeiten hat, einzugreifen. Therapeut zum Abteilungsleiter: „Lassen Sie die Streitigkeiten unter Ihrem Personal ruhig in einem gewissen Rahmen zu, denn gerade diese Aussprachen bringen eine Klarheit, die die Position der Mitarbeiter deutlich werden lässt. Erst bei vollkommener Klärung können Sie dann einen Neuanfang wagen. Symptome wie Krisen, Schmerzen, Leiden in einem anderen Rahmen zu sehen, Situationen anders zu deuten, einen Sinn dafür zu suchen, kann jemanden dazu verleiten, die Initiative zu übernehmen."
- Die Mutter klagt über ihren verschlossenen Sohn. Therapeut zur Mutter: „Lassen Sie das trotzige Schweigen Ihres fast erwachsenen Sohnes ruhig zu, sehr wahrscheinlich müssen Sie dieses Beziehungstal durchschreiten."

7.7.2 Eltern

Immer wieder kommen Eltern in die Beratung, die ein Problem mit ihrem Kind haben. Die Probleme befinden sich oberflächlich betrachtet meist in den sozialen Lebensbereichen des Kindes: Kindergarten, Schule oder Ausbildung, Freundeskreis, Aktivitäten des Kindes, familiäre oder Geschwisterbeziehungen und die verschiedenen Lebensaufgaben des Kindes wie Sauberkeit, Ordnung, Gerechtigkeit, Fleiß oder Kommunikation. Danach kommen die Klagen über Persönlichkeitsstörungen des Kindes wie Borderline-Störungen, Essstörungen, selbstverletzendes Verhalten. Und selten wird über kindliche Delinquenz wie Gewalt und Diebstahl oder kindlichen Drogenkonsum geklagt.

Oberflächlich betrachtet, so sagten wir, weil sich häufig herausstellt, dass nicht das Kind in dem Sinne krank ist, dass es eine Behandlung benötigt, sondern dass das System Familie nicht funktioniert und die Symptome sich beim Kind zeigen. Ähnlich wie bei einem Organismus stellt sich heraus, dass das Kind in vielen Familien der Ort des geringsten Widerstands ist. An ihm zeigen sich die Symptome des Systems Familie. Das Kind ist der Symptomträger oder designierte Patient. Es erledigt die Aufgaben der Familie. Manchmal hat die Symptomatik eines Kindes eine Schutzfunktion für die Familie in einer Krise, manchmal für den scheinbar schwächeren Elternteil, der dann dementsprechend auch etwas nachsichtiger mit der Symptomatik des Kindes

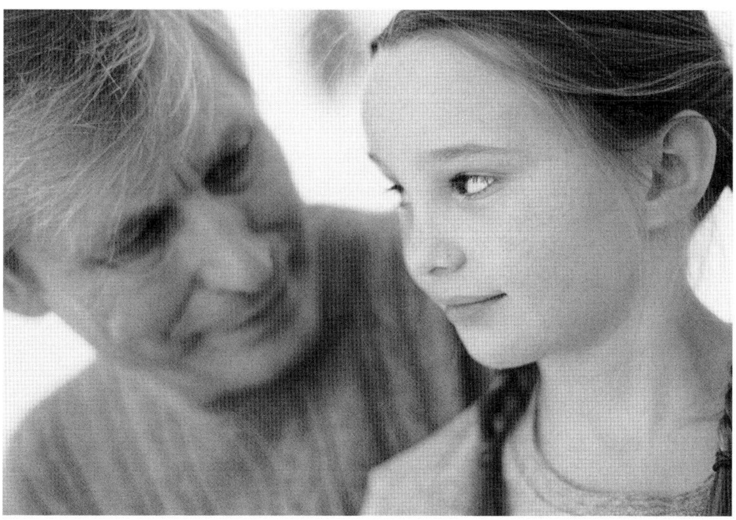

Abb. 25 Wer hat das Problem (PhotoAlto)?

verfährt („Lass doch das Kind in Ruhe."). Eine solche Konstellation lässt sich durch bestimmte Fragen erkennen.

Es gibt eine Reihe von Fragen, die Ihnen als Leitlinie für das Vorgehen bei Eltern als Patienten helfen kann. **Tab. 51** gibt dazu einen Überblick.

7.8 Kulturelle Unterschiede

Kranksein in fremden Kulturkreisen führt schnell dazu, dass sich ein Mensch ohnmächtig und ausgeliefert fühlen. Fremde Behandlungsformen, fremde Medikamente, Fremdsein, Angst und Hilflosigkeit sind die Leitgesichtspunkte des Problems. Es gibt sprachliche Barrieren, kulturelle Unterschiede, andere Wahrnehmungs- und Deutungsmuster, unterschiedliche Sichtweisen in Bezug auf Fremdes und Eigenes.

Tab. 51 Systemische Fragen an die Eltern eines (scheinbar) kranken Kindes.

Fragestellung	Fragen und Bemerkungen
Ist das Kind der Symptomträger der Familie?	• Das heißt: Ist das System Familie defekt und die Symptome zeigen sich beim Kind? Diese Konstellation können wir dann vermuten, wenn das Kind Verhaltensauffälligkeiten oder erworbene Persönlichkeitsstörungen aufweist. • Oder ist tatsächlich das Kind krank und das System Familie ist intakt? Beispielsweise Familien mit behinderten oder kranken Kindern (Autismus, Down-Syndrom, Leukämie, angeborene Stoffwechselkrankheiten) sind in dieser zweiten Situation.
Was verrät das Symptom?	• Hat es Symbolkraft? Steht es für etwas Anderes, für etwas Bestimmbares oder deutet das Symptom lediglich darauf hin, dass irgendetwas nicht stimmt in der Familie, ohne jedoch für etwas Konkretes zu stehen? • Zeigt sich das Symptom des dysfunktionalen Familiensystems möglicherweise lediglich am Ort des geringsten Widerstands?
Wer von den Eltern kommt?	• Sind beide da oder nur einer? • Gegebenenfalls: Warum ist nur ein Elternteil da, was ist mit dem anderen? Ist er weniger betroffen oder desinteressiert? Oder hat er einfach nur keine Zeit? • Gibt es unterschiedliche Interessen oder Vorstellungen über den Umgang mit dem Symptom („Lass doch das Kind in Ruhe ...")?
Von wem ging die Initiative für den Besuch beim Therapeuten aus?	• Wenn beide Eltern da sind: In welcher Haltung kommt der aktivere, in welcher der passivere Elternteil mit in die Praxis? • Ist der passivere ein Besucher, ein Klagender oder ein Kunde (siehe Kapitel 7.3)? Würde er mit dem Symptom des Kindes anders umgehen als der initiative Elternteil?
Wer leidet mehr unter dem Symptom des Kindes?	• Leidet derjenige mehr, der allein gekommen ist (was wahrscheinlicher ist)? • Wenn der andere Elternteil abwesend ist: Warum ist er nicht hier? • Kommt der Anwesende im Auftrage oder unter dem Druck des leidenden Elternteils oder seiner Familie? In welcher Intention? • Was bewirkt der Druck auf den stärker Leidenden noch? • Was hat der stärker Leidende mit dem Symptom des Kindes zu tun?
Gegen wen ist das Symptom gerichtet?	• Wogegen ist es konkret gerichtet? • Hat das Symptom einen Einfluss auf das Verhalten eines Elternteils? • Ist in dem Symptom eine Botschaft enthalten an den scheinbar leidenderen Elternteil, ist also das Kind mit seinem Symptom Botschafter des passiveren Elternteils? • Zwingt das Symptom des Kindes einen Elternteil zu einer Veränderung seines Verhaltens? Zu welcher? Was passiert dann?

Der Patient bringt seinen kulturellen Hintergrund mit, der einen Teil der Problematik darstellen kann. Ganz allgemein gilt, dass in Nordamerika und Westeuropa eher eine materielle, individualorientierte, in Süd- und Mittelamerika und in den mediterranen Ländern eher familiäre und in Asien meist traditionelle Wertvorstellungen dominieren. Nach diesen pauschalen Aussagen ist aber schon wieder Schluss mit den Verallgemeinerungen. Empirische Daten zeigen, dass jede Kultur gemäß ihrer eigenen Werte und Normen Krankheitsbewältigungsstrategien entwickelt.

Familienorientierte Gesellschaften sind überzeugt, Krankheit und Schmerz nur mit Hilfe der Familie bewältigen zu können. Patienten mediterraner Herkunft werden möglicherweise von mehreren Angehörigen begleitet, während Patienten aus individualorientierten Gesellschaften überzeugt sind, sich selbst helfen zu können und zu müssen, indem sie der Vernunft folgend fachärztlichen Rat einholen. Transkulturelle Kommunikation in der Praxis ereignet sich im Zuhören, Erfassen und Erlernen andersartiger Erklärungsweisen von Krankheit und Schmerz.

Darüber hinaus lässt sich ganz pauschal sagen, dass es meistens unklug, taktlos und oft auch sinnlos ist, die Wertvorstellungen anderer Menschen infrage zu stellen, auch wenn sie uns merkwürdig erscheinen. Ausnahmen beziehen sich lediglich auf die Fälle, wo Menschenrechte infrage gestellt werden. Besonders problematisch ist die Auseinandersetzung zwischen verschiedenen Religionen. Die Glaubensvorstellungen eines Menschen sind selten diskutabel. Daher ist der Glaube als Diskussionsthema in der Praxis tabu.

Anerkennung des Patienten wie Feedback ist nur möglich auf gleicher Augenhöhe. Deshalb muss das Ziel der Anerkennung mit dem Gleichheitspostulat bzw. mit dem Bewusstmachen von Ungleichheit verknüpft sein. Ebenso müssen die individuellen Identitätsentwürfe der Menschen berücksichtigt werden. Die Förderung interkultureller Kompetenz strebt Verstehen und Dialogfähigkeit an und muss sich daher auf Anerkennung und Gleichheit stützen.

7.8.1 Wie wird miteinander kommuniziert?

Überspitzt kann gesagt werden, dass die Interessen, die Bedürfnisse und die Erwartungen der Therapeuten sich nicht immer mit denen der Patienten decken. Der Therapeut möchte, dass der Patient sich dem Ablauf anpasst. Der Patient aber benötigt verstärkt Mitgefühl und Aufmerksamkeit, was in einer Störung der Kommunikation endet. Die Folge ist, dass Therapeuten nicht selten aggressiv und ungehalten auf fordernde und fragende Patienten reagieren. Die Patienten werden als schwierig bezeichnet. Es folgen Vermeidungsstrategien, in denen der Patientenkontakt reduziert wird. Damit wird der Patient schwierig. Die sprachlichen Defizite tragen zudem zur Verunsicherung auf beiden Seiten bei.

Ein wichtiges Thema ist die Machtasymmetrie als ein weiter Faktor für die Kommunikationsstörung. Als Beispiel ist das oft herablassende und überhebliche Verhalten gegenüber Patienten zu nennen. Dieses Verhalten tritt überwiegend bei den Patienten mit Bildungs- und Gesundheitsdefiziten auf und ist sicher nicht kulturspezifisch. Es entstehen Stereotypien wie das sogenannte Mediterranen-Syndrom, d. h. Patienten aus dem Mittelmeerraum werden als wehleidiger bezeichnet als deutsche Patienten. Das führt dazu, dass zugewanderte Patienten nicht so ernst genommen werden. Neben den Stereotypen wirken auch die Fremd- und Selbstbilder als Kommunikationsblockierer. Verbale und nonverbale Äußerungen werden unterschiedlich wahrgenommen und unterschiedlich interpretiert.

7.8.2 Interkulturelle Kompetenz entwickeln

Sie können einiges tun, um Schwierigkeiten aufgrund kultureller Unterschiede zu vermeiden. Zur Entwicklung interkultureller Kompetenz und interkulturellen Handelns sind folgende Schritte nötig:

- Sie können Ihr Wissen über andere Kulturen erhöhen.
- Achten Sie darauf, dass Sie kulturelles Wissen nicht zu Stereotypen werden lassen.
- Sie können Haltungen gegenüber Menschen anderer kultureller Herkunft entwickeln und beherrschen, die kulturell eher von Anteilnahme, Neugier und Interesse geprägt sind.

- Sie sollten auf abgrenzende oder distanzierte Haltungen verzichten.
- Sie können Kenntnisse soziokultureller und migrationspezifischer Hintergründe erwerben.
- Vermeiden Sie negative Bewertungen von Unterschieden.
- Entwickeln Sie Respekt vor anderen Auffassungen.

Tipps

Wenn die Situation für Sie Unsicherheit erzeugt, dann sagen Sie das offen. Verheimlichen ist hier die falsche Strategie. Der Patient nimmt das Eingeständnis der Unsicherheit nicht übel und wertet es nicht als Zeichen einer fachlichen Inkompetenz.

- Sehen Sie besondere Schwierigkeiten aus den kulturellen Unterschieden zwischen Ihnen und mir auf uns zukommen?
- Gibt es Besonderheiten oder Unterschiede, von denen ich als Therapeut wissen sollte?
- Welche Rolle haben in Ihrer Kultur die Therapeuten? Was davon wünschen Sie sich von mir?
- Haben Sie Probleme mit den soziokulturellen Unterschieden zwischen Ihrem Herkunftsland und meiner Heimat?

7.9 Kommunikations- und Interaktionsstile

Der Therapeut ist Profi, er muss sich seines Kommunikations- und Interaktionsstils bewusst sein oder immer wieder – im Verlauf der Beratungen – bewusst werden. Ein Modell, das in besonders einleuchtender Weise die seelischen Abläufe in der Persönlichkeit wiedergibt wie auch in der sich ergebenden Beziehung zwischen Therapeut und Patient, ist das Modell der Kommunikationsstile von Schultz von Thun (2004a). Er beschreibt acht Kommunikationsstile:

- den bedürftig-abhängigen Kommunikations- und Verhaltensstil (siehe Kapitel 7.9.1)
- den helfenden Kommunikations- und Verhaltensstil (siehe Kapitel 7.9.2)
- den selbstlosen Kommunikations- und Verhaltensstil (siehe Kapitel 7.9.3)
- den aggressiv-entwertenden Kommunikations- und Verhaltensstil (siehe Kapitel 7.9.4)
- den sich beweisenden Kommunikations- und Verhaltensstil (siehe Kapitel 7.9.5)
- den bestimmend-kontrollierenden Kommunikations- und Verhaltensstil (siehe Kapitel 7.9.6)
- den distanzierenden Kommunikations- und Verhaltensstil (siehe Kapitel 7.9.7)
- den mitteilungsfreudig-dramatisierenden Kommunikations- und Verhaltensstil (siehe Kapitel 7.9.8)

Diese Kommunikationsstile wollen wir Ihnen im Folgenden vorstellen.

7.9.1 Bedürftig-abhängiger Kommunikationsstil

Die Grundbotschaft des Menschen, der in dieser Grundströmung des bedürftig-abhängigen Stils kommuniziert, lautet „Hilf mir, ich schaffe das nicht allein!"

Die psychische Einstellung, die der bedürftig-abhängig kommunizierende Mensch unbewusst benutzt, lautet: „Ich bin schwach und hilflos – allein bin ich dem Leben nicht gewachsen!" Man kann sich der moralisierenden Kraft des „Lass mich nicht im Stich", aber auch dem Vorwurf „In der Not hilft einem keiner!", sowie der verführerischen Kraft eines Satzes wie „Du dagegen kannst das, du bist fähig dazu! Mach das mal für mich!" und dem damit verbundenen Appell nach Hilfe kaum entziehen.

Beispiel

Patient: „In meinem Leben verläuft alles chaotisch. Ich blicke nirgends mehr durch. Jetzt will sich meine Frau auch noch eine eigene Wohnung besorgen. Sie sagt, sie brauche mehr Distanz, sie könne mir nicht alles abnehmen, sie bräuchte auch mal einen starken Rücken. Dabei opfere ich mich auf!"

Therapeut: „Dass sich Ihre Frau überraschend für Sie eine Wohnung mieten will, trifft Sie so, dass Sie sich elend fühlen und nicht mehr klar denken können. Ihr Vorwurf trifft Sie besonders, weil Sie denken, dass Sie sich für sie aufopfern!"

Patient: (mit leiser weinerlicher Stimme) „Das ist nun wirklich zu viel für mich, ich kann doch nicht alles machen. Sie verlangt, dass ich mich bei ihr melden muss und sage, wie es weiter geht!"

Therapeut: „Sie fühlen sich überfordert und genervt, zumal Sie nicht wissen, wie Sie mit ihr kommunizieren sollen!"

Patient: „Ich kann sie nicht anrufen, ich habe beruflich ja auch nur Stress, die Anforderungen werden täglich größer. Können Sie nicht ein Gespräch einleiten, sie vielleicht zu einem Gespräch auffordern? Sie muss doch reagieren!"

Therapeut: „Wenn Ihr Wunsch da ist, mit ihr ein Gespräch über Ihre Beziehung und deren Zukunft zu führen, sollten Sie ihr das sagen, ich stehe selbstverständlich als Moderator zur Verfügung!"

Patient (mit kaum zu hörender weinerlicher Stimme): „Ach, Sie wissen ja nicht wie mir zu Mute ist, ich kann das doch nicht, habe ich noch nie gekonnt. Können Sie nicht doch mal eine Ausnahme machen?"

Systemisch betrachtet

Neben der Tatsache, dass Charaktermerkmale den Kommunikationsstil prägen, ist es auch das wechselseitige Zusammenspiel von Individuen, die ein bestimmtes Kontaktmuster erst ermöglichen. Bei diesem Typus ist es so, dass der hilfsbedürftig und abhängig geprägte entweder einen Helfer findet, der ihn in seiner Haltung bestätigt, oder einen Verweigerer, der die erwartete Fürsorglichkeit beispielsweise aus therapeutischen Gründen ablehnt, der er dann aber umso mehr hinterherjagt.

Der Bedürftig-Abhängige oder genauer derjenige, der sich für diese Rolle entschieden hat, sucht, solange er sich dessen nicht bewusst wird, zeitlebens einen Helfer, der ihm den vordergründigen Vorteil bringt, seine Angst vor Eigenständigkeit nicht wahrnehmen zu müssen. Zweifellos hat der Helfer auch etwas von seiner Rolle. Für den Therapeuten ist besonders wichtig, dass er bedenkt, dass der bei ihm Hilfe Suchende nicht nur dankbar ist. Der erlebt sich beim Helfer als der Schwächere, für diese narzisstische Kränkung rächt er sich zumindest subtil, indem er seiner Erkrankung treu bleibt.

Übung

Das **Axiom** lautet: Ich bin schwach und hilflos, ich kann nicht und ich weiß nicht – allein bin ich dem Leben nicht gewachsen.

Beschreiben Sie mit eigenen Worten, wie dieser Mensch von sich denken könnte:

____

____

____

Welche Zielrichtung muss die Therapie nehmen?

Der Patient weigert sich, erwachsen zu sein. Er stellt seine Unfähigkeit dar, seine eigenen Fähigkeiten anzuwenden und setzt stattdessen auf seine Fähigkeit, andere Menschen um etwas zu bitten, was er meisterhaft beherrscht. Das frühere Leben hat ihn dazu gebracht, eine Fähigkeit auszudifferenzieren, andere Fähigkeiten kaum anzuwenden. Autonomie ist bei ihm kleingeschrieben und muss nun das Ziel der Beratung werden.

Es gibt eine Balance zwischen Tugenden. Jede Tugend kommt zu ihrer einzigartigen Wirkung nur dann, wenn sie zu einem Ausgleich mit ihrer Schwestertugend kommt. So muss die Tugend Bewusstheit von Bedürftigkeit und Schwäche, die der Patient schon beherrscht, in Balance zu Autonomie und Verantwortung stehen, um zu einer konstruktiven Wirkung zu kommen. Wenn es nicht zu einer vom Patienten ausgehaltenen Balance kommt, wird aus der Tugend eine Übertreibung in die eine oder andere Richtung, aus der Tugend Autonomie ohne Bewusstheit eigener Schwäche und Bedürftigkeit lediglich eine übertrieben zur Schau gestellte Verleugnung eigener Bedürftigkeit, und aus der Tugend Bewusstheit von Bedürftigkeit und Schwäche wird eine übertrieben zur Schau gestellte Verleugnung jeglicher Selbsthilfekraft.

Ein Weg zur Erreichung des Ziels **Autonomie** als einem ersten Schritt ist es, die Sprache hinsichtlich Passivkonstruktionen und möglicher übertriebener Betonung von Fremdbestimmung beherrschen zu lernen.

Viele Sätze des Menschen, der den bedürftig-abhängigen Kommunikationsstil bevorzugt, sind von Floskeln wie „Ich kann nicht..." oder „Ich muss..." und „Ich darf nicht..." geprägt. Der Therapeut kann ihn dazu anleiten, diese Floskeln durch eine Sprache zu ersetzen, die mehr Verantwortung übernimmt, da zweifellos die Binnenwirkung unserer Sprache unsere gesamte Persönlichkeit beeinflusst und verändert.

- So können Aussagen wie: „Ich kann doch nicht einfach kündigen!" durch „Ich will (noch) nicht kündigen!" ersetzt werden.
- Es kann die Aussage „ Ich kann mich einfach nicht von ihm trennen!" durch die Aussage „Ich will mich von ihm nicht trennen!" ersetzt werden.

- Weiterhin können Aussagen des Musters „Ich muss mich auf mein Meeting vorbereiten!" durch Aussagen der Art „Ich entscheide mich heute dafür, mich auf das Meeting vorzubereiten!" ersetzt werden.
- „Ich darf mich nicht mehr so ungesund ernähren!" kann durch den Satz „Ich habe mich entschieden, den Anweisungen des Arztes zu folgen!" ersetzt werden.

Der Patient muss also lernen, die **Verantwortung zu übernehmen**. Dabei können ihm weitere kommunikative Stilmittel helfen. Statt global um Hilfe bei einem Problem zu bitten: „Ich schaff das alles nicht!", was ihn der Willkür des Helfenden aussetzen würde, Regie führend, aktiv, sich nicht überlassend, um einen spezifischen Rat zu bitten, eine Bitte, die bereits eine eigenständig durchdachte Alternative beinhaltet und die Gefühlslage umschreibt. „Ich habe mich zwar um die Position des Schichtführers beworben, habe gute Chancen den Job zu kriegen, aber einerseits kann ich mit dem Chef schlecht reden, andererseits ist es eine gute Startchance für weiteres. Ich bin da unschlüssig, ein wenig ängstigt mich die Situation. Was meinst du?"

7.9.2 Helfender Kommunikationsstil

„Ich brauche für mich selbst niemanden, aber für dich bin ich da!" ist die Botschaft des Menschen, der die helfende Rolle übernommen hat. Leugnet ein Mensch seine eigene hilfsbedürftige und schwache Seite, ist er prädestiniert, das passende Pendant des bedürftig-abhängigen Kommunikationsstils zu werden. Der helfende Stil ist dadurch gekennzeichnet, die Sorgen und Probleme anderer zu besprechen, anderen aktiv zuzuhören, eigene Belastbarkeit zu betonen, Beziehungsbotschaften zu senden, die den Charakter „Ich helfe dir Bemitleidenswertem schon!" haben, eigene Probleme nicht anzusprechen. Für ihn wäre es eine Katastrophe, mit seiner eigenen Schwäche und Bedürftigkeit konfrontiert zu werden.

Übung

Das **Axiom** lautet: Für mich ist es eine Katastrophe, schwach (ratlos, traurig, verzweifelt) und bedürftig zu sein! Das darf ich mir auf gar keinen Fall eingestehen.

Beschreiben Sie mit eigenen Worten, wie dieser Mensch von sich denken könnte:

____

____

____

Systemisch betrachtet

Dem Symptomträger erspart der Helfer immer wieder, sich mit den manchmal destruktiven Folgen seines Verhaltens, wie bei Süchten, Depressionen oder selbstverletzendem Verhalten, auseinanderzusetzen. Für die Erfahrung der Hilfsbedürftigkeit kann der Schützling sich rächen, indem er die Hilfe scheitern lässt, dem überlegenen Helfer seine Grenzen aufzeigt, ja sogar Überlegenheit demonstrieren kann. Die Kommunikation schwankt zwischen den Polen: „Hilf mir, mir geht es schlecht!" – „Deine Hilfe funktioniert ja gar nicht!" – „Du kannst es ja selbst nicht!" – „Du strengst dich auch gar nicht an, du willst dich gar nicht ändern!" – „Mach endlich, dann funktioniert mein Ratschlag auch!"

Es ist ein Spiel, in dem auf das Zeichen der Hilfsbedürftigkeit Ratschläge auf den Hilfesuchenden einprasseln, ihm das Gefühl der Unzulänglichkeit geben, worauf dieser mit Killerphrasen antwortet wie: „Das habe ich schon versucht, das hat nicht geklappt, so klug war ich schon selbst!" Der Beratene rächt sich an den Beratern.

Wie der Schützling sich fragen muss: „Welchen Zweck strebe ich mit meiner zur Schau gestellten Hilfsbedürftigkeit an?", muss sich der Helfer fragen: „Welchen Vorteil erreiche ich mit meiner Hilfsbereitschaft?"

Welche Zielrichtung muss die Therapie nehmen?

Der helfende Kommunikations- und Verhaltensstil muss die Balance zwischen den Tugenden „Bewusstheit von Bedürftigkeit und Schwäche" einerseits und „Autonomie und Verantwortung" andererseits finden. Der helfende Stil nähert sich der Balance von der Seite der perfekt zur Schau gestellten Autonomie und Verantwortung.

7.9.3 Selbstloser Kommunikationsstil

Das Kennzeichen des selbstlosen Kommunikations- und Verhaltensstils ist das Gefühl und die Überzeugung eigener **Bedeutungs- und Wertlosigkeit**, mit der Attitüde der Unterwürfigkeit vorgetragen und vom seelischen Axiom untermauert „Ich selbst bin unwichtig, der Sinn meiner Existenz liegt im Einsatz für den anderen!" Angst davor, Raum einzunehmen als eigenständiges Individuum und die Bereitschaft, jede Äußerung der Kategorie „Um dich geht es hier gerade nicht!" in Richtung Wertlosigkeit zu deuten, vielleicht die tatsächliche Geringschätzung, die Unterdrückung von Eigensinn und die Angst vor dem Ausgestoßenwerden aus der Gemeinschaft haben zum Verhalten von Selbstlosigkeit geführt.

Der selbstlose Verhaltensstil versucht **Ablehnung und Ausschluss zu vermeiden** und kommuniziert und verhält sich so, dass er nicht aneckt oder enttäuscht. Dadurch vermeidet er auch, wie der helfende Verhaltensstil, den Kontakt mit seinen Sorgen, Wünschen und Problemen.

Übung

Das **Axiom** lautet: Ich selbst bin unwichtig, auf mich kommt es nicht an, meine Bedürfnisse zählen nicht – nur im Einsatz für dich und für andere kann ich zu etwas nütze sein.

Beschreiben Sie mit eigenen Worten, wie dieser Mensch von sich denken könnte:

____

____

____

Systemisch betrachtet

Der selbstlose Kommunikationsstil fördert im Gegenüber das Gefühl, der Wichtigere zu sein. Solange der Partner des Selbstlosen sich geschmeichelt und gewürdigt fühlt, ist der Selbstlose zufrieden. Passiert es aber, dass der Partner durch die ständigen Selbsterniedrigungen sich verärgert fühlt und den Selbstlosen noch herablassender und distanzierter behandelt, muss dieser sich wiederum noch kleiner machen. Nur das Bewusstsein moralischer Überlegenheit lässt den Selbstlosen diese erniedrigende Tortur aushalten, was dem Partner nur noch mehr Schuldgefühle einimpft und wütend und aggressiv macht.

Welche Zielrichtung muss die Therapie nehmen?

Der Mensch, der den selbstlosen Kommunikations- und Verhaltensstil betreibt, muss lernen, Selbstachtung und entsprechende Selbstbehauptung in die rechte Balance zu rücken. Er wird die Sätze „Ich will nicht!" – „Ich möchte nicht!" – „Ich möchte jetzt selbst…!" lernen müssen. Das, was der selbstlose Kommunikator lernen muss, ist von Fritz Perls, dem Begründer der Gestalttherapie, geschildert worden: „Ich lebe mein Leben und du lebst dein Leben. Ich bin nicht auf dieser Welt, um deinen Erwartungen zu entsprechen – und du bist nicht auf dieser Welt, um meinen Erwartungen zu entsprechen."

7.9.4 Aggressiv-entwertender Kommunikationsstil

Ist der Mensch überwiegend von dem aggressiv-entwertenden Kommunikations- und Verhaltensstil erfasst, sind seine analytischen Fähigkeiten dahingehend perfektioniert, im Gegenüber das Fehlerhafte, Erbärmliche, moralisch Abgründige zu entdecken. Er kommuniziert entwertend, abwertend, herabsetzend und kränkend. Das seelische Grundaxiom lautet: „Lass andere Menschen nie in dein erbärmliches Innenleben schauen, lass keine Schwächen erkennen, sonst wirst du eliminiert!" Jedes Minderwertigkeitsgefühl muss unterdrückt werden, es ist so schwer auszuhalten, dass eine beständige Angst davor, in eine unterlegene Position zu geraten, mit einem sensiblen Frühwarnsystem wahrgenommen wird.

Wer auf das Siegerpodest will, hat zwei Möglichkeiten: Entweder, er bringt die bessere Leistung oder die Abwertung desjenigen, der die höhere Position einnimmt.

Übung

Das **Axiom** lautet: Ich bin nicht in Ordnung, ich bin ein Versager, ich mache erbärmlich alles falsch. Wehe, irgendjemand merkt mir das an! Dann werde ich untergebuttert und gnadenlos verachtet! Und dieses Risiko kann ich auf gar keinen Fall eingehen, dann werde ich vernichtet.

Beschreiben Sie mit eigenen Worten, wie dieser Mensch von sich denken könnte:

____

____

____

Systemisch betrachtet

Ein aggressiver Kommunikationsstil braucht jemanden, der dies entweder mit sich machen lässt oder sogar anfeuert. Hierfür ist vor allem der Mensch mit dem selbstlosen Kommunikationsstil geeignet. Dieser Stil stellt die ideale Ergänzung dar, wobei mancher Selbstlose den lauten, aggressiven Menschen stillschweigend in die Verurteilung hineinlaufen lässt. Die Verachtung des Publikums ist dem Aggressiven gewiss, und es ist denkbar, dass der Selbstlose dies weiß und für sich nutzt („Du hast dich mal wieder vor allen lächerlich gemacht mit deiner unsensiblen Art."). Die beiden brauchen einander, um endlich ihre Angelegenheiten zu regeln, bleiben allerdings meist in einem Schaukampf stecken, und so verändert sich innerhalb einer Kommunikationspartnerschaft am Ende nichts.

Welche Zielrichtung muss die Therapie nehmen?

Den wachen Blick für Ungereimtheiten, Gedankenlosigkeiten, Ungerechtigkeiten, für Dickfelligkeit und Beschränkungen braucht der Mensch mit einem aggressiv-entwertende Verhaltensstil nicht zu trainieren, vielmehr muss er lernen, seinen analytischen Blick für die Gemeinschaft nutzbar zu machen, dem **Individuum nicht zu schaden**. Die Geringschätzung durch die Kommunikation muss der aggressiv-entwertende Mensch minimieren. Für den Therapeuten bedeutet dies, die in **Tab. 52** genannten sprachlichen Angriffe zu vermeiden. Wobei die gelisteten

Tab. 52 Sprachliche Angriffe, die vermieden werden sollten.

Verhalten	Beispiele, Bemerkungen
beurteilen	Gerne tut man in Alltagsituationen seine Meinung kund. Man gibt gleichzeitig auch eine persönliche Einschätzung ab. Implizit wird dabei die Botschaft vermittelt, dass man sich für etwas Besseres hält.
beschwichtigen	Als arrogant und von oben herab werden auch Äußerungen wie „Jedem Zahn seine Krone", „Noch ist nicht aller Tage Abend" u. ä. m. empfunden. Anstatt zu beruhigen, erzielen sie eher eine beleidigende Wirkung; und in den seltensten Fällen sind sie hilfreich.
diagnostizieren, interpretieren	Kommentare wie „Sie haben doch nur Angst" oder „dein Problem ist eigentlich nur..." oder „Du willst doch nur ..." sind ein paar Beispiele dafür, wie es Menschen ungefragt anstellen, Mitmenschen zu etikettieren.
verhören	Beim Bemühen, alle wichtigen Informationen in möglichst kürzester Zeit zu erhalten, ist darauf zu achten, dass sich der Patient nicht verhört fühlt.
befehlen	Diese Form des Anweisens lässt dem Gesprächspartner keine Möglichkeit, abzulehnen oder zuzustimmen. Je nachdem, ob es sich um Partner oder Patienten handelt, wird der Betroffene entweder mit widerstrebendem Gehorsam oder schlechter Compliance reagieren.
drohen	„Es wäre besser, wenn Sie sich sofort für diese Behandlung entscheiden ...", oder „Wenn Sie dies nicht machen..." sind Beispiele für Bemerkungen, die sogenannte „Entweder-oder-Botschaften" übermitteln.
ungefragt Ratschläge erteilen	Aussagen wie „Sie sollten wissen, dass..." oder „Wenn Sie auf mich hören, dann werden Sie..." werden vom Zuhörer als Moralpredigt empfunden. Auch werden ungefragte Ratschläge von den Betroffenen zumeist ignoriert und verfehlen so jegliche Wirkung.

Verhaltensweisen generell abträglich für Beratung und Therapie sind. Wir legen Ihnen jedoch besonders ans Herz, diese Kommunikationssünden zu eliminieren, wenn Sie einen Patienten mit aggressiv-entwertendem Kommunikationsstil vor sich sitzen haben oder von sich wissen, dass Sie selbst zu diesem Kommunikationsstil neigen.

Was müssen Patienten oder Therapeuten, die bevorzugt aggressiv-entwertend kommunizieren, lernen? Die Tugend, sich Respekt zu verschaffen, muss durch die Fähigkeit, **Respekt zu erweisen**, ausbalanciert werden. Die schon vorhandene Kompetenz, Kritik in ehrlicher Konfrontation auszuüben, durch die Fähigkeit, Anerkennung und Würdigung des Gegenübers ohne falsche Lobhudelei auszusprechen. Die schon vorhandene Fähigkeit, direkt zu sein, muss durch **Takt** ausbalanciert werden, damit aus der Direktheit keine Herabsetzung wird.

7.9.5 Sich beweisender Kommunikationsstil

Diese Grundströmung thematisiert die eigene Leistung, um auf das Podest zu kommen. Ziel ist es, kompetent, klug, fleißig zu erscheinen, damit nie der Eindruck entstehen kann, da seien Selbstzweifel hinter der Fassade.

Einige Menschen, die sich beständig durch Leistungen aller Art beweisen müssen, tun dies unverändert so lange, bis sich ein Burn-out-Syndrom einstellt oder sie einen Herzinfarkt erleiden, mit dessen Hilfe sie dann meist unbewusst das Leistungsstreben bremsen können.

Übung

Das **Axiom** lautet: Ich selbst bin nicht liebenswert, so wie ich bin – ich muss Leistung und Erfolge erbringen; Liebe und Anerkennung verdiene ich nur in dem Maße, indem ich gute Leistungen erbracht habe.

Beschreiben Sie mit eigenen Worten, wie dieser Mensch von sich denken könnte:

____

____

____

Systemisch betrachtet

Der Mensch, der sich selbst stets beweisen muss, fühlt sich durch seine Umgebung immerfort herausgefordert. Selbst wenn er sich dieses Kreislaufs bewusst wird, neigt er dazu, dieses Wissen dazu zu verwenden, sich ein noch wehrhafteres psychologisches Kettenhemd zuzulegen, anstatt die Erkenntnis umzusetzen und aus dem ewigen Kreislauf des sich Beweisens auszutreten.

Welche Zielrichtung muss die Therapie nehmen?

Dieser Kommunikations- und Verhaltenstyp muss lernen, dass er mit seinen wiederkehrenden Versuchen Konkurrenz bei anderen Menschen erzeugt.

Die Kompetenz des sich beweisen Typs, nämlich Konkurrenzfähigkeit, muss zu einem Bestehen im Miteinander reifen und durch Balance der **Kooperationsfähigkeit** optimiert werden. Dazu gehört ein Konglomerat von Wissen und der Kompetenz es anzuwenden. Es ist die Balance zwischen Leistungen und der Kompetenz der inneren Reifung und Humanität. Die Kompetenz zur Leistung darf nicht in inhumanen Leistungswettkampf ausarten. Hieraus folgt einerseits der Ausgleich zwischen dem selbstbewussten Bekenntnis zur eigenen Kompetenz und andererseits dem selbstbewussten Vertreten der eigenen **Schwächen und Mängel**. Das Bekenntnis zu eigenen Fähigkeiten darf nicht zu Imponiergehabe werden, das Bekenntnis eigener Mängel nicht zum „fishing for compliments".

Aber wie muss die Kommunikation beim sich selbst beweisenden Typ ergänzt werden? Der Sprachkurs für ihn wird durch folgende Floskeln bereichert, die eine Verhaltensänderung nach sich ziehen sollen:

- „Ich bin da überfragt!"
- „Ich bin jetzt ratlos!"
- „Ich bin sprachlos!"
- „Ich bin so niedergeschlagen, ich weiß jetzt nicht weiter!"
- „Guter Vorschlag, aber ich weiß nicht, was ich tun soll!"

7.9.6 Bestimmend-kontrollierender Kommunikationsstil

Korrigieren, unter Kontrolle halten, den rechten Weg weisen, lenken sind das begriffliche Aufmarschfeld des Menschen, der vor allem den bestimmend-kontrollierenden Kommunikations- und Verhaltensstil pflegt. Er wünscht keine Überraschungen. Flatterhaftigkeit und Unberechenbarkeit liebt er nicht. Er ist der festen Überzeugung, dass sich alles mit Ordnung und Verstand regeln lässt. In der guten Absicht, den anderen zu kontrollieren, betritt er das intime Feld der Mitmenschen, die mit Abwehr reagieren. Dies antizipierend, werden allgemeingültige Regeln, Normen, Lebensweisheiten im Sinne höherer Gesetze gebraucht, wie: „Das tut man nicht!"

Diese Kombination ist als autoritäres Verhalten gefürchtet. Die Kombination mit den Verhaltensweisen des helfenden Verhaltensstils ergibt den sanftmütigen Missionar mit den Engelszungen.

Der Kampf gegen all die infantile Gier oder Aggression wird nur mit fremden Hilfstruppen gewonnen, die zeitlebens in Alarmbereitschaft sein müssen, um helfend eingreifen zu können. Jedem Überraschungsangriff will man gewachsen sein, ständige Wachsamkeit nach innen und außen ist nötig, überall werden die Mitmenschen als Träger dieser verbotenen Regungen und Impulse erkannt, es bedarf stetiger Kontrolle und Eingriffe, um die verbotenen Impulse zu enttarnen und zu unterdrücken.

Übung

Das **Axiom** lautet: Ich bin voll von chaotischen, sündhaften, unvernünftigen Impulsen – nur wenn ich mich an strenge Regeln halte, kann ich mich in der Gewalt haben und ein anständiger Mensch bleiben.

Beschreiben Sie mit eigenen Worten, wie dieser Mensch von sich denken könnte:

____

____

____

Systemisch betrachtet

Menschen, die in den Dunstkreis des bestimmenden Kommunikations- und Verhaltensstils geraten, genießen schnell den Vorteil, erleichtert von der Last der Verantwortung zu sein und signalisieren dem beständig kontrollierenden Menschen, dass sie auf Anweisungen warten, wodurch sich dieser bestätigt fühlt und immer mehr in die Führungsrolle hineinwachsend das Kommando übernimmt. Sobald der so Geführte ausbricht, weil er sich unterdrückt und bevormundet fühlt, reagiert der Führende besorgt, zieht die Zügel straffer und es kommt zu Drohungen, Predigten, Warnungen und Anweisungen.

Welche Zielrichtung muss die Therapie nehmen?

Klare Weisungen, Übersicht und Planung, fürsorgliche Führungseigenschaften und Kontrolle sind die Kompetenzen der bestimmenden Persönlichkeit, die in Balance zu **Flexibilität und Offenheit** gelangen müssen.

Das Verhalten kann schnell zu starrer Reglementierung entgleiten und muss eine Balance zum **Gleichmut** finden. Die vorgetragene Selbstkontrolle muss in Balance zur **Offenheit des Innenlebens** gebracht werden, um die zwanghafte Kontrolliertheit verlassen zu können.

Was kann der bestimmend-kontrollierende Persönlichkeitstyp tun, um diese Ziele zu erreichen?

Aus der Verkündigung von Regeln „Man sollte nicht ..." wird „Ich möchte, ich bitte darum, dass du ..." Aus Arbeitsanweisungen und Vorschriften „Das macht man so und nicht anders" wird nun „Mir ist wichtig, mir liegt am Herzen, mein Wunsch ist, dass Sie es so machen, weil ich ..."

7.9.7 Sich distanzierender Kommunikationsstil

Der vor allem um sich selbst Kreisende schafft es im Extremfall, Eiskristalle an den Fenstern zu erzeugen, wenn man in seine Nähe kommt. Er ist darauf bedacht, sowohl körperliche als auch seelische Distanz zu schaffen. Der Mensch mit einem sich distanzierenden Kommunikations- und Verhaltensstil wahrt durch seine Sprache Distanz zu seinem Mitmenschen und zu sich selbst. Die sprachlichen Mittel, die die Distanz und damit den Sicherheitsabstand zu anderen sichern, sind Substantivierungen, Generalisierungen und Abstraktionen, das „ich" fehlt meistens. Zum Beispiel: „Unfälle sind immer eine Last für alle Beteiligten!" Die Befürchtung ist: „Ich bin verletzbar, wenn ich mich anderen öffne!" Die Überforderung durch zu große Nähe oder gar Verschmelzung mit einem anderen kann zu einem Glaubenssatz führen: „Nimm dich in Acht vor zu großer Nähe, sonst wirst du enttäuscht und fühlst das Unerwünschtsein, den Hass oder die Vernachlässigung!" Das Ergebnis ist ein Charakter, der sich vor zu großer menschlicher Nähe schützt.

Übung

Das **Axiom** lautet: Wenn ich mich öffne und jemanden ganz an mich heranlasse, begebe ich mich in große Gefahr: Ich könnte in eine solche Abhängigkeit geraten, dass ich jeder Verletzung preisgegeben bin und mich selbst in der Gefangenschaft der Verschmelzung verliere.

Beschreiben Sie mit eigenen Worten, wie dieser Mensch von sich denken könnte:

____

____

____

Systemisch betrachtet

Eine typische Reaktion der Umgebung auf das oft abweisende, wortkarge oder verletzende Verhalten des sich besonders distanzierenden Charakters ist, dass der sich abgelehnt fühlende Mensch geradezu werbend an den Abweisenden wendet, der nun um so mehr unter Druck gerät und noch mehr auf Distanz geht.

Welche Zielrichtung muss die Therapie nehmen?

Er muss sich von der Tugend der Distanz einer Balance **authentischer Begegnung** nähern. Eine weitere Dimension der Persönlichkeitsentwicklung ist, die Balance zu finden zwischen reservierter Zurückhaltung, die dem distanzierten Persönlichkeitstyp nahe ist, die er allerdings oft zu kontaktscheu degradiert, und der Kompetenz unbefangener Kontaktbereitschaft, die in Gefahr steht, zu Distanzlosigkeit zu entgleiten.

Ein weiteres Lernfeld ist, sich von der Fähigkeit, innere Unabhängigkeit, ja Isolierung auszuhalten, der Tugend innerer Verbundenheit und der Bereitschaft sich einzulassen, zu nähern. Auch die Balance zwischen Autonomie und Hingabe ist ein Lernfeld des Distanzierten.

7.9.8 Mitteilungsfreudig-dramatisierender Kommunikationsstil

Dieser Kommunikations- und Verhaltensstil setzt ganz auf intensive Emotionalität, ausdrucksvolle Darstellungskraft, gespielte Überdrehtheit, den endlosen Monolog der Selbstdarstellung. In seiner affektierten Hyperthymie kann der Mensch dieses Kommunikationsstils, der Dampfplauderer, die distanzlose Ulknudel, die laute Stimmungskanone, eine Belastung für jede bessere Familienfeier sein und kommunikative Zusammenhänge sprengen, da er immer das Wort an sich reißt und unbedingte Aufmerksamkeit will. Wird die versagt, so schnappt dieser Mensch leicht ein. Angehörige verdrehen oft schon die Augen, wenn er wieder loslegt. Das seelische Axiom, das dahintersteckt, ist jedoch geprägt von der unbewussten Vorstellung, unwichtig zu sein. Um dies zu überspielen und um zu verhindern, dass diese Erfahrung an die Oberfläche des Bewusstseins tritt, wird ein Theaterstück inszeniert, dessen psychischer Gewinn darin liegt, sich in Affektzustände hineinzusteigern, die das Leid der frühen Nichtbeachtung überspielen. Erst in zweiter Linie dient die Inszenierung dem Zweck, beim Gegenüber einen Effekt zu erreichen.

Übung

Das **Axiom** lautet: Ich bin unwichtig. Wie mir wirklich zumute ist, interessiert niemanden. Nur wenn ich mich geschickt oder mit starken Mitteln in den Vordergrund spiele, werde ich beachtet.

Beschreiben Sie mit eigenen Worten, wie dieser Mensch von sich denken könnte:

____

____

____

Systemisch betrachtet

Stellt sich der mitteilungsfreudig-dramatisierende Kommunikations- und Verhaltenstyp dar, so reagiert die Umgebung anfangs fasziniert und unterhalten. Dadurch bestätigt dreht er den Hahn seines Redeschwalls noch ein wenig mehr auf und erreicht für sich persönlich ein Wohlgefühl. Aber die Reaktion der Umgebung kann auch Langeweile sein, dann fühlt sich der mitteilungsfreudig-dramatisierende Typ unbeachtet, links liegen gelassen und glaubt noch mehr, sich in den Mittelpunkt spielen zu müssen, was zu noch größer Ablehnung führt, wodurch ein Kreislauf beginnt.

Welche Zielrichtung muss die Therapie nehmen?

Die bisher oft selbstbezogene Redseligkeit muss sich zur Tugend der Mitteilungsfreudigkeit reduzieren, um dann in eine Balance zur Zurückhaltung und zum Schweigen zu finden, die nicht in einer wortkargen Verschlossenheit verkümmern soll. Ein weiteres Entwicklungsziel ist es, aus der oft sehr einseitigen, monologischen Selbstkundgabe, die dieser Verhaltensstil beherrscht, eine partnerschaftliche Dialogbereitschaft werden zu lassen. Auch hier würde der mittelungsfreudige Typ sicher nicht in der Gefahr stehen, in das andere Extrem des ewigen Zuhörers zu verfallen. Er sollte lernen, sich zu zügeln.

Zum Nachdenken

Welchen Kommunikationsstil haben Sie bisher bereits kennengelernt? Bei wem? Wie ist es gelaufen?

- Welchen Kommunikationsstil oder welche Verhaltensweisen kennen Sie von sich selbst?
- Mit welchem Menschentypus oder mit welchem Kommunikationsstil haben Sie im alltäglichen Leben die meisten Probleme?
- Was sagt das über Sie selbst aus?
- Wie sind Sie bisher mit diesen Menschen umgegangen?
- War Ihr bisheriger Umgang effektiv und führte er zu dem von Ihnen gewünschten Zielen?
- Was wollen Sie tun, wenn Sie diesen Menschen als Patienten in Ihrer Praxis empfangen?
- Mit welchem Menschentypus oder mit welchem Kommunikationsstil haben Sie im alltäglichen Leben die wenigsten Probleme?

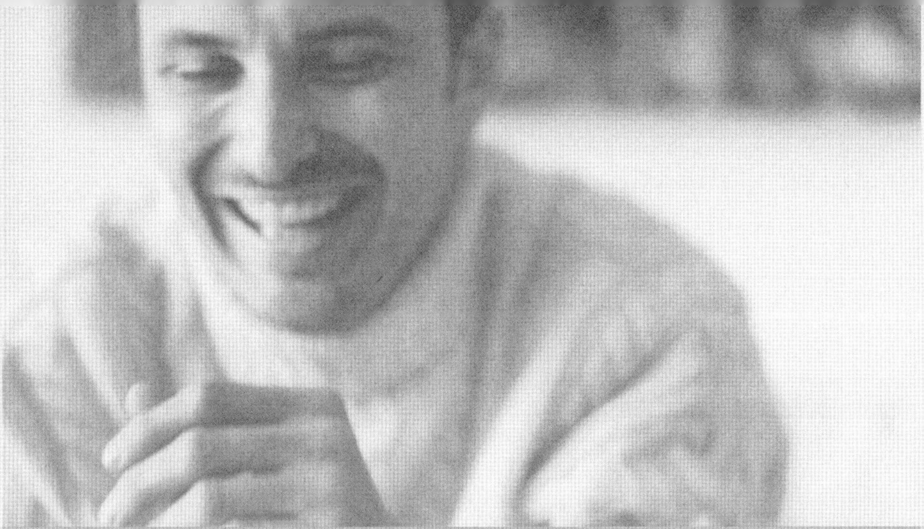

Anhang

Test: Welcher Kommunikationstyp sind Sie?

Hier bieten wir Ihnen einen Test in Anlehnung an Weisbach (2003) an, der Ihnen verdeutlichen kann, welcher Kommunikationstyp Sie sind. Sie finden zehn Situationen von Gesprächsanfängen beschrieben, wie sie im Alltag immer wieder vorkommen können. Zu jeder Einleitung finden Sie sechs Antwortmöglichkeiten. Wenn Sie sich diese durchgelesen haben, entscheiden Sie sich bitte, welche der gegebenen Antworten am ehesten Ihrer möglichen Reaktion entspricht.

Der Test dauert etwa 15 Minuten. Am Ende des Tests finden Sie eine Anleitung zur Auswertung sowie einen kurzen Übungsteil.

Fall 1

Ein Freund sagt zu Ihnen: „Ich habe da eine Vorstellung, wie ich in meinem Beruf etwas ändern will, damit es besser vorangeht."

Ihre Antwort:

1. Erzähl mir mal mehr darüber. Wie soll das aussehen, wann soll es losgehen, welche Unterstützung brauchst du dabei?
2. Das ist ja wirklich lobenswert, dass du dir das überlegt hast. Endlich macht mal jemand etwas. Toll, dass du dir das vorgenommen hast.
3. O.k., ich mach mir mal ein paar Notizen, vielleicht finden wir etwas, womit du deinen Plan beschleunigen kannst.
4. Na, da bin ich aber mal gespannt. Wahrscheinlich hast du da neulich diesen Bericht gesehen und willst das jetzt auf dein Leben übertragen.
5. Wenn ich dich richtig verstehe, geht dir deine Karriere zu langsam voran.
6. Na ja, aber so schlecht läuft es doch gar nicht bei dir, dass du gleich deine Lebenspläne neu schreiben müsstest.

Fall 2

Ein Kollege berichtet Ihnen, dass er von seiner Ehesituation ziemlich frustriert ist und lauter vergebliche Versuche unternommen hat, die Lage zu verbessern. Er beklagt sich darüber, dass seine Frau einfach nicht bereit sei, auf ihn einzugehen.

Ihre Antwort:

1. Na, das ist ja auch kein Wunder, da redet man ja auch nicht andauernd mit seiner Frau, da schafft man Tatsachen und sagt ihr, dass innerhalb von einem Monat eine Lösung auf den Tisch muss.
2. Wenn sie weder auf dich hört noch auf deine Argumente eingeht, nehme ich an, dass du ihr deine Argumente nicht klar genug gemacht hast und dass du deshalb keinen Erfolg bei ihr hast.
3. Im Moment bist du ziemlich genervt davon, dass du mit deinen Versuchen so wenig Erfolg bei ihr hast, obwohl du doch wirklich alles Mögliche versucht hast.
4. Nun erzähl mir doch erst mal der Reihe nach: was hast du ihr gesagt, wie hat sie reagiert, was ist dann geschehen. Am besten ist es, du erzählst es mir ganz genau und der Reihe nach.
5. Nun reg dich mal nicht so auf, manchmal sind die Frauen eben komisch. Das legt sich bestimmt bald wieder. Am Ende gleicht sich das doch wieder aus.
6. Pass mal auf, bei Frauen funktioniert der folgende Trick immer. Du machst einfach folgendes, und dann sollst du mal sehen, wie das läuft.

Fall 3

Ihr ältester Kollege erzählt Ihnen kurz vor Feierabend zwischen Tür und Angel, dass er sich ein Ferienhaus für seinen Lebensabend in Südfrankreich kaufen will. Er fragt Sie, was Sie von dieser Idee halten.

Ihre Antwort:

1. Du wirst dir doch nicht jetzt schon Gedanken um deinen Ruhestand machen, du hast doch noch mindestens fünf Jahre Arbeit vor dir.
2. Ich habe den Eindruck, dass du dir Sorgen machst, was du mit dir anfangen sollst, wenn du in Rente gegangen bist, und jetzt suchst du eine neue Lebensaufgabe,
3. Wieso denkst du denn jetzt schon an deine Rente, hat dir irgendjemand da eine Andeutung gemacht? Das musst du mir mal genauer erklären.
4. Da solltest du dich aber schnell entscheiden, denn jetzt werden gerade die neuen Stellen bei uns ausgeschrieben. Außerdem müsste ich wissen, wann du uns verlässt, damit ich mich darauf vorbereiten kann.

5. Ich finde das klasse, dass du dir da jetzt schon Gedanken drüber machst, wie du deinen Ruhestand gestalten willst. Ich finde es wichtig, sich da frühzeitig drüber klar zu werden.
6. Aber du kannst uns doch nicht einfach verlassen. Wir brauchen dich noch, auf deine Arbeit können wir nicht einfach verzichten.

Fall 4

Ein Freund sagt Ihnen aufgeregt, dass er, am besten sofort, aber spätestens morgen für eine Woche wegfahren muss und dass er ganz dringend Ihre Hilfe braucht, damit Sie seine Katze versorgen.

Ihre Antwort:

1. Na Mensch, da scheint's ja richtig zu brennen, wenn du es so eilig hast. Gut, um die Katze kann ich mich kümmern, aber erst ab morgen, o.k.?
2. Da muss ich mal nachsehen, wie es mit meinem Terminkalender aussieht. Also ab übermorgen kann ich mich um alles kümmern, aber heute und morgen habe ich einfach keinen Termin mehr frei, um zu dir zu fahren und die Katze zu füttern.
3. Was ist denn jetzt passiert? Wo brennt's denn? Setz dich doch erst mal hin und lass uns über alles sprechen.
4. Bei dir scheint es ja im Moment richtig dringend zu sein, dass du meine Hilfe so plötzlich benötigst. Am besten wäre es wohl, wenn du jetzt gleich los könntest, was?
5. Na, da scheint ja irgendetwas richtig schief gegangen zu sein. Aber bevor ich dir da zusage, deine Katze zu versorgen, muss ich erst mal mit meiner Frau sprechen.
6. Also das kriege ich so schnell wirklich nicht hin, ich habe selbst jede Menge Termine. Da musst du mir eher bescheid sagen, wenn ich dir helfen soll.

Fall 5

Eine Freundin fragt Sie unsicher und verlegen: „Sag mal, was hältst du denn davon, wenn ich die Heilpraktikerausbildung mache?"

Ihre Antwort:

1. Wann willst du denn damit anfangen? Wie soll das dann weitergehen? Hast du dir überlegt, wie du die Ausbildungszeit finanzierten willst?
2. Du beschäftigst dich also mit dem Gedanken, dich eines Tages selbstständig zu machen, ja?
3. Du möchtest gern deine Zukunftspläne mit mir besprechen und hören, was ich davon halte.
4. Das kann aber ganz schön Probleme mit deinem Mann geben, oder? Da sollten wir vielleicht mal drüber sprechen.
5. Nun sei mal nicht so verlegen, für seine Fortbildung muss sich doch kein Mensch schämen.
6. Ich finde das gut, dass du dir um deine Zukunft Gedanken machst, man kann sich ja heutzutage gar nicht genug absichern.

Fall 6

Sie schlagen Ihrer Partnerin vor, doch mal mit ihrer Freundin ein Wellness-Wochenende in einem Hotel zu besuchen, um sich zu entspannen. Sie antwortet, dass Sie das ja machen könnten, weil Sie das ganze Jahr über gearbeitet haben, außerdem: Wer solle denn in der Zeit ihrer Abwesenheit die häuslichen Angelegenheiten regeln.

Ihre Antwort:

1. Ich denke, dass ich das schon alleine hinbekomme, den Haushalt und die Kinder zu organisieren. Fahr du mal in dieses Wochenende.
2. Das ist doch eine Ausrede. Ich denke, du hast es verdient, dich mal zu erholen. Du solltest nicht den Haushalt vorschieben, um auf die Erholung zu verzichten.
3. Das hört sich ja so an, als ob dir eine Erholung unangenehm wäre, weil du das Gefühl hast, dass dir das nicht zusteht.
4. Na ja, so viel weniger hast du auch nicht gearbeitet. Nun mach dir mal keine Sorgen, dass ich das hier nicht schaffe.
5. Wann hast du dir denn das letzte Mal eine Erholung gegönnt? Hast du da so schlechte Erfahrungen gemacht, dass du heute für so etwas nicht mehr zu haben bist?
6. Du denkst, wenn du hier mal weg bist, stellst du fest, dass wir das auch mal alleine schaffen?

Fall 7

In Ihrer Praxis arbeitet eine Schülerin im Rahmen eines Praktikums als MTA. Am Ende der Praktikumszeit fragt sie, wie sie wohl erfahren könne, wenn bei Ihnen ein Arbeitsplatz frei würde.

Ihre Antwort:

1. Es scheint Ihnen bei uns gefallen zu haben. Wenn Sie uns weiterempfehlen wollen, dann sind wir dafür dankbar.
2. Nun machen Sie erst einmal Ihren Schulabschluss, und kurz bevor Sie fertig sind, melden Sie sich noch einmal bei uns, dann können wir da weiter drüber sprechen.

3. Da brauchen Sie sich doch heute noch keine Sorgen drum zu machen. Wenn es erst so weit ist, finden Sie schon einen Platz für sich. Wir waren jedenfalls alle zufrieden mit Ihnen.
4. Sie machen sich jetzt schon Sorgen um einen Ausbildungsplatz und haben Angst, dass Sie nicht rechtzeitig davon erfahren, wenn einer frei wird.
5. Es ist nicht sinnvoll, wenn Sie sich jetzt schon festlegen. Schauen Sie sich doch erst einmal andere Betriebe an, bevor Sie sich entscheiden, wo Sie Ihre Ausbildung machen wollen.
6. Was haben Sie sich denn für Ihre Zukunft vorgestellt? Außerdem ist es natürlich auch wichtig, wie Ihr Abschlusszeugnis aussieht.

Fall 8

In Ihrer Familie gibt es fürchterlichen Krach. Ihre zwei Kinder haben sich zerstritten, und nun werden Sie gebeten, in diesem Streit zu schlichten.

Ihr Sohn Tim: „Die Laura hat mich vor meinen Freunden lächerlich machen wollen."

Ihre Tochter Laura: „Ich habe doch nur gesagt, dass Tim von Musik keine Ahnung hat."

Ihre Antwort:

1. Also Tim, nun entspann dich erst mal und erzähl mir der Reihe nach, was passiert ist.
2. Also Tim, wenn ich das richtig verstehe, fühlst du dich vor deinen Freunden lächerlich gemacht durch das, was Laura gesagt hat.
3. Also Kinder, ihr könnt euch ja streiten, aber nicht, wenn wir Gäste haben. Das klären wir, wenn die Gäste weg sind.
4. Ich habe das Gefühl, dass hier noch irgendein tieferer Grund für euren Streit vorliegt. Laura, mir ist aufgefallen, dass du dich mit Tim häufiger streitest, wenn er Besuch hat.
5. Wenn ihr beiden euch nicht vertragen könnt, dann sollten wir überlegen, ob wir nicht eine klare Trennung zwischen euren beiden Zimmern verabreden.
6. Nun regt euch doch mal nicht so auf, sondern vertragt euch wieder. Kommt, wir setzen uns jetzt erst mal zusammen und dann sprechen wir über alles.

Fall 9

Der Freund Ihrer Tochter Bianca beklagt sich bitterlich über seine Eltern, mit denen er zerstritten ist, weil sie ihm das Weggehen am Wochenende verbieten.

Ihre Antwort:

1. Manchmal muss man ein bisschen Geduld mit seinen Eltern haben. Bestimmt wirst du sie früher oder später verstehen, und dann bessert sich auch euer Verhältnis wieder.
2. Du würdest gerne mehr Freiheiten haben und bist jetzt sauer auf deine Eltern, weil sie dir so wenig erlauben.
3. Du hältst deine Eltern für dermaßen unfähig, dass du ihnen gerne mal zeigen würdest, wie selbstständig du schon bist. Aber im Moment hast du überhaupt keine Gelegenheit dazu.
4. Das ist jetzt aber nicht ganz fair von dir, deine Eltern bei mir anzuschwärzen.
5. Warum glauben deine Eltern denn, dass du noch nicht selbst entscheiden kannst, wie lange du weggehen willst?
6. Du solltest deinen Eltern vielleicht einmal beweisen, wie wenig Ahnung sie von euch jungen Leuten haben, indem du ihnen mal sagst, was Bianca schon alles darf und dass wir da auch keine Angst um sie haben.

Fall 10

Ein Freund sagt Ihnen, dass er beschlossen hat, sich von seiner Partnerin zu trennen. Sie sprechen mit ihm, um sich seine Gründe erklären zu lassen. Er sagt, dass es ihm schwer fällt, seine Gründe genau zu benennen.

Ihre Antwort:

1. Dir fällt es im Moment schwer, deine Gründe für die Trennung in Worte zu fassen.
2. Versuch doch einmal, mir die Gründe ganz offen und unverfälscht zu nennen. Vielleicht überlegst du es dir dann ja noch einmal anders.
3. Ein bisschen Mut lohnt sich eigentlich immer. Also fass dir mal ein Herz und sprich einfach mal ganz offen mit mir darüber.
4. Wenn ich das richtig verstehe, kannst du gar nicht genau sagen, weshalb du dich von deiner Partnerin trennen willst.
5. Du kannst dich da voll und ganz auf mich verlassen, dass sie nichts von unserem Gespräch erfährt.
6. Aber genau diese diffusen Gründe sind es, die mich interessieren: Was hat dich denn nun dazu bewogen, mit ihr Schluss zu machen?

Auswertung der Antworten

Markieren Sie jetzt in **Tab. 53** die Kästchen mit der Nummer, die Sie in der jeweiligen Gesprächssituation markiert haben.

In der Summenspalte rechts tragen Sie nun ein, wie viele Kästchen Sie pro Spalte A bis F markiert haben. Der Zahlenwert (1 – 6) im jeweiligen Kästchen spielt bei der Auswertung keine Rolle. Sie können jetzt schon feststellen, ob sich Ihre Antworten gleichmäßig über alle sechs Zeilen verteilen oder ob Sie irgendwo eine Häufung von Antworten aufweisen.

Interpretation

A. Ihre Antworten sind **wertend**, das heißt, sie implizieren einen moralischen Standpunkt und beinhalten ein ablehnendes oder zustimmendes Urteil über den Gesprächspartner. Auch wenn das zustimmende Urteil freundlich und unterstützend gemeint ist, sollte Ihnen klar sein, dass diese Standpunkte nicht immer Bestandteil der Haltung Ihres Gesprächspartners sind. Das heißt, Sie zwingen den Gesprächspartner dazu, eine Stellung zu beziehen, die nicht seine eigene ist. Die meisten Menschen reagieren auf negative Wertungen mit Ablehnung. Außerdem bringt Wertung, positiv wie negativ, eine moralische Komponente in das Gespräch, die mit dem Thema nicht unbedingt etwas zu tun haben muss.

B. Ihre Antworten sind **Interpretationen**. Sie verstehen nur, was Sie verstehen wollen, Sie betonen, was Ihnen selbst wichtig erscheint, und das muss nicht mit den Prioritäten Ihres Gesprächspartners übereinstimmen. Ihr Verstand sucht nach einer Erklärung. Es kommt vor, dass Sie dabei die Aussage des Gesprächspartners verzerren bzw. seinen Gedankengang verfremden. Seien Sie vorsichtig mit Interpretationen und Deutungen, sie deuten häufig auf das Verkehrte. Bevor Sie sich auf Ihre eigenen Interpretationen verlassen, fragen Sie lieber Ihren Gesprächspartner.

C. Ihre Antworten haben **stützenden** oder **tröstenden** Charakter und zielen auf eine Ermutigung, Beruhigung oder einen Ausgleich ab. Sie empfinden eher Mitleid und glauben, dass man das Problem oder die Sache nicht noch stärker dramatisieren sollte. Andererseits können Sie nicht sicher sein, ob Ihr Gesprächspartner auch Trost braucht. Manchmal erscheint uns das Trösten sogar wie der Versuch einer Bagatellisierung, was den Gesprächspartner in die Situation bringt, beweisen zu müssen, dass seine Misere wirklich ernst ist. Nehmen Sie die Gefühle Ihrer Gesprächspartner ernst, Sie erreichen mit Trostversuchen bisweilen geradezu das Gegenteil dessen, was Sie erhofften.

D. Ihre Antworten sind **forschend**. Sie bemühen sich, mehr zu erfahren und lenken das Gespräch in die Richtung, die Ihnen wichtig erscheint, verdächtigen unter Umständen den Gesprächspartner, das Wichtigste zu verschweigen; wobei Sie schon wissen, was das Wichtigste ist, Ihr Gesprächspartner aber nicht. Oder es entsteht der Eindruck, dass Sie das Gefühl haben, Zeit zu verschwenden. Sie sind offensichtlich in Eile und bedrängen den Gesprächspartner mit Ihren allzu direkten Fragen. Außerdem ist nicht klar, ob Sie mit Ihren weiterführenden Fragen in die Richtung gehen, die Ihrem Gesprächspartner wichtig ist. Leicht entsteht auch der Eindruck, dass Sie sich ausfragend, inquisitorisch verhalten.

Tab. 53 Testauswertung: Welcher Kommunikationstyp sind Sie?

	Fall 1	Fall 2	Fall 3	Fall 4	Fall 5	Fall 6	Fall 7	Fall 8	Fall 9	Fall 10	Summe
A	2	1	5	6	6	2	5	3	4	3	
B	4	2	1	5	2	6	1	4	2	4	
C	6	5	6	1	5	4	3	6	1	5	
D	1	4	3	3	1	5	6	1	5	6	
E	3	6	4	2	4	1	2	5	6	2	
F	5	3	2	4	3	3	4	2	3	1	

E. Sie neigen dazu, in Ihren Antworten eine **sofortige Lösung** des Problems zu geben. Sie reagieren durch Handeln und drängen zur Tat. Sie hören mit dem Handwerkskoffer in der Hand zu. Sie finden sofort die Lösung, die Sie geben würden, wenn Sie in dieser Situation wären; Sie warten nicht ab, bis Sie mehr erfahren haben. Sicherlich werden Sie bei dieser Vorgehensweise den Gesprächspartner und sein Anliegen los. Für Ihren Gesprächspartner können ungebetene Ratschläge eine Einengung bedeuten, der er sich zusätzlich zu seinem eigenen Thema erwehren muss. Er spürt, dass er in eine bestimmte Richtung gedrängt werden soll, und er wird dazu neigen, sich von Ihnen abzuwenden oder gegen Sie zu wehren.

F. Ihre Antworten zeigen **Verständnis** und spiegeln Ihre Bemühungen wider, sich wirklich in die Problemlage des Gesprächspartners zu versetzen. Sie wollen vor allem sichergehen, das Gesagte richtig verstanden zu haben. Diese Haltung ermutigt den Gesprächspartner und regt ihn zu weiteren Ausführungen an. Diese Art der Antwort gibt dem Gesprächspartner zu verstehen, dass Sie ihm gut zugehört haben. Er fühlt sich bei dieser Art von Antwort am ehesten ermutigt, weiter zu sprechen und seine eigenen Gedanken zu entwickeln.

Alternativen

Es mag der Eindruck entstehen, dass der Antworttyp (F), Verständnis zeigen, der von uns favorisierte ist. Das stimmt so nicht. Dieser Antworttyp ist im Wesentlichen am Anfang eines Kommunikationsprozesses von Bedeutung, an dem Sie zunächst einmal sondieren, welches das Anliegen Ihres Gesprächspartners ist. Im Verlauf eines Gesprächs oder in Gesprächen mit verschiedenen Menschen werden alle Gesprächsmöglichkeiten ihren Stellenwert bekommen. Sie bekommen allerdings Zeichen und Hinweise, die Ihnen sagen, was gefordert ist.

A. **Wertung:** Fragen wie „Wie findest du das denn?" fragen Ihre Wertung der Situation ab.

B. **Interpretation:** Aussagen wie „Ich verstehe das selbst nicht" suchen nach einer Interpretation.

C. **Trost oder Unterstützung:** „Ich fühle mich da richtig mies" ist eine Aussage, die durchaus mit Trost oder Unterstützung beantwortet werden kann.

D. **Nachfragen:** „Das interessiert doch niemanden, was hier mit mir los ist" kann mit weiteren Nachfragen beantwortet werden.

E. **Lösungsvorschläge:** Und Sätze wie „Wenn ich doch nur wüsste, was ich da machen soll" sind eine Einladung, Lösungsvorschläge zu machen. Aber: alles zu seiner Zeit.

Die meisten Menschen sind so weit bei Besinnung, dass sie auf die Alternativen eingehen und sie ihren Interessen entsprechend beantworten können.

Übung

A. Eine **Alternative zur ungefragten Wertung** könnte in dem Satz bestehen: „Ich weiß nicht, ob Sie meine Einschätzung der Situation interessiert."

Überlegen Sie sich bitte eigene Alternativen:

____

____

____

B. Anstatt **stillschweigend zu interpretieren**, können Sie Ihrem Gesprächspartner sagen: „Ich bin mir nicht sicher, ob ich Sie da richtig verstehe ..."

Überlegen Sie sich bitte eigene Alternativen:

____

____

____

C. **Trost** kann auf jeden Fall angeboten werden, aber es ist möglich, sich rückzuversichern, ob das auch angebracht ist: „Verstehen Sie mich nicht falsch, ich will jetzt nicht bagatellisieren, aber ich habe das Gefühl, dass Sie Trost gebrauchen können."

Überlegen Sie sich bitte eigene Alternativen:

____

____

____

D. Anstatt Ihren Gesprächspartner gerade heraus zu **verhören**, können Sie ihm auch sagen: „Also ich hätte da noch einige Fragen, bin mir aber nicht sicher, ob die jetzt angebracht sind."
Überlegen Sie sich bitte eigene Alternativen:

____

____

____

E. Auch **Lösungsvorschläge** können durchaus erwünscht sein, aber es ist möglich, herauszufinden, ob sie es auch wirklich sind: „Ich frage mich gerade, ob Sie dazu einen Ratschlag von mir hören wollen."
Überlegen Sie sich bitte eigene Alternativen:

____

____

____

Über die Autoren

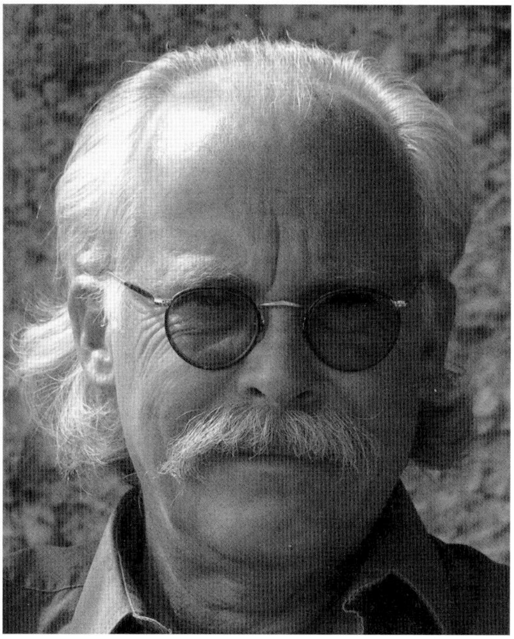

Erik Müller-Schoppen

Dr. Erik Müller-Schoppen studierte Psychologie, Pädagogik, Geographie und Theologie in Köln und Bonn, wo er auch das 1. und 2. Staatsexamen ablegte und später über das Thema Erziehungswissenschaften und Psychoanalyse promovierte.

Seit 1969 entwickelt er Lerntechniken auf der Basis der Montessori-Pädagogik und hält Vorträge und Seminare als freier Trainer und Autor. Der Querdenker gehört zu den Erfindern des Infotainments. 2004 gründete er die gemeinnützige Stiftung Erziehung und Bildung & Wissenschaft und Kultur, die z. B. durch das Pisa-Projekt ganzheitliches Lernen fördert. Er führt seit 1986 eine Praxis für Psychotherapie.

Neueste Veröffentlichungen sind z. B. *99 Fragen zum Glück (Buddhismus für Unerleuchtete), Du kannst nur mit dem Herzen führen* oder *Managementwissen*.

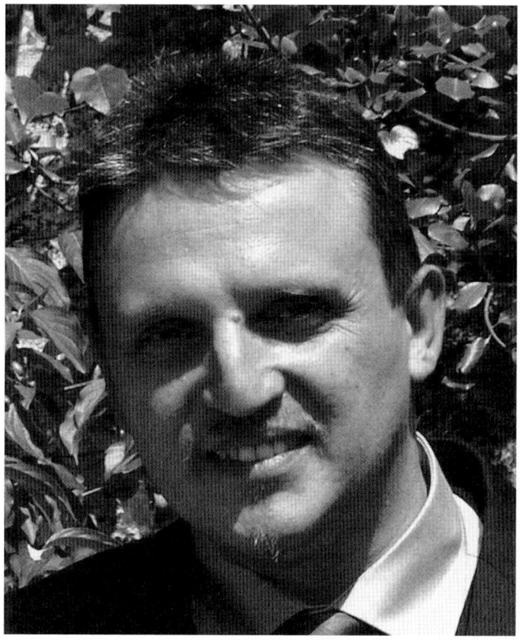

Thomas Schnura

Jahrgang 1956. Thomas Schnura beendete das Studium der Geisteswissenschaften und der Psychologie mit dem Examen 1982. Danach machte er eine 4-jährige Psychotherapieausbildung. Heilpraktiker seit 1989. Er ist Dozent für Heilpraktiker und Heilpraktiker für Psychotherapie bzw. Psychologische Berater seit 1988. Organisation von Psychotherapie-Symposien in diversen Städten von 1998 – 2006. Verschiedene Beiträge in Fachzeitschriften. Diverse Lehrskripte und Lehrvideos für Heilpraktiker und Heilpraktiker für Psychotherapie. Arbeitsschwerpunkt ist die Systemische- und Familientherapie sowie die Akupunktur und Sauerstoff-Therapien.

Neueste Veröffentlichung: *Psychologische Beratung für Heilpraktiker*

Internetadressen

http://www.bundesaerztekammer.de – die Seite der Bundesärztekammer.

http://www.bptk.de – die Seite der Bundespsychotherapeutenkammer.

http://www.dimdi.de/static/de/klassi/diagnosen/icd10/ls-icdhtml.htm – Deutsches Institut für Medizinische Dokumentation und Information.

http://www.e-bis.de/goae/defaultFrame.htm – eine Seite mit einer Übersicht der Gebührenordnung für Ärzte GOÄ. Schmucklos, aber von großer Informationstiefe.

http://de.outofservice.com/bigfive – hier können Sie einen kostenlosen Persönlichkeitstest über die fünf Persönlichkeitsmerkmale der Big Five durchführen.

http://www.profamilia.de/topic/home – die Internetadresse von pro familia. Hier erfahren Sie viel über das Angebot dieser Institution.

http://www.samy-molcho.com – Informationen über die Literatur und interessante Beispiele für Körpersprache.

http://www.selbsthilfe-forum.de – eine Seite für viele verschiedene Selbsthilfegruppen.

http://www.soft-skills.com/index.php – eine interessante Seite mit vielen Hinweisen auf die sogenannten Soft Skills im Berufsleben mit einer großen Informationstiefe.

http://stud.paedak-krems.ac.at/~resch/neoffi.htm – eine Seite mit dem NEO-FFI mit der Möglichkeit einer Auswertung.

Literatur

Angenendt G, Schütze-Kreilkamp U, Tschuschke V: Praxis der Psychoonkologie. Psychoedukation, Beratung und Therapie. Stuttgart: Hippokrates; 2007.

Amelang M, Amelang S, Schmidt-Atzert L: Psychologische Diagnostik und Intervention. 4. Aufl. Heidelberg: Springer; 2006.

Amelang M, Bartussek D: Differentielle Psychologie und Persönlichkeitsforschung. Stuttgart: Kohlhammer; 2006.

Bachmair S, Faber J, Hennig C, Kolb R, Willig W: Beraten will gelernt sein. Ein praktisches Lehrbuch für Anfänger und Fortgeschrittene. Weinheim: Beltz/PVU; 1989.

Bamberger GG: Lösungsorientierte Beratung. 2. Aufl. Weinheim: Beltz/PVU; 2001.

Berg IK: Familien-Zusammenhalt(en). Ein kurztherapeutisches und lösungsorientiertes Arbeitsbuch. Dortmund: modernes Lernen; 1992.

Berne E: Spiele der Erwachsenen. Psychologie der menschlichen Beziehungen. Hamburg: Rowohlt Taschenbuch; 1991.

Borowiak S: Alk. Fast ein medizinisches Sachbuch. Frankfurt am Main: Eichborn; 2006.

Capra F: Das Tao der Physik. Die Konvergenz von westlicher Wissenschaft und östlicher Philosophie. 16. Aufl. Bern, München, Wien: Scherz; 1996.

Correll W: Menschen durchschauen und richtig behandeln. Psychologie für Beruf und Familie. München: MVG; 2007.

Costa PT, McCrae RR: The NEO personality inventory manual. USA: Psychological Assessment Resources; 1992.

Dahlke R: Lebenskrisen als Entwicklungschance. Zeiten des Umbruchs und ihre Krankheitsbilder. München: Goldmann; 1999.

Dahmer H, Dahmer J: Gesprächsführung. Eine praktische Anleitung. Stuttgart: Thieme; 2003.

De Jong P, Berg IK: Lösungen (er-)finden. Das Werkstattbuch der lösungsorientierten Kurztherapie. 5. Aufl. Dortmund: modernes Lernen; 2003.

De Shazer S: „... Worte waren ursprünglich Zauber" – Lösungsorientierte Therapie in Theorie und Praxis. 2. Aufl. Dortmund: modernes Lernen; 1998.

De Shazer S: Der Dreh. Überraschende Wendungen und Lösungen in der Kurzzeittherapie. 8. Aufl. Heidelberg: Carl-Auer-Systeme; 2004.

De Shazer S: Wege der erfolgreichen Kurztherapie. 9. Aufl. Stuttgart: Klett-Cotta; 2005.

Dillling H, Reimer C: Psychiatrie und Psychotherapie. Berlin, Heidelberg: Springer; 1995.

Drews S, Brecht K: Psychoanalytische Ich-Psychologie. Frankfurt am Main: Suhrkamp Taschenbuch Wissenschaft; 1982.

Dross M: Krisenintervention. Göttingen: Hogrefe; 2001.

Ellenberger HF: Die Entdeckung des Unbewußten. Bern: Huber; 1973.

Ellis A: Grundlagen der rational-emotiven Verhaltenstherapie. München: Pfeiffer; 1993.

Erikson EH: Kindheit und Gesellschaft. Stuttgart: Klett-Cotta; 1987.

Eysenck HJ: The inequality of man. London: Temple Smith; 1973.

von Foerster H, Pörksen B: Wahrheit ist die Erfindung eines Lügners. Gespräche für Skeptiker. 3. Aufl. Heidelberg: Carl-Auer-Systeme; 1999.

Folstein MF, Folstein SE, McHugh PR: Mini-Mental State (a practical method for grading the state of patients for the clinician). Journal of Psychiatric Research. 1975; 12: 189–198.

Fonagy P: Bindungstheorie und Psychoanalyse. Stuttgart: Klett-Cotta; 2003.

Freud S: Drei Abhandlungen zur Sexualtheorie. Frankfurt am Main: Fischer Taschenbuch; 1982.

Freud S: Totem und Tabu. Frankfurt am Main: Fischer Taschenbuch; 1982.

Freud S: Das Interesse an der Psychoanalyse. Frankfurt am Main: Fischer Taschenbuch; 1960.

Freud S: Triebe und Triebschicksale. Frankfurt am Main: Fischer Taschenbuch; 1982.

Freud S: Das Ich und das Es. Frankfurt am Main: Fischer Taschenbuch; 1982.

Freud S: Das Unbehagen in der Kultur. Frankfurt am Main: Fischer Taschenbuch; 1982.

Freud S: Neue Folge der Vorlesungen zur Einführung in die Psychoanalyse. Frankfurt am Main: Fischer Taschenbuch; 1982.

Frisch M in: Bienek H: Werkstattgespräche mit Schriftstellern. München: Hanser; 1962.

Herold G: Innere Medizin. Köln; 1997 (Eigenverlag).

Hoevels FE: Der Ödipuskomplex und seine politischen Folgen – Grundfragen der Psychoanalyse. Freiburg: Ahriman 1985.

ICD-10, Kapitel V (F): 2. Aufl. Bern, Göttingen: Hans Huber; 1993.

Jacobson E: Das Selbst und die Welt der Objekte. Frankfurt am Main: Suhrkamp Taschenbuch; 1973.

Jones E: Systemische Familientherapie. Dortmund: modernes Lernen; 1995.

Kaplan-Solms K, Solms M: Neuropsychoanalyse. Eine Einführung mit Fallstudien. Stuttgart: Klett-Cotta; 2003.

Kernberg OF: Objekt-Beziehungen und die Praxis der Psychoanalyse. Stuttgart: Klett-Cotta; 1981.

Kockott G, Fahrner E-M: Sexualstörungen des Mannes. In: Schulte D, Grawe K, Hahlweg K, Vaitl D (Hrsg.): Fortschritte der Psychotherapie. Göttingen: Hogrefe; 2000.

Kohut H: Die Heilung des Selbst. Frankfurt am Main: Suhrkamp Taschenbuch; 1979.

Kowarowsky G: Der schwierige Patient. Kommunikation und Patienteninteraktion im Praxisalltag. Stuttgart: Kohlhammer; 2005.

Krieger S: Rechtskunde für Heilpraktiker. 2.Aufl. Stuttgart: Sonntag; 2007.

Kutter P: Moderne Psychoanalyse. München: Internationale Psychoanalyse; 1988.

Laing RD, Phillipson H, Lee AR: Interpersonelle Wahrnehmung. Frankfurt am Main: Suhrkamp; 1976.

LeShan L: Psychotherapie gegen den Krebs. Stuttgart: Klett-Cotta; 1989.

Loftus E, Ketcham K: Die therapierte Erinnerung. Vom Mythos der Verdrängung bei Anklagen wegen sexuellen Missbrauchs. Hamburg: Ingrid Klein; 1995.

Lohr M, Keppler B: Innere Medizin. 2.Aufl. Wiesbaden: Ullstein Medical; 1999.

Luft J: Einführung in die Gruppendynamik. Stuttgart: Klett; 1971.

Luft J, Ingham H: The Johari Window, a graphic model for interpersonal relations. Western Training Laboratory in Group Development; University of California at Los Angeles, Extension Office; 1955.

Maslow AH: Motivation and Personality (überarbeitete Version) New York: Harper & Row; 1970.

Maturana HR, Varela FJ: Der Baum der Erkenntnis. Die biologischen Wurzeln menschlichen Erkennens. Bern und München: Scherz; 1987.

Mertens W: Psychoanalyse. Geschichte und Methoden. München: C. H. Beck; 2004.

Migge B: Handbuch Coaching und Beratung. Weinheim, Basel: Beltz; 2005

Möller H-J, Laux G, Deister, A: Psychiatrie und Psychotherapie. 3.Aufl. Stuttgart: Thieme; 2005.

Moritz A, Rimbach F: Soft Skills für Young Professionals. Alles, was Sie für Ihre Karriere brauchen. Offenbach: Gabal; 2006.

Nardone G: Systemische Kurztherapie bei Zwängen und Phobien. Einführung in die Kunst der Lösung komplizierter Probleme mit einfachen Mitteln. Bern: Hans Huber; 1997.

Nardone G, Watzlawick P: Irrwege, Umwege und Auswege. Bern: Hans Huber; 1994.

Niklewski G, Riecke-Niklewski R: Leben mit einer Borderline-Störung: Ein Ratgeber für Betroffene und ihre Partner. Stuttgart: Trias; 2003.

Oerter R, Montada L et al.: Entwicklungspsychologie. 2.Aufl. Weinheim: Psychologie Verlags Union; 1987.

O'Henlon H, Hexum A: Milton H. Ericksons gesammelte Fälle. Stuttgart: Klett-Cotta; 1994.

Packard VO: Die geheimen Verführer. Der Griff nach dem Unbewussten in Jedermann, Düsseldorf: Econ; 1992.

Payk TR: Checkliste Psychiatrie. 4.Aufl. Stuttgart, Thieme; 2003.

Priskil P: Freuds Schlüssel zur Dichtung – drei Beispiele: Rilke, Lovecraft, Bernd. Freiburg: Ahriman; 1994.

Reiman AJ, Thies-Sprinthall L: Mentoring and Supervision for Teacher Development. Addison Wesley; 1997.

Reinecker H: Grundlagen der Verhaltenstherapie. Weinheim, Basel: Beltz / PVU; 2005.

Rogers CR, Dorfman E, Gordon T, Hobbs N: Die Patientenzentrierte Gesprächspsychotherapie. Frankfurt am Main: Fischer; 1999.

Rogers CR: Entwicklung der Persönlichkeit, Psychotherapie aus der Sicht eines Therapeuten. 13.Aufl. Stuttgart: Klett-Cotta; 2000.

Rosen S (Hrsg.): Die Lehrgeschichten von Milton H. Erickson. 5.Aufl. Salzhausen: iskopress; 2000.

Schaef AW: Im Zeitalter der Sucht. 9.Aufl. München: Deutscher Taschenbuch; 2004.

Scharfetter C: Allgemeine Psychopathologie. 5.Aufl. Stuttgart: Thieme; 2002.

Schiffer E: Warum Huckleberry Finn nicht süchtig wurde. Anstiftung gegen Sucht und Selbstzerstörung bei Kindern und Jugendlichen. 4.Aufl. Weinheim, Basel: Beltz-Taschenbuch; 1999.

von Schlippe A, Schweitzer J: Lehrbuch der systemischen Therapie und Beratung. Göttingen: Vandenhoeck & Ruprecht; 2003.

Schmidt RF, Birbaumer N: Biologische Psychologie. 4.Aufl. Berlin: Springer; 1999.

Schneider R: Die Suchtfibel. Baltmannsweiler: Schneider; 2001.

Schnura T: Beratungspsychologie. Lehrskript. Deutsche Paracelsus Schulen für Naturheilkunde und Psychotherapie; 2006.

Schnura T: Sozialpsychologie und Gruppendynamik. Lehrskript. Deutsche Paracelsus Schulen für Naturheilkunde und Psychotherapie; 2006.

Schnura T, Schnura T: Persönlichkeitsstörungen und Verhaltensauffälligkeiten. Lehrskript. Deutsche Paracelsus Schulen für Naturheilkunde und Psychotherapie; 2006.

Schnura T, Schnura T: Psychologische Beratung für Heilpraktiker. Stuttgart: Sonntag; 2007.

Schnura T: Sucht und Suizid. Lehrskript. Deutsche Paracelsus Schulen für Naturheilkunde und Psychotherapie: 2005.

Schnura T: Systemische Verfahren. Lehrskript. Deutsche Paracelsus Schulen für Naturheilkunde und Psychotherapie; 2005.

Schulz von Thun F: Miteinander reden 1, Störungen und Klärungen, Allgemeine Psychologie der Kommunikation. 39.Aufl. Reinbek: Rowohlt Taschenbuch; 2004a.

Schulz von Thun F: Miteinander reden 2, Stile, Werte und Persönlichkeitsentwicklung, Differentielle Psychologie der Kommunikation. 23. Aufl. Reinbek: Rowohlt Taschenbuch; 2003.

Schulz von Thun F: Miteinander reden 3, Das „Innere Team" und situationsgerechte Kommunikation. 12. Aufl. Reinbek: Rowohlt Taschenbuch; 2004b.

Seiderer J, Schlamp A: Anamnese und körperliche Untersuchung. München: Lehmanns Media; 2003.

Selvini Palazzoli M, Boscolo L, Cecchin G, Prata G: Paradoxon und Gegenparadoxon. Stuttgart: Klett-Cotta; 1997.

Selvini Palazzoli M, Cirillo S, Selvini M, Sorrentino AM: Die psychotischen Spiele in der Familie. Stuttgart: Klett-Cotta; 1992.

Senf W, Broda M: Praxis der Psychotherapie – Ein integratives Lehrbuch. 3. Aufl. Stuttgart: Thieme; 2005.

Simon FB: Meine Psychose, mein Fahrrad und ich. Heidelberg: Carl-Auer-Systeme; 1999.

Simon FB, Rech-Simon C: Zirkuläres Fragen. Heidelberg: Carl-Auer-Systeme; 1999.

Steil LK, Summerfield J, de Mare G: Aktives Zuhören. Anleitung zur erfolgreichen Kommunikation; 1986.

Ströbe W, Hewstone M, Stephenson GM: Sozialpsychologie, Eine Einführung. 3. Aufl. Berlin: Springer; 1996.

Strotzka, H: Psychotherapie: Grundlagen, Verfahren, Indikationen. München: Urban & Schwarzenberg; 1975.

Verband Freier Psychotherapeuten, Heilpraktiker für Psychotherapie und Psychologischer Berater e.V.: Großer Praxis-Leitfaden. 2004. Im Internet unter www.vfp.de.

Watzlawick P: Die Möglichkeit des Andersseins: zur Technik der therapeutischen Kommunikation. 4. Aufl. Bern: Hans Huber, 1997.

Watzlawick P: Wie wirklich ist die Wirklichkeit? 16. Aufl. München: Piper; 1978.

Watzlawick P: Anleitung zum Unglücklichsein. 10. Aufl. München: Piper; 1984.

Watzlawick P, Beavin JH, Jackson DD: Menschliche Kommunikation. 10. Aufl. Bern: Hans Huber; 2000.

Watzlawick P, Nardone, G (Hrsg.): Kurzzeittherapie und Wirklichkeit. München, Zürich: Piper; 1999.

Watzlawick P, Weakland JH, Fisch R: Lösungen. 2. Aufl. Bern: Hans Huber; 1979.

Weinert FE: Vergleichende Leistungsmessung in Schulen – eine umstrittene Selbstverständlichkeit. In: Weinert FE (Hrsg.): Leistungsmessung in Schulen. Weinheim, Basel: Beltz; 2001.

Weisbach CR: Professionelle Gesprächsführung. Ein praxisnahes Lese- und Übungsbuch. 6. Aufl. München: Deutscher Taschenbuch; 2003.

Weltgesundheitsorganisation: Internationale Klassifikation psychischer Störungen. Bern: Hans Huber; 1993.

Winiarski R: Beratung und Kurztherapie mit kognitiver Verhaltenstherapie. Weinheim, Basel: Beltz/PVU; 2004.

Winkler W: 99 Lösungswerkzeuge – Praxis der Problemlösung. Fellbach: Werner Winkler; 2003.

Winnicott DW: Reifungsprozesse und fördernde Umwelt. Frankfurt am Main: Fischer Taschenbuch; 1974.

Winnicott DW: Von der Kinderheilkunde zur Psychoanalyse. Frankfurt am Main: Fischer Taschenbuch; 1983.

Zeul M: Bilder des Unbewussten. Zur Geschichte der psychoanalytischen Filmtheorie. Psyche 1994; 11: 975–1003.

Zimbardo PG: Psychologie. 6. Aufl. Berlin, Heidelberg, New York: Springer; 1988.

Sachverzeichnis

H

I

J

K